融合型·新形态教材
复旦社云平台　fudanyun.cn

婴幼儿托育·早期教育系列教材

U0731044

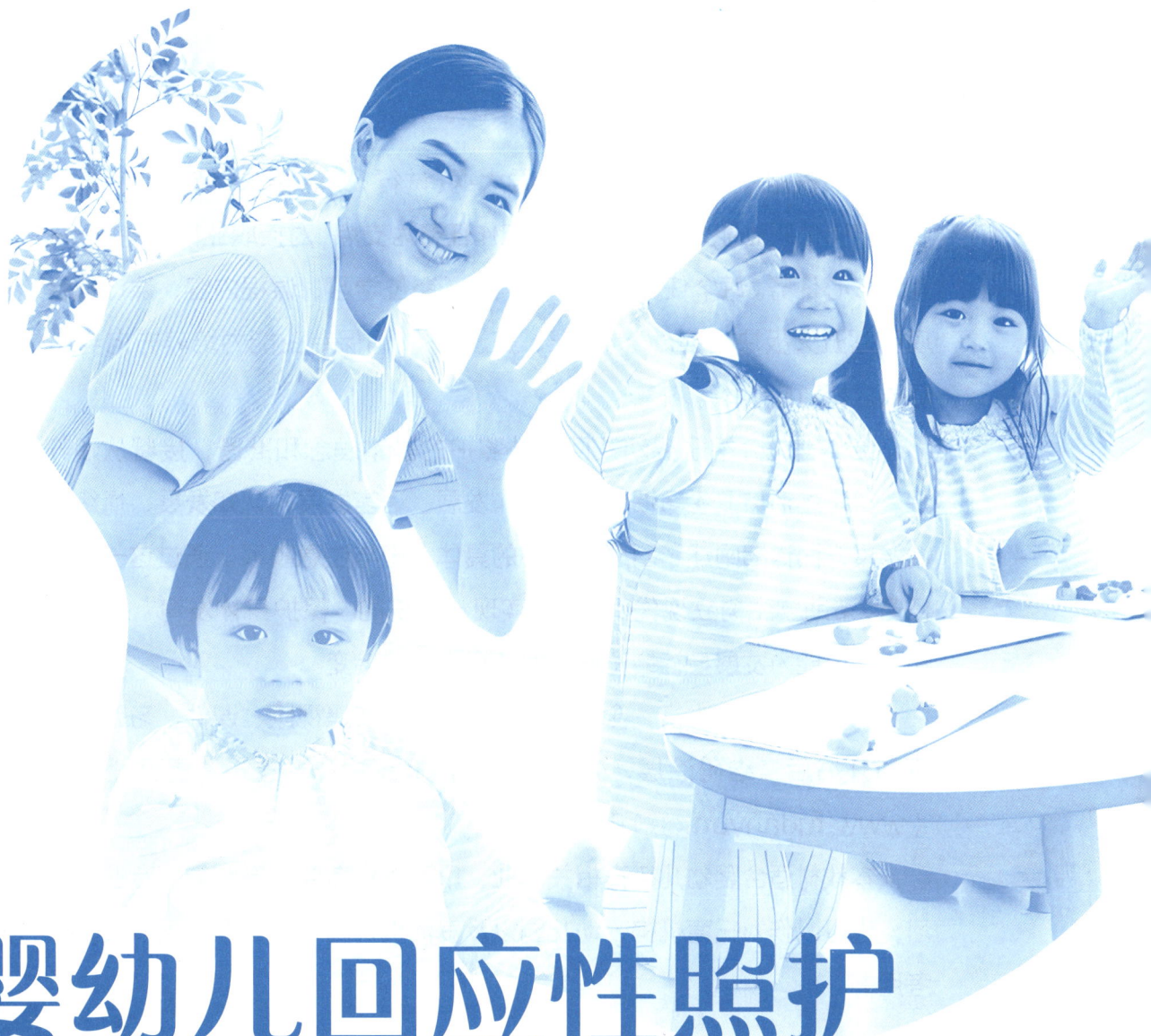

婴幼儿回应性照护

主　编　聂红仙　李宛霓　邓　婷

副主编　陈国寻　李玟蒂　普继兰　汪志翔

编　者（按姓氏笔画排列）

邓　迎　王春丽　尹杰媛　任　薇

杨　黎　张映芳　周　苡　汪爱娟

荣　琴　郭清源　曹惠容

复旦大学出版社

内容简介

本书根据《托育机构保育指导大纲(试行)》的要求,结合专业人才需求调研和岗位职业能力分析,以典型工作任务为支点,对接职业岗位需求,编写了九大核心任务。每个任务包括情境案例、岗位学习、课程内容、课证融合、赛项引领五大板块。围绕"岗、课、赛、证",确保专业能力培养方向与岗位实际要求相对应。

全书首先介绍了婴幼儿回应性照护的基本理念和准备,接着从喂养、睡眠、日常生活与卫生习惯养成、动作发展、语言发展、认知发展、情绪与社会性发展方面详细阐述了回应性照护的具体实施与注意事项。通过这一系列学习任务,帮助学生树立现代保育观,实现从传统的"保护身体发育"到"促进婴幼儿各项能力发展与社会适应能力的提高"的转变。

本书配套资源丰富,含有大量拓展阅读、实操视频、课件、习题答案等,可刮开书后二维码涂层,微信扫码后按提示操作,登录"复旦社云平台"(www.fudanyun.cn)查看、获取。

本教材适合婴幼儿托育相关专业、早期教育专业、学前教育专业等学生学习,也可以作为托育机构、幼儿园以及其他机构园长、保健人员以及教师的参考用书。

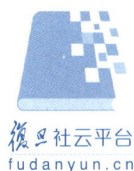

复旦社云平台
数字化教学支持说明

为提高教学服务水平，促进课程立体化建设，复旦大学出版社建设了"复旦社云平台"，为师生提供丰富的课程配套资源，可通过"电脑端"和"手机端"查看、获取。

【电脑端】

电脑端资源包括PPT课件、电子教案、习题答案、课程大纲、音频、视频等内容。可登录"复旦社云平台"（zhijiao.fudanyun.cn）浏览、下载。

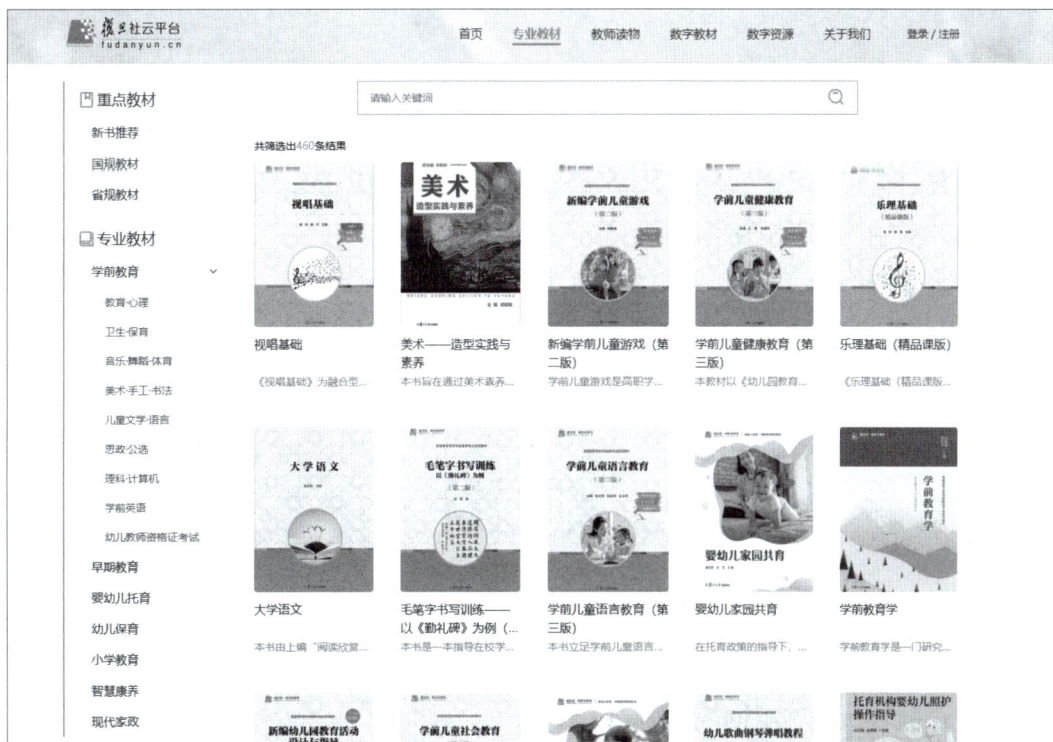

Step 1 登录网站"复旦社云平台"（zhijiao.fudanyun.cn），点击右上角"登录／注册"，使用手机号注册。

Step 2 在"搜索"栏输入相关书名，找到该书，点击进入。

Step 3 点击【配套资料】中的"下载"（首次使用需输入教师信息），即可下载。音频、视频内容可点击【数字资源】，搜索书名进行浏览。

【手机端】

PPT 课件、音视频、阅读材料：用微信扫描书中二维码即可浏览。

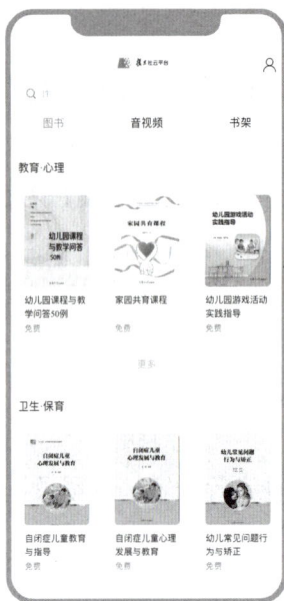

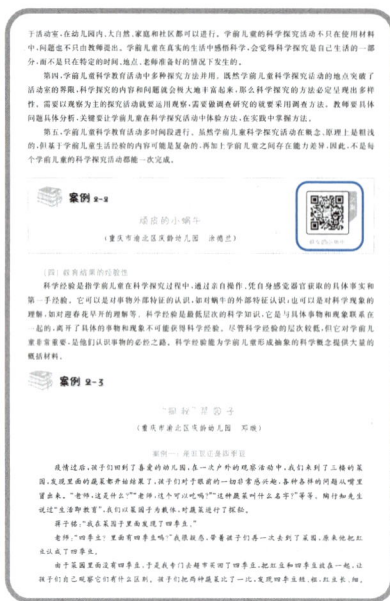

【更多相关资源】

更多资源，如专家文章、活动设计案例、绘本阅读、环境创设、图书信息等，可关注"幼师宝"微信公众号，搜索、查阅。

平台技术支持热线：029-68518879。

"幼师宝"微信公众号

【本书配套资源说明】

1. 刮开书后封底二维码的遮盖涂层。

2. 使用手机微信扫描二维码，根据提示注册登录后，完成本书配套在线资源激活。

3. 本书配套的资源可以在手机端使用，也可以在电脑端用刮码激活时绑定的手机号登录使用。

4. 如您的身份是教师，需要对学生使用本书的配套资料情况进行后台数据查看、监督学生学习情况，我们提供配套教师端服务，有需要的老师请登录"复旦社云平台"（zhijiao.fudanyun.cn），点击"教师监控端申请入口"提交相关资料后申请开通。

前　言

随着《关于促进3岁以下婴幼儿照护服务发展的指导意见》《托育机构保育指导大纲（试行）》等一系列和婴幼儿托育紧密相关的政策文件的出台，托育发展已经得到了全社会的高度重视。婴幼儿回应性照护，作为一种以婴幼儿为中心，强调及时、敏感且恰当的回应与互动的早期养育方式，其重要性远远超出了个体家庭的范畴，它对于婴幼儿的身心发展以及社会的长远发展均产生着深远的影响。

一、编写理念和适用对象

婴幼儿回应性照护作为婴幼儿养育照护的重要组成部分，其理论与实践在现代育儿科学中占据着举足轻重的地位。本教材的编写旨在系统介绍婴幼儿回应性照护的基本概念、原则、实施策略及其在婴幼儿成长过程中的重要作用，以期为婴幼儿托育服务与管理专业、早期教育专业、学前教育专业等相关专业的学生，以及托育机构教师等婴幼儿照护从业人员提供一本科学、实用、系统的教材。

二、编写特点

典型工作任务：本教材按照《托育机构保育指导大纲（试行）》的要求，结合专业人才需求调研和岗位职业能力分析，以典型工作任务为支点，对接职业岗位需求，编写了九大核心任务内容。具体内容分别为认识婴幼儿回应性照护、婴幼儿回应性照护的准备、婴幼儿喂养环节的回应性照护、婴幼儿睡眠环节的回应性照护、婴幼儿生活与卫生习惯中的回应性照护、婴幼儿动作发展的回应性照护、婴幼儿语言发展的回应性照护、婴幼儿认知发展的回应性照护、婴幼儿情绪与社会性发展的回应性照护。

岗课赛证：每个任务内容包括情境案例、岗位学习、课程内容、课证融合、赛项引领五大板块。围绕"岗、课、赛、证"，确保专业实践能力发展与岗位实际要求相对应。力求学习目标清晰明确，指导方法具体实用，全面提升学生的专业技能。通过这一系列学习任务，帮助学生树立现代保育观，实现从传统的"保护身体发育"到"促进婴幼儿各项能力发展与社会适应能力的提高"的转变。这一转变深刻体现了以婴幼儿为本的专业理念，最终目标是培养出既具备深厚专业知识，又符合托育岗位实际需求的高素质专业人才。

多媒体新形态：本教材从回应性照护的基本概念、原则入手，逐步深入到各个具体领域的实施策略和方法，形成了一个完整的知识体系。内容紧密结合婴幼儿回应性照护的实际需求，提供了大量可操作的案例和技巧。采用通俗易懂的语言文字，配以思维导图、操作视频和课后习题等多种形式，使学生在轻松愉快的氛围中掌握相关知识。

思政融合：本教材不仅涵盖了婴幼儿回应性照护的核心内容，还与课程思政教育紧密结合。不仅关注知识传授和能力的培养,更通过引入大量真实岗位的视频资源,激发本专业学生对婴幼儿的热爱以及对托育事业的热情。引导学生深刻理解并自觉践行从事婴幼儿照护工作的职业精神和职业规范,树立正确的婴幼儿照护理念,具备良好的职业素养。

三、编写人员

本教材编写人员分工如下:任务一由普继兰老师负责编写;任务二由聂红仙老师负责编写;任务三、任务五由李宛霓老师负责编写,任务四由李玟蒂老师负责编写,任务七、任务九由陈国寻老师负责编写,任务六、任务八由邓婷老师负责编写。在此感谢为本教材提供帮助和支持的所有人,特别感谢春生婴幼儿托育成长园为本教材提供图片、案例和内容上的专业指导。

本教材的编写希望能够为广大婴幼儿照护工作者提供一个全面、系统、实用的学习平台,共同推动婴幼儿照护事业的发展,为婴幼儿的健康成长贡献一份力量。

教材中如有不妥之处,敬请广大师生不吝赐教,使教材不断完善!

目 录

任务 五　婴幼儿生活与卫生习惯中的回应性照护 073

情境案例 073

岗位学习 074

课程内容 075

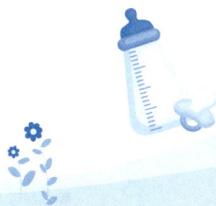

任务一　认识婴幼儿回应性照护

情境案例

在一次进餐结束后,2岁5个月的嘟嘟将自己用餐时用的围嘴藏在身后,并围绕在老师的身后走来走去,还时不时地看向老师,似乎想跟老师说点什么。

老师:"嘟嘟,你的背后藏的是什么呀?"

嘟嘟:"毛毛虫。"

老师:"毛毛虫咬到小手手了吗?"并做出晃动手指的动作。嘟嘟摇头。

老师:"毛毛虫咬到小眼睛了吗?"并做出眨眼睛的动作。嘟嘟摇头。

老师:"毛毛虫咬到小鼻子了吗?"并捂着自己的鼻子。嘟嘟摇头。

老师:"毛毛虫咬到小耳朵了吗?"并指指自己的耳朵。嘟嘟摇头。

老师:"毛毛虫咬到小嘴巴了吗?"并做出擦嘴巴的动作。嘟嘟只是咯咯地笑。

老师:"是吃饭用的围嘴吗?"并做出围围嘴的动作。

嘟嘟:"看!"说完从身后拿出了围嘴。

问题:

1. 案例中教师运用了哪些方式与嘟嘟进行了互动?

2. 如何看待教师在与嘟嘟互动过程中刻意的等待与引导?

3. 教师需要具备哪些能力才能完成以上与嘟嘟的互动?

岗位学习

学习导图

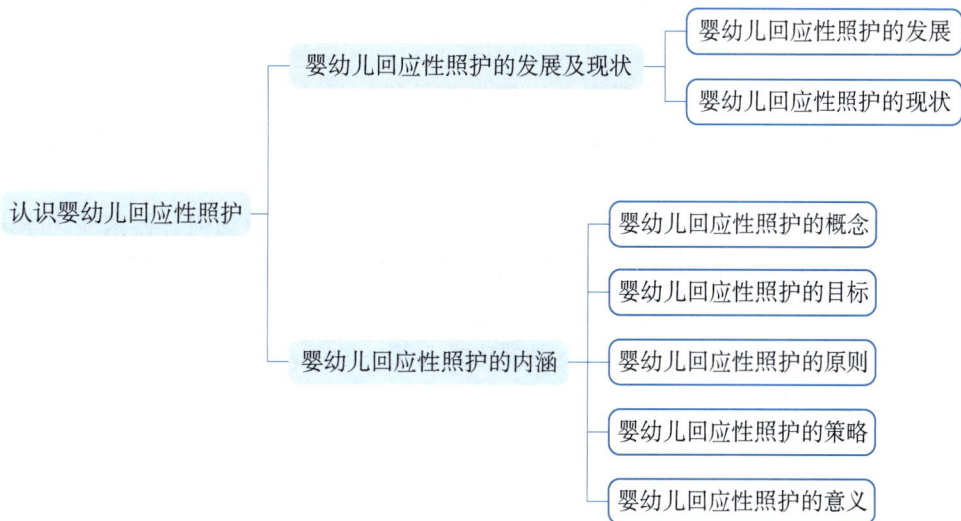

学习目标

▶ **知识目标**

1. 知道婴幼儿回应性照护的发展。
2. 了解婴幼儿回应性照护的现状。
3. 理解婴幼儿回应性照护的内涵。

▶ **能力目标**

1. 能结合各年龄段婴幼儿的生理特点,理解婴幼儿回应性照护的原则。
2. 能认识到婴幼儿回应性照护的意义。

▶ **素养目标**

1. 认识婴幼儿回应性照护,加深对专业的理解。
2. 尊重婴幼儿成长规律,建立正确的健康观、生命观。
3. 了解我国婴幼儿回应性照护的现状,增强爱国情怀。

思政融合

幼有所育,大国担当

2017年10月18日,中国共产党第十九次全国代表大会首次提出"幼有所育"。十九大报告指出,要坚持在发展中保障和改善民生,增进民生福祉是发展的根本目的。

"幼有所育"正是在发展中补齐民生短板、促进社会公平正义、完善民生蓝图的体现。这个理念不仅是大国担当的体现,更是回应性照护理念的实践。它要求我们在婴幼儿照护服务中,始终坚持以人民为中心的发展思想,不断满足人民群众对美好生活的向往和追求。

课程内容

问题探索 1 婴幼儿回应性照护的发展及现状

小雨,24月龄,刚进入托育机构不久。早上,小雨由妈妈牵着手走进托育机构,显得有些害羞和不安。小雨的照护人李老师立刻迎上前去,蹲下身来,用温柔的声音和微笑向小雨打招呼:"早上好,小雨!我是李老师,很高兴你来这里玩。"李老师没有急于将小雨从妈妈手中接过,而是先通过眼神交流和轻柔的抚摸,让小雨感受到她的善意和温暖。在妈妈的鼓励下,小雨慢慢放松下来,最终愿意让李老师抱一抱。

自由活动开始后,小雨对角落里的积木塔产生了兴趣,但似乎不知道如何开始搭建。李老师观察到这一点,轻轻走到小雨身边,没有直接介入她的游戏,而是先在一旁用几块积木搭起了一个简单的结构,同时用语言描述自己的动作:"看,我把这块红色的积木放在这里,再放上蓝色的……"小雨被吸引过来,开始模仿李老师的动作,尝试自己搭建。当小雨成功搭起第一块积木时,李老师立刻给予肯定和鼓励:"哇,小雨好棒!你做到了!"

❓ **问题:**

1. 为何李老师没有立即从小雨妈妈手中接过她,而是先进行了眼神交流和轻柔的抚摸?
2. 李老师为何选择先观察小雨的游戏行为,再适时介入?

3. 李老师对小雨的肯定和鼓励对小雨的成长有何意义？
4. 回应性照护如何帮助婴幼儿适应新环境？

学习支持

```
                                              ┌─────────┐
                          ┌──────────────┤  提出背景  │
                          │ 婴幼儿回应性照护的发展 ├─────────┤
                          │              │  三个阶段  │
┌─────────────┐          │              └─────────┘
│ 婴幼儿回应性照护的发展 ├──────┤
│    及现状      │          │              ┌─────────┐
└─────────────┘          │              │  国际研究  │
                          │ 婴幼儿回应性照护的现状 ├─────────┤
                          └──────────────┤  国家政策  │
                                         ├─────────┤
                                         │  社会需求  │
                                         └─────────┘
```

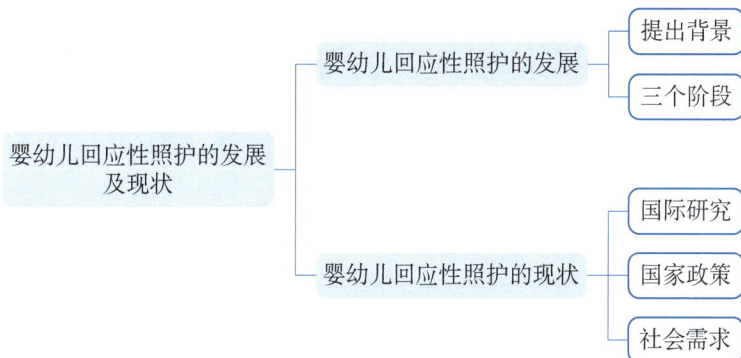

一、婴幼儿回应性照护的发展

（一）提出背景

回应式养育理论的研究出现在 20 世纪八九十年代，该理论指出婴幼儿与照护者安全、积极照护关系的建立在很大程度上依赖照护者的恰当回应，即婴幼儿与照护者安全型关系的建立需要照护者对婴幼儿的需要做出恰当回应。其中，"安全型关系"的提出，可追溯到 1973 年，玛丽·爱因斯沃斯（Mary Ainsworth）在陌生情境（strange situation）测验中首次提出个体出生后一年内母亲回应性与婴幼儿依恋类型有关，即母亲在安全型关系中对婴幼儿关心负责，善于在婴幼儿发出的信号和发起的交流中给予回应。同时，体验到这种依恋的婴幼儿把母亲作为"安全基地"，会积极主动探究周围环境，他们似乎对"有需要时，母亲一定会在身边"很有信心。之后，相关的干预研究也表明，安全型婴幼儿一般比较快乐和自信，母亲及时回应与婴幼儿的依恋类型之间有一定的因果关系。

（二）三个阶段

2001 年 9 月，联合国儿童问题特别会议提出"每个儿童都应该有一个尽可能好的人生开端"的发展目标，呼吁世界各国重视儿童的早期发展，之后重视"生命最初 1 000 天"理论的提出也在全球范围内得到更多的关注和共识。

直至 2016 年，有权威医学杂志将回应式养育作为儿童早期发展系列报告的重点关键词提出之后，与之相关的理论研究出现高峰，并且公认回应式养育是反应灵敏的、科学的、支持情绪发展的和连续性的育儿方式，并且在儿童早期发展系列报告中提到，优质的养育照护对于实现儿童自身的潜能是不可或缺的。2018 年，世界卫生组织、联合国儿童基金会等国际组织联合发布的《养育照护促进儿童早期发展——助力儿童生存发展，改善健康，发掘潜能的指引框架》强调了养育照护对于儿童早期发展的重要意义，明确了以"良好的健康、充足的营养、安全和保障、回应性照护、早期学习机会"为核心内容的养育照护策略，将回应性照护纳入了五大养育要素之一。

2019 年 5 月 9 日，中华人民共和国国务院办公厅正式发布《关于促进 3 岁以下婴幼儿照护服务发展的指导意见》，首次提出"婴幼儿照护"的概念，这一年被业内称为"托育元年"。国家卫生健康委 2021 年颁布的《托育机构保育指导大纲（试行）》将"积极回应"作为托育机构保育工作应遵循的基本原则之一，由此显示出回应性照护在儿童早期发展中的重要地位。2011 年 7 月 30 日由中华人民共和国国务院国发〔2011〕24 号印发《中国儿童发展纲要（2011—2020 年）》，将"促进 0—3 岁儿童早期综合发展"作为主要目标，并特别提出推进儿童福利、学前教育、家庭教育等立法进程。

二、婴幼儿回应性照护的现状

(一)国际研究

近年来,婴幼儿时期的养育照护对儿童早期发展的作用,受到各国政府以及世界卫生组织、联合国儿童基金会等国际组织的高度重视。目前,许多国家都根据本国国情及儿童早期发展现状,形成各国的儿童早期发展项目模式,促进了回应性照护的实施,并逐渐开始探索和推出各自的行动计划来推动父母育儿技能的提升,并形成了相应的干预模式。2013 年,国外已实施一些干预模式来提高家庭回应性照护质量,如制定法律政策、确立儿童早期发展工作模式、进行回应性喂养方面的培训等,有的国家近些年来还开展了全国性的针对贫困地区营养不良儿童的家访计划。

(二)国家政策

我国婴幼儿养育照护服务的支持方面相较于走在前沿的国家虽存在差距,但也在积极完善相关政策法规,积极开展早期发展的综合推进工作。2001 年开始,我国先后颁布了两个十年(2001—2010 年,2021—2030 年)的《中国儿童发展纲要》,其中提及应普及儿童早期发展的知识、方法和技能。我国于2012 年启动实施"贫困地区儿童营养改善项目",免费为贫困地区 6—24 月龄婴幼儿发放营养包,加强对家长科学喂养指导和健康教育。同时,在项目推进的过程中也发现,在回应性照护与早期学习方面,很多家庭对这一点认识不够,并且缺乏相关技能,无法科学健康地养育儿童。对此,2016 年国家级儿童早期发展示范基地的设立进一步提高了婴幼儿的家庭养育照护质量。2019 年,国务院发布了指导意见:要求以不同形式开展婴幼儿照护服务,充分调动群众积极性,进一步促进 3 岁以下婴幼儿照护服务的发展。2020 年,中国妇幼保健协会在参考国际指南并结合我国实际情况后,发布了《婴幼儿养育照护专家共识》,明确了养育照护的主要内容和目标,并提出了相应的照护建议。目前,关于婴幼儿养育照护服务的国家政策、机构支持等尚处于起步探索阶段,在今后借鉴相关研究经验,会逐步建立统一、标准化的养育照护体系,促进儿童早期发展潜能的实现。

(三)社会需求

课外链接

哈佛五步法

当前,国内外对回应式养育理论研究主要聚焦于回应式养育下的喂养,倡导养育者在对婴幼儿进行喂养时增强回应性交流,从而促进婴幼儿健康成长,并将回应式养育作为家长教养的一种方式,研究家长与儿童发展的关系。回应式养育还作为一种治疗手段融入特殊儿童的治疗之中,从而探索更多治疗的可能性。绝大多数照护者充分关注儿童健康和饮食方面的生理需求,而对儿童的情感需求(诸如肌肤抚触与搂抱、逗引交流方面)重视程度有待提高。

问题探索 2　婴幼儿回应性照护的内涵

婴幼儿回应性照护的重要性在于它是一种积极的育儿方式,旨在满足婴幼儿的生理和心理需求。这种照护方式要求照护人在日常生活中敏感地观察和理解婴幼儿的表情、声音、动作和情绪,并及时给予恰当的积极回应。回应性照护有助于促进婴幼儿的身心健康,培养良好的社会情感和行为习惯,实现良好的早期发展。此外,它还有助于建立婴幼儿与照护者之间的安全依恋关系,促进婴幼儿认知和独立探索能力的发展。

❓ 问题:

1. 作为照护人,如何正确解读婴幼儿发出的暗示或信号?

2. 当婴幼儿发出暗示或信号时,照护人如何做出恰当的反馈?

3. 在什么情况下,对婴幼儿的回应性照护尤其重要?

学习支持

婴幼儿回应性照护的内涵
- 婴幼儿回应性照护的概念
  - 基本内容
  - 两个维度
  - 双向互动
- 婴幼儿回应性照护的目标
  - 建立良好依恋关系
  - 恰当的交互回应
  - 促进婴幼儿健康成长
- 婴幼儿回应性照护的原则
  - 科学性原则
  - 关键性原则
  - 及时性原则
  - 合理性原则
  - 个体性原则
- 婴幼儿回应性照护的策略
  - 创造真实自然的日常照料环境
  - 多维度地持续观察
  - 清晰有效地回应
  - 适宜地评估
  - 多方协同合作齐力共进
- 婴幼儿回应性照护的意义
  - 促进大脑发育
  - 建立安全感和信任感
  - 获得更好的社会情感及能力

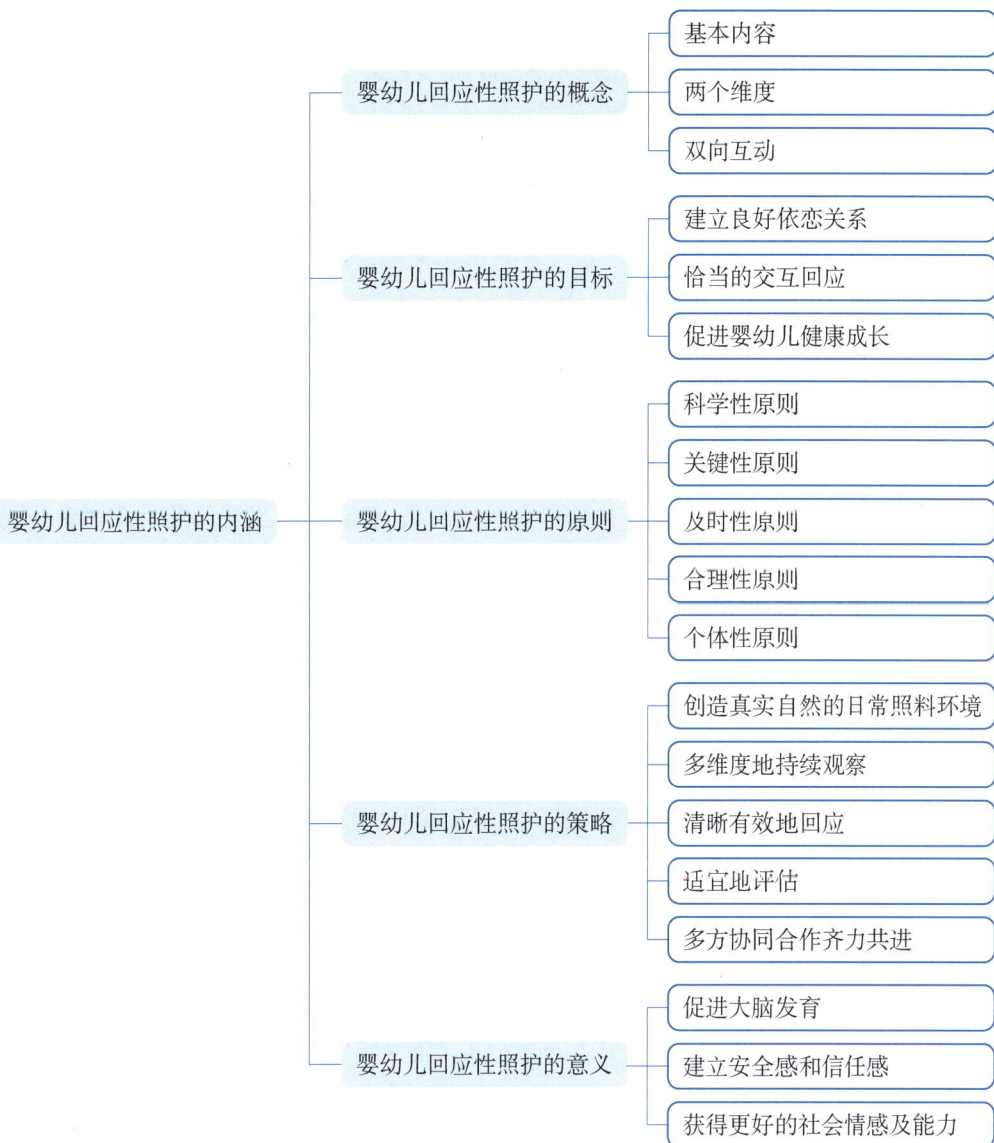

一、婴幼儿回应性照护的概念

（一）基本内容

婴幼儿回应性照护指的是照护人在营造积极的情感氛围下，有意识地观察且敏感捕捉婴幼儿发出的暗示或信号，准确解读其需求，随之以一种适合其发展阶段及个体特征的方式作出及时、恰当的反馈和应答，以满足婴幼儿身心需求、支持其学习与发展的互动性照护方式。

（二）两个维度

婴幼儿回应性照护的两个维度主要包括培养亲子互动和情绪调节。一方面照护者需要与婴幼儿进行基本的交流与身体接触，另一方面还需要帮助婴幼儿表达和管理其情绪，支持其社会化。

（三）双向互动

婴幼儿回应性照护强调照护人对婴幼儿感受、想法、能力的敏感性，以及对婴幼儿当前状态回应与支持的适宜性。其中，特别强调照护人要注意观察婴幼儿的表情、声音、动作和口头请求等线索，并在敏感了解和准确解读的基础上，通过眼神、微笑、肌肤接触、言语等形式对其生理和心理需求做出及时且恰当

视频

回应满足婴
幼儿需求信号

的回应。

二、婴幼儿回应性照护的目标

婴幼儿需求的满足取决于照护者,这些需求包括营养、安全、认知刺激,以及安抚和情绪调节等。照护者通过观察婴幼儿的动作、声音和表情等,对婴幼儿注意到的线索和信号作出回应,这些积极的互动方式有助于实现以下目标。

(一)建立良好依恋关系

通过有效沟通,照护者与婴幼儿之间建立良好的依恋关系。沟通是一个双向的互动过程,互动与沟通是人与人、人与环境交互作用的过程,可以帮助照护者更好地进行回应性照护。回应性照护需要婴幼儿和照护人形成稳定的情感关系,良好的依恋关系是婴幼儿发展过程和结果的重要调节因素,有助于婴幼儿积极探索外界环境、促进脑部的发育。依恋关系良好的婴幼儿将照护者当作探索环境的安全基础,在受到威胁或困扰时会主动向照护者寻求安慰,一旦得到安慰便能够重返探索领域。反之,则强调自主性,在需要帮助时拒绝或忽略照护者,进而影响其社会化过程。

日常的生活环境是婴幼儿与照护者产生沟通和互动的最主要场所,当婴幼儿与照护者共同关注一件物品、参与同一件事情时,沟通和互动就自然发生了。当照护者的沟通行为被婴幼儿所理解时,他们可以继续予以回应,维持互动。照护者需要了解婴幼儿独特的沟通方式:哭声、语言、动作、手势和面部表情以及身体姿势,除了仔细倾听、解读其沟通目的外,照护者还需调动合适的身体姿势、表情、眼神、肢体动作及语言、声音传递易为婴幼儿观察到、注意到并适合其理解的有效信息。照护者与婴幼儿之间良好的依恋和社会关系可给婴幼儿带来心理的安全感,支持其不断探索、学习,使他们在情感、社交和认知方面良好发展。婴幼儿的技能和能力是通过人与人之间的互动和沟通来学习获得的,互动和交流不仅可以促进关系和谐,使照护者更好地进行回应性养育照护,也能帮助婴幼儿学习如何建立良好的人际关系。

课外链接

依恋发展的
四个阶段

视频

回应婴幼
儿的关注

(二)恰当的交互回应

照护者正确解读婴幼儿行为后,做出恰当的交互回应。照护者从婴幼儿的视角理解其行为,并做出恰当的交互回应。回应是照护者解读婴幼儿行为后做出的反应,恰当回应不仅具有及时性还应具有合理性,即照护者所作出的反馈应符合婴幼儿年龄、心理发展特点及环境需求,避免不恰当的回应。问题解决情境中,照护者正确引导和回应婴幼儿,准确判断婴幼儿在面对问题时所能承受的最大压力水平,及时关注婴幼儿的需求和良好行为表现,提供与其需求和行为相匹配的反馈,为婴幼儿的言行树立榜样。照护者要学会追随婴幼儿的兴趣去做出回应,为了让照护者再次回应,他会更努力地去尝试发出声音或做出动作引起照护者关注,这有助于婴幼儿的学习和发展。

(三)促进婴幼儿健康成长

尊重婴幼儿身心特点和发展规律,促进婴幼儿健康成长。敏感观察、了解婴幼儿生理和心理需求,鉴别并妥善处理和应对疾病,保证婴幼儿在自尊、自信中健康成长。观察并敏感了解婴幼儿是正确解读其行为线索、解释需求的必备条件。每个婴幼儿都具有独特性和个体差异,其行为表现存在着多样性和多元性。婴幼儿通过动作、面部表情、声音或手势发出信号,表达自己的生理、心理需求。照护者要在日常生活中通过仔细观察、记录婴幼儿的生理节律、活动和能力水平,逐步了解并掌握其个性特点;将婴幼儿看作独立的个体,敏感注意到并听懂、看懂其不同需求所发出的信号及其行为背后的含义,准确判断婴幼儿的需求和情绪体验,以及对环境刺激或挫折时的反应和所能承受的压力,并尝试根据其年龄、发育水平和气质特点及场景进行适当的互动回应。

三、婴幼儿回应性照护的原则

(一)科学性原则

为提高信号解读的准确性,照护者应熟悉0—3岁婴幼儿学习与发展领域的相关内容,在把握其年龄特点的基础上对所发生的事件进行合理解释,根据婴幼儿的气质、个性特点、行为状态搜集重要线索,通过持续有效的沟通逐步实现对其需求的科学解读。照护者应以符合婴幼儿年龄特点、身心发展规律的方式,结合具体情境,灵活使用回应策略。

(二) 关键性原则

生命早期是儿童生长发育的关键时期,为此联合国提出了"重视生命初始1000天"的行动计划,充足的回应性照护可降低发育迟缓的风险。照护初期是婴幼儿形成对照护者支持预期的敏感期,这对照护者与婴幼儿之后照护关系的建立和维持是机遇。机遇往往伴随着挑战,该阶段婴幼儿一旦形成消极的照护互动预期,则会产生比较持久的消极影响。因此,照护者应在接触每个婴幼儿的初期,要积极回应他们的需要,帮助其建立积极的支持预期。因为这不但可以对婴幼儿起保护作用,同时也会减少未来处理自身与婴幼儿互动花费的精力和时间。但是,照护者对已经表现出消极支持预期的婴幼儿要更有耐心,创造更多的积极照护支持经验,以帮助婴幼儿改变原有的预期,发展出积极的支持预期。

婴幼儿时期是大脑发育的关键期,充足的互动可以促进婴幼儿神经突触的生长,以及大脑功能和心理发育。研究表明,6月龄的婴幼儿社会性反应发育水平与其1.5—2月龄时的亲子互动水平有关,亲子互动不足可导致婴幼儿社会性反应发育不良,这种消极影响会持续到1岁。亲子互动可以促进婴儿早期神经发育,尤其是认知、语言能力的发展。反之,照护者与婴幼儿缺少互动会增加婴幼儿认知、行为等发育迟缓的风险。照护者增加与婴儿的互动交流,可以提升婴幼儿在2岁时的认知发育水平。

(三) 及时性原则

在婴幼儿照护过程中应注重婴幼儿与照护者之间的互动状况,及时捕捉婴幼儿活动过程中发出的信息,及时给予反馈,并且要求照护者应以鼓励性、偶发性和合理性的方式对婴幼儿的反馈信息做出迅速反应。婴幼儿一般会通过手势、表情、声音、动作、语言等表达他们的需要和想法。因此,照护者需要有意识地运用所有感官来捕捉婴幼儿释放的各种信号,对他们发出的各种信号保持警觉,并及时回应,这有助于帮助他们建立信任感,认为世界是一个安全而且可以预期的地方。

(四) 合理性原则

回应性照护重在回应,但更注重回应的合理性。怎样才能保证回应的合理性呢? 这就需要照护者能精准解读婴幼儿的真实需求。

首先,照护者要熟知婴幼儿发展的相关理论知识,这会直接影响其对婴幼儿行为的解读。准确解读婴幼儿发出的信号需要我们熟练、灵活地应用经过实践检验的婴幼儿发展理论,将专业实践认知和婴幼儿的具体行为有机统一。

其次,要在具体情境中解读婴幼儿行为。婴幼儿的行为总会受到周围各种环境、事物的影响。不同情境下,婴幼儿的同一行为或许有不一样的原因。同一情境下,不同婴幼儿的行为反应也可能完全不一样。当婴幼儿意识到自己表达的需求能够在短暂的时间里得到合理的回应而且感到满足时,对照护者的信任就会逐渐建立起来。婴幼儿与照护者在一起时会感到舒适、愉快和安全,有了这种感受,婴幼儿就能安心地玩耍,克服焦虑和恐惧,去探索周围的新鲜事物。照护者的反馈越具体和个性化,就越能让婴幼儿感受到自己的努力带来的喜悦,增强自我效能感。由此可见,婴幼儿与照护者互动质量与婴幼儿认知、注意力、运动和语言发育及社会情绪行为之间存在显著的正向关系。

(五) 个体性原则

每个婴幼儿都有自己独特的个性,他们通常在情绪反应、活动水平、社交能力、适应性、食欲和睡眠习惯等方面都有自己独特的需求或发展水平。了解婴幼儿的个性差异对于提供适当的照护和支持至关重要。因此照护者需要始终对婴幼儿保持敏感的关注,无条件地重视婴幼儿。例如对于发育迟缓型婴幼儿,照护者应该给予其更多时间去进入并适应新环境,逐步培养婴幼儿的独立性。在照护好奇心强的婴幼儿时,照护者应确保他们在探索外界时的安全性,并且专门留出一段时间来与他们进行互动。不同的婴幼儿从周围获得信息和做出反应的方式会有所不同。照护者在日常的照料中要用心找到婴幼儿独有的互动方式,然后协调自己的方式与其互动,相信婴幼儿有与其年龄相符的学习和行动的能力,允许他们自己探索和行动、进行独立思考、作出决定,找到问题的解决办法并与他人沟通。

四、婴幼儿回应性照护的策略

(一)创造真实自然的日常照料环境

丰富适宜的环境能够充分刺激婴幼儿的感知觉,促进其社会性及情绪情感的发展,使粗大动作技能和精细动作技能得到有效锻炼。照护者应尊重婴幼儿发展的内在规律,专注于婴幼儿所处的发展阶段,引导其自然发展,注重环境可能引发的婴幼儿互动行为和人际交往。此外,照护者还要营造宽松、安全的心理环境,引发婴幼儿与照护者形成以"关系"为核心的积极互动,帮助其建立对周围环境的信任感和安全感,发展自主性。日常的生活环境是婴幼儿与照护者产生沟通和互动的最主要场所,当婴幼儿与照护者共同关注一件物品、参与一件事情时,沟通和互动就自然发生了。照护者应多维度优化自身回应性照护行为,在日常生活中发现沟通交流的契机,能促进婴幼儿语言、动作、认知、自我、情绪情感和社会性等方面发展。

(二)多维度地持续观察

在回应性照护中,照护者既是婴幼儿发展的引导者,也是追随婴幼儿发展的支持者,其做出的回应都应基于婴幼儿的真实需要。由于婴幼儿年龄尚小,往往无法用语言清楚地表达自身需求。因此,观察是照护者对婴幼儿进行回应性照护的基础,而如何观察则是照护者首要关心的问题。照护者要静下心来观察婴幼儿,这就要求照护者具备敏锐的观察力快速捕捉婴幼儿行为信号,然后进行快速且细致认真的分析。回应式养育即是提供满足婴幼儿生理和心理需求的积极照护实践,其核心是在日常生活中观察并敏感了解婴幼儿动作、声音、表情和口头请求的需求,并及时给予积极恰当的回应。因为回应性照护的影响因素很多,如家庭因素和父母因素等,再加之婴幼儿的个体差异性。所以,照护者要多维度充分识别婴幼儿发出的需求信号,并且保持持续性的观察,才能作出及时正确的回应。回应性照护是指照护者陪伴婴幼儿时良好的亲子关系、沟通互动、敏锐观察并恰当回应的一种照护形式,要求照护者能及时、恰当地注意、理解和回应婴幼儿发出的信号。

回应性照护有助于促进婴幼儿认知能力与社会情感的发展。当婴幼儿的需求被充分尊重与正确理解时,婴幼儿的注意力持续时间、身体意识和合作能力都会有所提升。照护者需要与婴幼儿进行多次一对一和面对面的互动,并且用愉快平和的语气、简单的语言和频繁的眼神接触与婴幼儿进行交流,同时还要及时回应来自婴幼儿的需求。

(三)清晰有效地回应

婴幼儿的照护主要发挥两种功能:通过支持被照护者的依恋行为向其提供安全环境;通过支持被照护者对环境的探索向其提供安全基地。好的照护者能够在需要时通过提供情感安抚和促进问题解决有效地重建婴幼儿的安全感。照护者对婴幼儿的需要和压力信号保持敏感和回应对维持婴幼儿安全感至关重要,要对婴幼儿表现出真正的兴趣、对他们非常友好并且能够及时与他们互动。为了灵活回应婴幼儿的需要,照护者需要考虑他人的观点、感受和意图,鼓励被照护者表达感受,并根据情境调整自己的行为。照护者必须随时调整自己的行为以适应婴幼儿,觉察婴幼儿的非语言信号、注意婴幼儿行为细节,正确解释婴幼儿的信号和行为,发现对婴幼儿最适当的回应,迅速且恰当地回应并监控自身行为对婴幼儿的作用并进行响应调整。充足的时间和轻松的氛围是照护者敏感回应的必要条件。回应性照护,也称为积极回应或及时回应,是高质量照护的关键,需要了解婴幼儿独特的沟通方式:哭声、语言、动作、手势和面部表情以及身体姿势,除了仔细倾听、解读其沟通目的外,照护者还需调动合适的身体姿势、表情、眼神、肢体动作及语言、声音传递易为婴幼儿观察到、注意到并适合其理解的有效信息。照护者要尊重婴幼儿并能与之共情,相信他们的学习和行动能力,允许婴幼儿自由探索、独立思考和解决问题,设身处地地站在婴幼儿的角度看待和理解问题,与他们保持交流,了解他们的感受。

照护者在为婴幼儿创设活动环境时总是提供各种各样的东西让他们探索,婴幼儿从这些探索中就会获得回应。然而,照护者需要注意的是不要用语言干扰婴幼儿对事物的专注,语言所起的作用应该是帮助婴幼儿更好地体验事物而非分散他们的注意力。如果婴幼儿在探索事物的过程中没有领会客观世界的反馈,照护者则应运用语言帮助他们解决问题,在婴幼儿面前坦诚,并且总是鼓励他们,肯花时间根据不同的婴幼儿和不同的环境分别做出回应。

(四) 适宜地评估

持续适宜的评估能够让照护者及时了解婴幼儿当前的发展状况,认知、成长、发展水平以及寻找"最近发展区"。全面地观察和记录可以发现不同个体的不同时期的发展概况,包括婴幼儿的特殊兴趣和需求,当前阶段的发展任务。照护者还可以制定个性化的照护服务方案,以满足每个婴幼儿的具体需要。

目前,国际上已有许多研究关注婴幼儿回应性照护的评估,应用较多的评估工具有母子互动观察、回应性学习互动、亲子互动评估量表等。国外关于回应性照护的测量工具大多是观察性工具,评估结果需要经过专门培训的人员去实施,评估结果有可能受到观察者的影响,同时开展回应性照护评估耗时长,且大多数测量父母回应性照护的工具是在西方国家开发和应用的,并不能完全适用于各国的基本情况。

(五) 多方协同合作齐力共进

回应性照护的实现不仅需要照护者的努力,更依赖于家庭、社会和政府的多方面合作。政府通过制定育儿技能提升计划,并在政策上给予鼓励和支持,使照护者能够投入更多时间和精力进行婴幼儿的照护,促进他们的早期发展。

婴幼儿大部分时间都在父母或其他家庭成员的照料中度过,家庭环境和养育关系对他们的健康成长至关重要。为了实现婴幼儿的早期发展潜能,家庭养育过程中应提供高质量的陪伴和良好的亲子关系,这对婴幼儿的社会和心理发展极为有益。

此外,医疗保健机构在婴幼儿发展中也扮演着关键角色。通过提供育儿知识,这些机构是保障婴幼儿健康发展的有效途径。近年来,随着各地区婴幼儿早期综合发展中心的建立,更多的关注被放在了回应性照护的重要性上。这些中心为父母和照护者提供了育儿技能支持、家庭规划指导和咨询服务,并通过开展多样化的活动,促进婴幼儿的早期发展。

社区作为养育照护的重要参与者,其安全性、社会规范和社会服务设施的可获得性,对婴幼儿和照护者的照护水平产生重要影响。2015 年全国妇联与联合国儿童基金会合作,实施了儿童早期发展社区家庭支持项目。该项目以社区为平台,为家庭提供科学育儿的支持与服务,改善照护者的养育技巧,提高家庭的养育水平,从而促进儿童的健康发展。

我国主要通过教育部门开展 0—3 岁婴幼儿早期教育服务。然而,婴幼儿早期发展的综合干预更需儿童保健等专业机构的介入。高质量的托育机构在医疗、保健、教育相结合的医养教模式下,不仅课程设置与总体规划符合婴幼儿发展规律,而且还定期为婴幼儿的生长发育进行监测、评估与指导,帮助他们充分发挥各种潜能。

五、婴幼儿回应性照护的意义

婴幼儿回应性照护的意义不仅体现在照护者和被照护者之间的直接互动,更关乎于这些互动中所使用的"符号"和共同建立的理解。在日常的照护活动中,婴幼儿逐渐理解照护者的行为和自身行为对互动的意义,而照护者也能更好地解释婴幼儿的行为。这种不断的互动让双方对活动的意义达成共识,婴幼儿会用这些共识来解释照护者的行为,增强了互动的效果和意义。

(一) 促进大脑发育

儿童的早期教育和干预的成功基础是其神经机制。教育和干预的效果直接与神经系统的能力相关。人脑中的神经细胞增殖期为妊娠头三个月至出生后一岁,这一时期是大脑发育的敏感时期,早期环境刺激,对如照护者的行为模仿,可促进婴幼儿神经元突触的形成。例如,新生儿通过观察照护者的面部表情、语调等进行模仿,这不仅激活了新生儿的镜像神经系统即婴幼儿的行为模式与照护者行为相似,具有模仿的特性,还有助于建立安全依恋和人际交往能力,促进情绪智力的早期发展。

课外链接

打造"黄金脑"
的关键期

回应性照护不仅在婴儿期至关重要,其影响延伸至整个幼儿期,对大脑的发育和功能成熟有着深远的影响。在幼儿期,大脑进入关键的塑造阶段,此时大脑的可塑性依然很高,因此,持续的回应性照护——如积极的情感反馈、语言互动和认知挑战——可以显著提高神经发展的质量和速度。有效的婴幼儿回应性照护不仅促进了婴幼儿神经连接的增强,也加强了大脑各区域间的协调工作,这对幼儿的语言理解、情绪调节和社会技能至关重要。回应性养育照护提供了一个有利于婴幼儿早期学习和发展的环境,通过高质量的亲子互动,刺激婴幼儿大脑神经元之间的联系,为其未来的发展奠定坚实基础。

(二)建立安全感和信任感

在日常照护中,照护者应采取尊重为前提的双向互动方式,这有助于建立婴幼儿的安全感和信任感。通过每次照护前用适当的语言和肢体动作与婴幼儿沟通即将进行的照护活动,并解读婴幼儿的反应,照护者可以更有效地建立与婴幼儿的关系。

回应性照护不仅关注婴幼儿的基本生理需求,更深入地涉及情感和心理层面的需求。照护者对婴幼儿的微小反应的敏感和恰当回应可以增强婴幼儿的感知能力,使他们感到自己的需求被理解和重视。这种经验提高了婴幼儿对照护环境的适应性,增强了他们与照护者之间的联系,为安全型依恋关系的建立奠定了基础。

(三)获得更好的社会情感及能力

积极的回应性照护可以减少婴幼儿行为障碍和抑郁的发生,降低不利因素对大脑结构和功能的影响,从而改善婴幼儿的生长发育。高水平的回应性照护能促进婴幼儿的认知、语言、运动、学习及社会情感的发展,为婴幼儿提供了一个充满爱心、认知刺激、情绪调节和社会参与的早期生活环境。这种环境对婴幼儿未来的健康和发展产生重要影响。

回应性养育照护是婴幼儿健康发展的基石,早期积极的养育照护能减少婴幼儿行为障碍、抑郁的发生,并降低不利因素对大脑结构和功能的不良影响,从而改善婴幼儿的生长发育。此外,高质量的回应性照护有助于建立婴幼儿的社会情感,鼓励他们进行身体活动和情感交流,建立良好的人际关系,这对他们的早期社会和情感发展至关重要,是儿童未来潜能的重要保障。

课证融合

考点练习

一、单选题

1. 回应式养育理论的研究出现在( )。
A. 20世纪五六十年代
B. 20世纪六七十年代
C. 20世纪七八十年代
D. 20世纪八九十年代

2. 回应式养育的特点不包括( )。
A. 反应灵敏
B. 间断
C. 科学
D. 支持情绪发展

3. 下列属于婴幼儿观察力特点的是( )。
A. 观察的目的性较强,不容易受外界新异刺激的干扰并能持久
B. 观察缺乏一定的顺序性和系统性,观察不仔细
C. 能抓住事物的本质特征
D. 观察有明确的顺序性和系统性

4. 幼儿的需要主要有生理的需要、活动的需要、(　　)、爱的需要、受人尊重的需要等。

A. 认识的需要

B. 识字的需要

C. 睡眠的需要

D. 玩水的需要

5. 幼儿的(　　)主要表现在两个方面：与同龄伙伴的关系和与成人的关系。

A. 社会关系

B. 父母关系

C. 邻里关系

D. 社会行为

二、简答题

1. 2018年，世界卫生组织、联合国儿童基金会等国际组织联合发布的《养育照护促进儿童早期发展——助力儿童生存发展，改善健康，发掘潜能的指引框架》明确了以哪五个方面作为核心内容的养育照护策略？

2. 婴幼儿回应性照护的具体内容有哪些？

3. 婴幼儿回应性照护的原则有哪些？

三、论述题

请结合目前国内外婴幼儿回应性照护的发展及现状，谈谈婴幼儿回应性照护的实际策略及意义。

任务二　婴幼儿回应性照护的准备

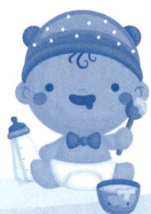

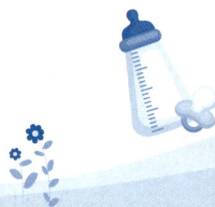

情境案例

　　早晨 8 点,婴幼儿照护机构的工作人员开始了一天的清洁与消毒工作。他们首先打开窗户,让室内空气流通。然后,使用专用的清洁剂和消毒液,对活动室的桌椅、玩具、地板等进行了全面的擦拭和清洁。在清洁过程中,他们特别注意对婴幼儿经常接触的物品进行重点消毒,以确保婴幼儿的健康安全,以干净整洁安全的环境迎接婴幼儿的到来,开始新一天的工作。

　　❓ 问题:

　　1. 婴幼儿照护者的工作职责是什么?

　　2. 婴幼儿照护者应具备什么样的专业素养?

　　3. 婴幼儿照护者如何开展清洁消毒工作?

　　4. 婴幼儿照护者开展回应性照护时,需要做好哪些准备工作? 学完任务二,请将内容填写在表2-1 中。

表 2-1　婴幼儿回应性照护的准备

准备内容	具体要求	注意事项
环境准备		
物品准备		
安全准备		
照护人员准备		

岗位学习

学习导图

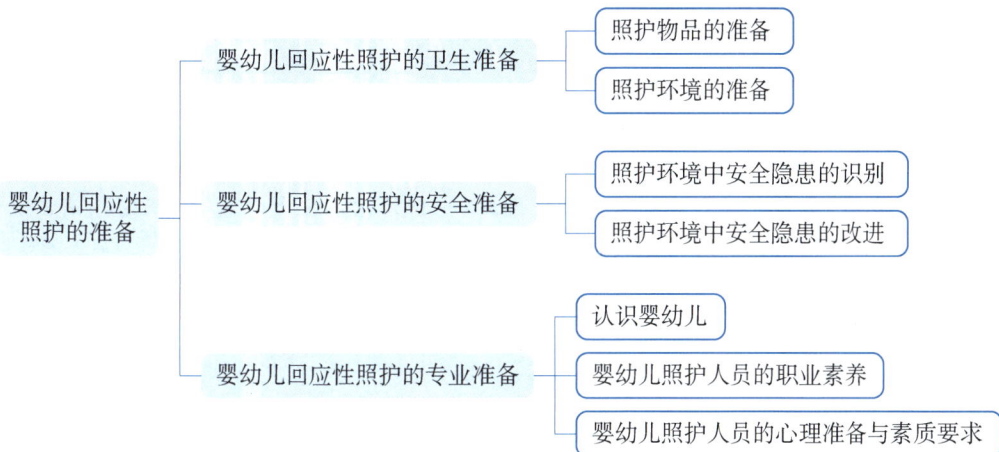

婴幼儿回应性照护的准备
- 婴幼儿回应性照护的卫生准备
  - 照护物品的准备
  - 照护环境的准备
- 婴幼儿回应性照护的安全准备
  - 照护环境中安全隐患的识别
  - 照护环境中安全隐患的改进
- 婴幼儿回应性照护的专业准备
  - 认识婴幼儿
  - 婴幼儿照护人员的职业素养
  - 婴幼儿照护人员的心理准备与素质要求

学习目标

▶知识目标
1. 熟悉园所机构清洁物品的摆放与整理。
2. 掌握婴幼儿常用物品及活动环境的清洁与消毒方法,并了解消毒剂的选用原则。
3. 熟记婴幼儿照护者的工作职责。

▶能力目标
1. 能正确清洁、消毒婴幼儿常用物品及活动地点。
2. 能识别园所机构的安全隐患并改进。
3. 能按照婴幼儿照护者的工作职责开展照护工作。

▶素养目标
1. 培养细心、耐心、负责的工作态度,对照护工作精益求精,确保婴幼儿的健康成长。
2. 理解并关注婴幼儿照护者的专业发展以及自身的角色定位。

思政融合

照护于细,育儿于心

　　在平凡的岗位上,有这么一群可爱可敬的人,像在夜空里默默发光的星星一样,在细致繁琐,日复一日的工作中,用爱与专业呵护婴幼儿的成长。她们在平凡的岗位上书写着不平凡的故事,她们是婴幼儿成长的守护者。

　　抹桌子、扫地、收拾物品、清洁、回应需求……这些看似简单的工作,婴幼儿照护人员都严格按照标准要求执行。动作利索,操作规范,流程清晰,用耐心与细致表达对婴幼儿最大的呵护,用爱与责任守护每一个幼小的生命。

视频

托育园
照护工作

课程内容

问题探索 1 婴幼儿回应性照护的卫生准备

在为婴幼儿提供照护时,卫生准备是至关重要的组成部分。良好的卫生习惯不仅可以防止病毒和细菌的传播,还能为婴幼儿创造一个更安全、更健康的生活环境。尤其是在婴幼儿的早期成长阶段,他们的免疫系统尚未完全发展,更容易受到疾病的影响。因此,保持清洁的照护环境,包括定期消毒玩具和护理设施,清洗手和换尿布区域,对于预防疾病传播至关重要。

问题:

1. 婴幼儿的活动空间应如何清洁?

2. 婴幼儿的用品,如奶瓶、玩具、绘本等如何清洁?

学习支持

```
                                          ┌─ 照护物品的要求
                        ┌─ 照护物品的准备 ─┤
                        │                 └─ 物品的清洁与消毒
  婴幼儿回应性          │
  照护的卫生准备 ───────┤
                        │                 ┌─ 照护环境的要求
                        └─ 照护环境的准备 ─┤
                                          └─ 照护环境的消毒及注意事项
```

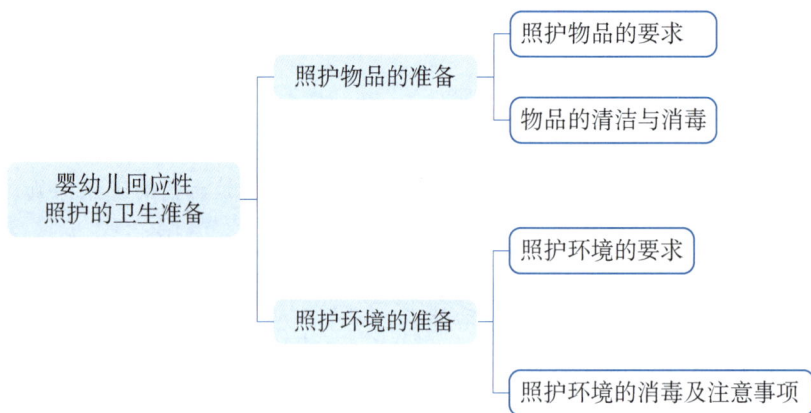

一、照护物品的准备

婴幼儿的照护用物较多,包括婴幼儿个人用品,如婴幼儿衣服、餐具、沐浴工具、出行工具等,以及环境清洁工具,如毛巾、拖把、消毒用品等。由于婴幼儿年龄较小,抵抗力较差,在使用物品时特别需要照护者在进行照护前熟知物品的种类及用物要求,做好卫生工作。

(一) 照护物品的要求

1. 物品的摆放要求

(1) 整洁有序

保持物品的整洁和有序,及时清洗和更换照护用品,确保其干净卫生。

(2) 标识清晰

各类照护物品进行物品标识,注明名称、用途等信息,方便识别和使用。

(3) 分类存放

将照护物品按照类别进行存放,例如,消毒类物品、清洁类物品、餐具类物品等,避免混合存放导致交叉污染。

(4) 定期检查:定期检查照护物品的存放情况和使用情况,避免物品过期,及时发现和处理问题。

2．物品的使用要求

（1）使用前检查

在使用物品前，检查其是否完好无损、是否过期等，确保安全卫生。

（2）规范使用

按照规定的使用方法使用物品，避免不当使用导致效果不佳或损坏。

（3）用后处理

用过的物品要及时清洗和处理，避免污染和交叉感染。

（4）节约使用

在保证清洁卫生的前提下，合理使用清洁物品，避免浪费。

（二）物品的清洁与消毒

1．餐具、奶具、毛巾清洁与消毒方法

婴幼儿的肠胃比较弱，肠道屏障比较差，很容易受各种病毒细菌侵犯，容易引起胃肠炎。餐具、奶瓶等如果没有定期进行消毒，易滋生大量病原体，婴幼儿使用后可能出现腹痛、腹泻等不适。所以餐具、奶瓶等每次使用后都需要进行煮沸消毒。另外，配餐和喂饭前，照护者一定要彻底地消毒、清洗双手。

（1）物品准备

① 洗涤剂、百洁布、碗、杯子、汤匙。

② 奶瓶、消毒锅、刷子、夹子、计时器。

③ 消毒盛器、消毒纱布数块。

（2）操作步骤

① 奶具清洁与消毒：

- 使用刷子和洗涤剂清洗奶瓶盖和瓶身，确保在流动的水下从内到外彻底清洗。
- 使用奶嘴刷清洗奶嘴，注意挤压奶嘴头进行彻底清洗。
- 清洁奶瓶固定圈的内外部。
- 清洗干净后将奶瓶和奶嘴放入消毒锅中，加水直至覆盖所有物品，然后煮沸消毒（奶嘴约 3 分钟，其他约 10 分钟）。
- 使用夹子将物品取出，并放置以晾干。

② 餐具清洁与消毒：

- 使用洗洁精和百洁布清洗碗、杯子和汤匙，确保彻底清洁各部位。
- 将清洗后的餐具放入消毒锅中，加水直至浸没，并煮沸 10 分钟。
- 使用夹子将餐具取出，放置在消毒盛器中并覆盖消毒纱布，或沥干水分后放回消毒锅中备用。

③ 毛巾清洁与消毒：

- 使用洗涤剂清洗毛巾，并在流动水中彻底漂洗。
- 将洗净的毛巾放入消毒锅中，加水直至浸没，并煮沸 10 分钟。
- 每天煮沸一次，之后将毛巾晒干。

2．玩具清洁与消毒方法

针对不同材质的玩具应采用不同的清洁方法。

（1）物品准备

物品准备主要包括玩具、洗涤剂、抹布、流动水、消毒液、面盆、晾晒篓。

（2）操作步骤

① 清洁周期：根据玩具的使用频率来确定清洁周期，通常建议每周清洁消毒一次。

② 使用专用抹布：使用专门清洁玩具的抹布，避免使用其他用途的抹布，以防止交叉污染。

③ 选择合适的清洁剂：选用适合不同材质玩具的清洁和消毒用品。清洗后，应用大量清水冲洗以减少洗涤剂残留。

课外链接
消毒液的一般配制流程

课外链接
消毒液的配制

④ 新玩具预处理:新玩具在给婴幼儿使用前应先进行清洁和消毒。

（3）玩具消毒方法

① 阳光晾晒:将玩具置于阳光下暴晒 4 至 6 小时,利用太阳的紫外线消毒。

② 水洗:将水和洗涤剂混合后,用软毛刷在盆中搅拌至起泡,再使用软毛刷清洁玩具表面。之后在清水中彻底冲洗,去除所有洗涤剂和灰尘,并在通风处晾干。

③ 擦拭法:在干净的水盆中加入适量的清水和消毒液,搅拌均匀后使用易吸水的抹布擦拭玩具,然后清洗抹布,并将玩具放置在通风处晾干。

④ 浸泡法:将玩具完全浸泡在消毒液中 30 至 60 分钟,之后用清水清洗放置在通风处晾干。

3. 便器清洁与消毒方法

（1）物品准备

物品准备主要包括便器、洗涤剂、消毒剂、便盆刷、污物桶、毛刷、浸泡容器。

（2）操作步骤

① 配制消毒液:准备 2 500 mL 的消毒液,浓度为有效氯 500 mg/L。

② 清洁便器:

- 使用后立即清空便器内的尿液或大便。
- 使用便盆刷在流动水下从外到里、从上到下清洁,注意从干净区域向污染区域进行,以防污染扩散。
- 清洁顺序为水箱→马桶盖外侧→马桶盖内侧→坐圈上面→坐圈下面→马桶底座。

③ 消毒便器:

- 使用含有效氯浓度为 500 mg/L 的消毒液进行消毒。这种浓度的消毒液能够有效杀灭细菌,同时确保对婴幼儿的皮肤无刺激。
- 使用喷雾器将消毒液均匀地喷洒在座便器内外表面,确保充分涂覆所有需要消毒的区域。
- 使用清水彻底冲洗,确保消毒液和残留污渍完全被冲走。

4. 家具、卧具的清洁与消毒方法

（1）家具

使用干净的湿布每天擦拭灰尘,定期使用合格的消毒剂消毒。

（2）卧具

使用中性、无磷的婴幼儿专用洗衣液每周清洗一次。遇到污染,先去除污物再洗涤。

（3）床

每天使用湿布进行清洁。

5. 教具的清洁与消毒方法

对婴幼儿使用的美工剪刀、尺子等,每周放消毒柜消毒,或用酒精或消毒液擦拭。教具的消毒,一般采用消毒液浸泡、擦拭的方法,每周一次。

6. 图书的清洁与消毒方法

阳光充足时,将图书在阳光下暴晒 2 至 4 小时,注意翻动。阴雨天使用紫外线灯照射 30 分钟进行消毒。针对污染破损的图书可及时更换。

7. 清洁用具的清洁与消毒方法

不同场所的抹布、拖把等清洁用具应专用并标记,不得混用。用后及时清洗干净,晾干备用。必要时,使用 400 mg/L 的含氯消毒液浸泡 20 分钟消毒。

二、照护环境的准备

(一) 照护环境的要求

1. 活动室的环境要求与清洁

（1）环境要求

课外链接

玩具消毒重
难点

① 空间布局:活动室的布局应合理,确保有足够的空间供婴幼儿活动和玩耍。同时,应考虑婴幼儿的年龄和发育特点,设置不同的功能区域,如阅读区、游戏区、休息区等。

② 安全性:活动室的设施和设备应符合安全标准,避免有尖锐的边角或突出的部分。地面应防滑、平整,避免有障碍物或绊倒的风险。

③ 通风与采光:活动室应有良好的通风和采光,确保室内空气清新,光线充足。窗户应定期清洁,避免积尘和污垢。

④ 温度与湿度:活动室的温度和湿度应适宜,避免过冷或过热,保持舒适的环境。

⑤ 装饰与材料:活动室的装饰和材料应无毒、无害,符合环保标准。避免使用过于复杂的装饰,以免分散婴幼儿的注意力。

（2）卫生要求

① 日常清洁:活动室应定期进行清洁,包括地面、墙面、家具、玩具等。清洁时应使用适当的清洁剂,避免使用刺激性或有害的化学品。

② 清洁工具:清洁工具应保持清洁和干燥,避免滋生细菌。使用后应及时清洗和存放,避免交叉污染。

③ 垃圾分类:活动室应设置垃圾分类桶,将垃圾进行分类处理。避免将有害垃圾混入普通垃圾中,造成环境污染。

2. 寝室的环境要求与清洁

（1）环境要求

① 安全性:寝室应确保安全,无尖锐边角,地面防滑,床铺稳固,窗户和门锁功能正常,以防止婴幼儿受伤。

② 通风性:寝室应保持良好的通风,每天定时开窗通风,确保空气新鲜,有助于婴幼儿的呼吸健康。

③ 温度与湿度:寝室的温度和湿度应适宜,根据季节和天气变化及时调整,确保婴幼儿舒适。

④ 光照:寝室应有充足的光照,窗户应清洁透明,确保婴幼儿能够获得足够的自然光。

⑤ 室内装饰:寝室的装饰应简洁、温馨,避免过多的装饰和颜色,以免分散婴幼儿的注意力。

⑥ 卫生标准:寝室的卫生应符合相关标准,定期进行清洁和消毒,确保婴幼儿的生活环境干净卫生。

（2）清洁方面

① 清扫:每天对寝室进行清扫,包括地面、床铺、窗户、桌椅等,确保无灰尘、杂物和垃圾。

② 每周至少对寝室进行一次全面消毒,包括空气、地面、墙面、床铺、玩具等,以杀灭细菌和病毒。

③ 更换床单被褥:定期更换床单、被褥和枕套,保持干净卫生。

④ 通风换气:每天定时开窗通风,确保寝室空气新鲜。

⑤ 整理物品:保持寝室整洁有序,物品摆放整齐,方便婴幼儿取用。

3. 盥洗室的环境要求与清洁

（1）环境要求

① 空间布局:盥洗室应有足够的空间,方便婴幼儿活动和清洁人员工作。同时,应设置合理的功能区域,如洗手区、如厕区等,避免交叉感染。

② 通风与采光:盥洗室应保持良好的通风,确保空气流通,避免潮湿和异味。同时,应有充足的采光,方便婴幼儿和清洁人员看清楚环境。

③ 安全设施:盥洗室内应设置防滑地砖、安全扶手等防滑防摔设施,确保婴幼儿在使用过程中的安全。

④ 清洁与卫生:盥洗室应定期清洁,保持地面、墙面、水池等设施的干净卫生。同时,应提供足够的清洁用品,如洗手液、纸巾等,方便婴幼儿使用。

（2）清洁方面

① 日常清洁:每天对盥洗室进行清洁,包括地面、墙面、水池、便器等设施的清洁。清洁时应使用专用清洁工具,避免交叉污染。

② 定期除菌:除了日常清洁外,还应定期进行除菌处理,如使用消毒液对盥洗室进行全面消毒,确保环境的卫生安全。

③ 清洁用品管理:对清洁用品应进行统一管理,确保用品的质量和安全性。同时,应对清洁用品进行定期更换,避免过期或污染。

(二) 照护环境的消毒及注意事项

1. 照护环境的消毒

(1) 室内空气消毒

每日至少开窗通风2次,每次至少10—15分钟。在不适宜开窗通风时,应使用紫外线灯、空气消毒机等对室内空气进行消毒,每日至少2次。

(2) 物体表面消毒

课桌椅、床围栏、门把手、水龙头等物体表面每日消毒一次,餐桌每餐前消毒。可选用250 mg/L的含氯消毒剂进行擦拭消毒,停留30分钟后清水擦拭干净。玩具每日清洗消毒,可使用250 mg/L的含氯消毒剂浸泡20分钟消毒。

(3) 卫生间消毒

卫生间采用水冲式便池,便器每日消毒,接触皮肤部位要及时消毒。可使用400—700 mg/L的含氯消毒液擦拭消毒,停留30分钟后用清水擦拭干净。

(4) 地面消毒

婴幼儿照护机构的地面应每日至少清洁一次,并定期进行消毒。可以使用含氯消毒剂(如漂白粉、次氯酸钠等)或过氧化氢等消毒剂,按照适当的比例稀释后,用拖把或抹布进行拖地或擦拭。消毒后,用清水再次拖地或擦拭,确保地面干净无残留。

常用的消毒方法

1. 煮沸消毒法

利用没过容器的水煮沸10分钟以上进行灭菌,一般适用于餐具、毛巾等。

2. 紫外线消毒法

将物品暴露在阳光下2小时以上,或在室内采用紫外线进行消毒,适用于被褥、床垫、毛毯、书籍等。

3. 擦拭消毒法

用化学消毒剂擦拭物体的表面,如用含氯消毒剂擦拭桌面等。

4. 机械消毒法

主要为利用物理作用(如擦拭、刷洗或冲洗)来去除物体表面的污垢、有机物和微生物等,如清洁抹布、洗手等。

---

2. 消毒的注意事项

(1) 蒸汽消毒注意事项

① 使用漏孔金属筐来容纳大量物品,以保证蒸汽能均匀渗透。

② 避免将能吸收大量水分的衣物湿着放入。

③ 在开始消毒前,确保排除消毒柜内的冷空气。

④ 餐具和其他用品应清洗干净后再进行蒸汽消毒。

⑤ 消毒过程应在水沸腾并冒出蒸汽后开始计时,持续30分钟。

(2) 煮沸消毒事项

① 容器中的水位不宜超过容积的3/4,以便水流对流。

② 确保所有物品都被完全浸没在水中。

③ 在水煮沸后开始计时,持续煮沸15—20分钟。

④ 煮沸期间不得加入新的物品;如需添加,需重新开始计时。

（3）紫外线消毒注意事项

① 紫外线消毒设备必须达到国家标准，并将开关安装在婴幼儿触及不到的位置。

② 紫外线消毒适用于直接照射的表面，对于被阴影遮挡的部分无效。

③ 最佳消毒温度为 20—40℃；温度过高或过低均会影响效果。

④ 对于纸张、织物等表面粗糙的物品，应适当延长照射时间，并确保照射到物品的每一面。

（4）化学消毒剂使用的注意事项

① 使用合格产品：必须使用符合国家法规、标准、规定的消毒产品，并确保在有效期内使用。

② 做好个人防护：配备手套、帽子、口罩、工作服、胶靴、眼镜，配制和使用时应戴口罩和手套、穿工作服进行操作。消毒前首先做好清洁工作，消毒后开窗通风，将物体表面清水擦拭干净，消毒工作完成后及时洗手。

③ 使用时应注意消毒剂的作用浓度、剂量和时间等：使用溶液状态的消毒剂时，应使消毒剂与病原微生物直接接触，浸泡时药液必须浸没物品。含氯消毒剂对金属有一定腐蚀性，对织物有漂白、褪色作用，达到消毒时间后，用清水擦拭或清洗以去除残留消毒剂。

④ 专人保管：含氯消毒液不稳定，应现配现用。一般情况下，消毒剂应单独使用，不应与其他成分混合使用。消毒剂由专人储存保管，不得与其他物品混合。

课外链接

托儿所幼儿园卫生保健工作规范

问题探索 2 婴幼儿回应性照护的安全准备

婴幼儿在玩耍时，不慎被散落在地上的玩具绊倒，导致头部轻微撞击地面；婴幼儿在好奇地探索教室环境时，不慎触摸到暴露的电源插座，幸好被及时发现并制止；婴幼儿在阅读区阅读时，不慎撞到未固定的书架，导致手臂擦伤。面对这样一些问题，我们是否可以早发现、早改进？

❓ 问题：

1. 婴幼儿开展游戏活动时的安全隐患有哪些？

2. 婴幼儿在户外活动时的安全隐患有哪些？

学习支持

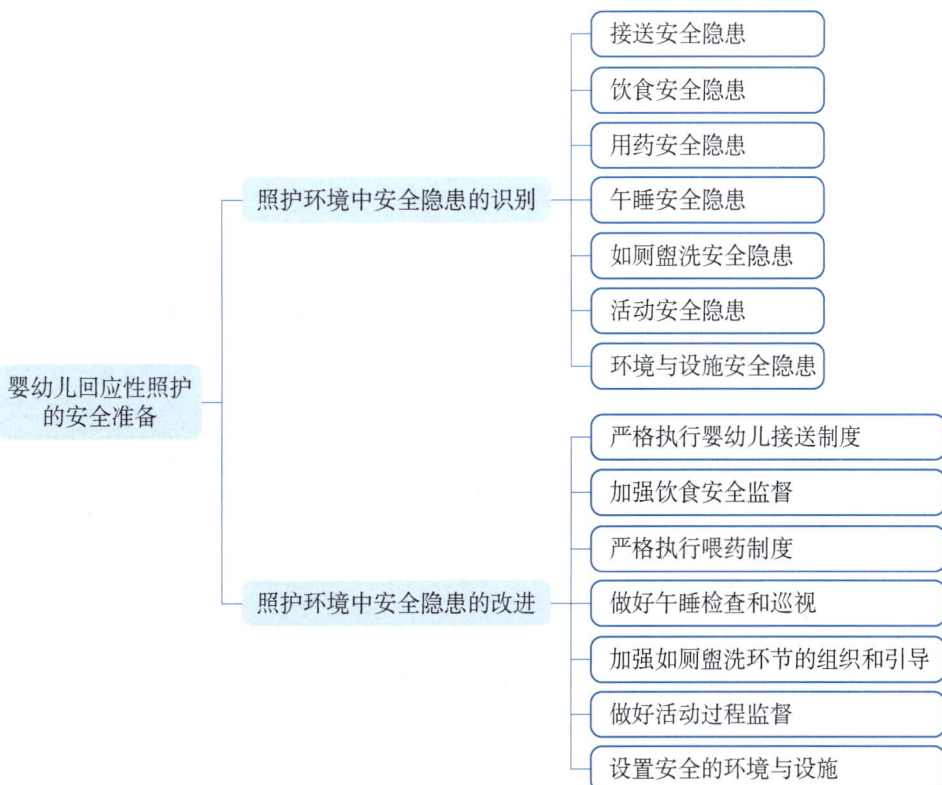

一、照护环境中安全隐患的识别

（一）接送安全隐患

婴幼儿接送是家长与照护人员交接的关键环节。由于婴幼儿年龄尚小，缺乏生活经验，自我保护能力较差，自控能力和自理能力都处于相对薄弱的阶段，接送时极易发生偷溜、走失、打闹、磕碰、摔倒、冒领、错领、绑架等安全隐患。

（二）饮食安全隐患

饮食安全主要体现在两个方面：一是食品卫生，二是进餐过程。

1. 食品卫生

婴幼儿照护机构没有严格的食材采购制度，或者采购人员没有仔细核查供应商的资质和产品质量，就可能采购到不合格或者来源不明的食材，给婴幼儿的健康带来潜在威胁。

在食品加工过程中，没有遵循正确的操作流程，比如未煮熟、未洗净等，就可能导致食品中存在细菌、病毒等微生物，增加食品安全风险。

婴幼儿可能存在对某些食物过敏的情况，如果没有对食品成分进行仔细核查，或者没有提供适合过敏婴幼儿的特殊饮食，就可能引发过敏反应。

如果餐具厨具没有定期进行清洁和消毒，就可能残留食物残渣和细菌，增加婴幼儿感染疾病的风险。

2. 进餐过程

（1）窒息风险

婴幼儿在进餐时，由于他们的喉部结构尚未发育完全，吞咽反射不够成熟，因此存在较高的窒息风险。一些大块、硬质或黏性强的食物，如未充分切碎的肉块、年糕、糖果等，一旦婴幼儿未能充分咀嚼或吞咽过快，很容易卡在喉咙，导致呼吸困难甚至窒息。此外，一些含有细小颗粒的食物，如葡萄、坚果等，也存在同样的风险。

（2）烫伤风险

婴幼儿的口腔和食道黏膜非常娇嫩，对热度的敏感度较低。如果食物过热，很容易烫伤他们的口腔和食道，引发疼痛、炎症甚至感染。这种烫伤还可能影响婴幼儿的食欲和营养摄入，对他们的生长发育造成不良影响。

（3）误食风险

婴幼儿的好奇心旺盛，他们可能会将周围的一切物品都视为玩具。因此，在进餐时，他们可能会误食一些非食品物品，如玩具、硬币、纽扣等。这些物品一旦进入喉部或食道，就可能引发窒息或其他严重的健康问题。

（4）餐具使用不当

婴幼儿在进餐时，通常需要使用勺子、叉子等餐具。然而，由于他们的手部协调能力尚未发育完全，很容易在使用餐具时发生意外。例如，他们可能会拿不稳餐具，导致食物滑落或餐具跌落；或者他们可能会用嘴咬餐具，导致餐具破裂或烫伤。

（三）用药安全隐患

婴幼儿抵抗力和免疫力比较低下，经常性出现感冒发热等症状，或发生摔伤、跌伤等意外情况，需要用药。但在用药过程中，存在着诸多的安全隐患，需要照护人员进行识别和避免。比如，错用、误用导致的药物过敏、药物中毒等，轻者导致婴幼儿身体不适，重者会危及婴幼儿的生命安全。

（四）午睡安全隐患

1. 床铺安全隐患

床铺的稳固性和舒适度对婴幼儿的午睡安全至关重要。一些照护机构可能存在床铺不稳固、床板有裂痕或床铺过软等问题，这些都可能影响到婴幼儿的睡眠安全。

2. 午休管理问题

午检环节若不够细致,婴幼儿可能会携带扣子、珠子、发夹、玩具等小物件上床,进而发生误食或异物入体等安全事故。有些婴幼儿可能蒙头睡觉,引发呼吸不畅,甚至呼吸衰竭的紧急情况。有些婴幼儿突发疾病而未能及时得到救治,或因衣物缠绕而引发窒息或休克,后果同样不堪设想。

因此,婴幼儿照护机构在午休时段必须安排专人进行看管,确保每位婴幼儿的安全。然而,值得注意的是,部分机构可能存在管理漏洞,如缺乏专门的看护人员,或看护人员工作疏忽,未能及时发现并处理婴幼儿在午睡中出现的各类问题。

（五）如厕盥洗安全隐患

1. 地面湿滑

由于婴幼儿如厕后通常需要洗手,这导致如厕盥洗区域的地面经常与水接触,从而变得异常湿滑。加之婴幼儿的步态尚不稳固,他们可能会在行走或跑动时因地面湿滑而摔倒,从而引发皮肤擦伤、头部撞击伤等意外。

2. 消毒用品

为了确保婴幼儿的卫生和健康,婴幼儿照护机构在如厕盥洗区域会放置各种消毒用品,如消毒液、洗手液等。然而,这些用品如果存放不当或标识不清晰,可能会被婴幼儿误触或误食,从而引发健康问题。

3. 用品使用不当

婴幼儿在使用如厕盥洗用品时,如未能正确使用或操作不当,也可能造成伤害。例如,他们在接水或倒水时可能因动作不稳而泼洒水源,或者在使用洗手液时可能因挤压过度而导致液体飞溅,这些都可能增加婴幼儿受伤的风险。

（六）活动安全隐患

活动是婴幼儿发展的基础,婴幼儿在婴幼儿照护机构中的活动主要包括游戏活动、户外活动和自由活动等。在活动中,婴幼儿情绪高涨、走动频繁,一不注意就会脱离保育人员的视线。在游戏活动中,常常因为玩具使用不当或玩具材质等问题,出现夹伤、扭伤、骨折、脱臼、勒伤、戳伤、擦伤、划伤、中毒、窒息等安全隐患。

在户外活动中,因婴幼儿自我保护能力较弱,容易发生磕碰、摔伤等情况,也存在着器材损坏、碰撞追逐、着装不适导致的束缚绊倒、拉伤等安全隐患。在自由活动中,婴幼儿往往因为好动无序,自我控制能力、自我保护能力和安全意识较差,存在着踩踏,碰撞,攀爬栏杆、窗户等安全隐患。

（七）环境与设施安全隐患

1. 室内环境

室内环境应该注重舒适性和安全性。室内空气要流通,避免潮湿和阴暗,营造一个温馨舒适的氛围。同时,墙面和地面的选材也非常关键。墙面应使用易于清洁、防滑且无毒的材料,防止孩子们因不慎摔倒而受伤;地面则要选用耐磨、防滑的材质,确保婴幼儿在活动过程中的安全。

2. 设施设备

完善的设施包括宽敞明亮的婴幼儿活动室、舒适的休息室、设施齐全的餐厅和清洁卫生的卫生间等。这些设施不仅要符合安全标准,还要注重实用性和美观性。例如,活动室的家具边角应圆润,避免刮伤婴幼儿;餐厅的餐具要清洁卫生,食材新鲜,确保婴幼儿的饮食安全。

3. 安全设施

婴幼儿照护机构需要安装必要的安全设备,如防护栏、消防器材等。这些设备能够有效预防意外事件的发生,并为紧急情况的处理提供保障。同时,婴幼儿照护机构还应定期检查这些设备的运行情况,确保它们能够在关键时刻发挥作用。

4. 人员配备

在人员配备方面,婴幼儿照护机构应该拥有足够的、有经验的教师和保育员。他们应该具备专业的知识和技能,了解婴幼儿的需求和安全要求,能够及时处理各种紧急情况。此外,婴幼儿照护机构还应定期对教师和保育员进行安全培训,提高他们的安全意识和应对能力。

二、照护环境中安全隐患的改进

(一)严格执行婴幼儿接送制度

1. 入园

婴幼儿照护机构的晨检是确保婴幼儿健康和安全的重要环节。晨检工作就是为了保护婴幼儿们的安全健康,防止将传染病以及危险物品带入园内,具有维护健康,保障安全的双重意义。

婴幼儿晨园时的晨检工作分别是一摸二看三问四查,主要内容包括:

① 一摸:摸摸婴幼儿的额头和手心,怀疑发热时测体温。

② 二看:察看婴幼儿面色和神态,有无疾病和传染病的迹象。

③ 三问:询问婴幼儿食欲、睡眠和大小便情况。

④ 四查:检查婴幼儿面容衣饰是否整洁,指甲是否干净及有无携带不安全的物品,发现问题及时处理。

照护者经过晨检,根据其状况,及时了解婴幼儿来园身体状况,做到心中有数,并做好记录。婴幼儿带入园的治疗药物,由家长用纸写明姓名、药量、服药时间、次数,交给教师核对并登记,定时给婴幼儿喂药。通过晨检,对患轻症入园的婴幼儿,还要详细登记患病婴幼儿的症状、体征,视病情进行全日观察及护理。

2. 离园

① 控制好婴幼儿离园的时间,确保有足够的时间接待家长。

② 严格确认家长身份,如果临时有陌生人来接,必须进行电话或其他可信方式的确认。

③ 看管好所有婴幼儿,严防婴幼儿走失。

④ 针对特殊婴幼儿的交接,如生病的婴幼儿、当天表现异样的婴幼儿等,须向家长详述婴幼儿的情况,并提出希望配合的要求和具体方法。

(二)加强饮食安全监督

1. 食物的提供

为婴幼儿选择适合他们年龄和咀嚼能力的食物,确保食物大小适中、质地软烂、易于消化。同时,避免食用含有细小颗粒或黏性强的食物。

确保食物及餐具温度适中,避免过热的食物或餐具烫伤婴幼儿的口腔和食道。可以将食物和餐具提前放置一段时间,使其自然降温。

2. 进餐环境

保持进餐环境整洁,避免婴幼儿误食非食品物品。在进餐前,照护者应该检查周围环境,确保无危险物品;同时,教育婴幼儿不要将玩具或其他物品放入口中。

教会婴幼儿正确使用餐具,提高他们的手部协调能力。可以从简单的餐具开始教起,如教他们如何正确握持勺子、如何稳定地舀取食物等。同时,也要时刻关注婴幼儿的使用情况,确保他们的安全。

总之,照护人员在婴幼儿进餐过程中要保持高度的警惕和耐心,时刻关注婴幼儿的进食情况和安全问题。通过采取一系列有效的措施,可以确保婴幼儿的饮食安全,促进他们的健康成长。

(三)严格执行喂药制度

为了确保婴幼儿的用药安全,婴幼儿照护机构还实行严格的喂药管理制度。如需为婴幼儿喂药,保健医生会仔细核对家长的医院处方单,并要求家长自己准备好当次的喂药剂量。在喂药过程中,保健医生会认真记录喂药信息,并要求家长签字确认。这种双重保障确保了喂药过程的安全性和准确性。

(四)做好午睡检查和巡视

1. 创建安全的午睡环境

首先,要确保午睡环境的安全。这包括检查床铺是否稳固,床垫是否适合婴幼儿的体型和年龄,以及床上用品是否干净、无异物。此外,要确保午睡区域没有尖锐的边角或可能造成伤害的物品。

2. 进行午睡前的检查

在婴幼儿午睡之前,照护人员应进行一次全面的检查。这包括检查婴幼儿的衣物是否合适,是否有任何可能导致窒息的小物件,以及他们是否吃饱、尿布是否干燥等。

3. 监督午睡过程

在婴幼儿午睡期间,照护人员应保持警惕,定期检查他们的睡眠状态。这有助于及时发现任何可能导致窒息或受伤的情况,并采取相应的措施。

4. 保持适当的温度和湿度

照护人员应确保午睡环境的温度和湿度适宜,以保持婴幼儿的舒适度。过于炎热或干燥的环境可能会影响婴幼儿的睡眠质量,甚至引发健康问题。

5. 应对突发情况

照护人员应准备好应对任何可能出现的突发情况,如婴幼儿突然醒来、哭闹或发生窒息等。同时,照护人员应接受相关培训,了解如何正确处理这些情况,以确保婴幼儿的安全。

6. 培养午睡习惯

照护人员可以通过建立规律的午睡时间和流程化的午睡安排来帮助婴幼儿养成良好的午睡习惯。这有助于提高他们的睡眠质量,也有助于照护人员更好地管理午睡时间。

(五) 加强如厕盥洗环节的组织和引导

1. 加强环境安全管理

定期检查如厕盥洗区域的环境安全,确保地面干燥、防滑,电器设备运行正常,消毒用品妥善存放且标识清晰。

2. 提高教师培训和管理水平

加强教师的安全意识和应急处理能力的培训,确保在婴幼儿如厕盥洗过程中能够提供有效的引导和监护。

3. 培养婴幼儿良好的卫生习惯

引导婴幼儿正确使用如厕盥洗用品,培养其良好的个人卫生习惯,如及时清洁双手、避免使用公共毛巾等。

4. 加强清洁和消毒工作

增加如厕盥洗区域的清洁和消毒频次,确保卫生环境符合标准,降低感染疾病的风险。

(六) 做好活动过程监督

1. 活动前

对活动场地、设施设备以及玩教具进行定期检查和维护,对不利于婴幼儿活动和安全的物品要及时清理。掌握活动中常见意外伤害(扭伤、骨折、脱臼、擦伤、烫伤等)的急救措施。

2. 活动中

① 引导婴幼儿掌握正确的活动方法和操作方法。比如:跷跷板的使用方法、递交剪刀的方法等。

② 确保每个婴幼儿都在自己的视线内活动,并对婴幼儿的安全行为作出相应的预判,谨防事故的发生。

③ 对婴幼儿进行必要的安全教育,使婴幼儿形成初步的自我保护意识。

3. 活动后

及时整理玩教具及设施设备,以防婴幼儿绊倒、摔伤。

(七) 设置安全的环境与设施

注意物品的摆放,将危险物品放置在婴幼儿够不着的地方。如插线板、热水壶等都应放置在婴幼儿够不到的地方。定期对婴幼儿照护机构的设施设备进行检查维护。如楼梯扶手、桌子、凳子等的定期检查和维护。每天按时对婴幼儿所处环境进行打扫、消毒、通风。

课外链接

托育园常见
15类安全
问题

0—3 岁是婴幼儿发展的黄金时期,他们在这个阶段的各个方面都会取得显著的进步,包括生理、运动、语言、认知、社交和情感等多个方面。这些方面不仅体现了婴幼儿在成长过程中的变化和发展,也为家长和照护者提供了指导和启示,帮助他们更好地理解和支持婴幼儿的发展。那么,0—3 岁的婴幼儿在这些方面的发展有什么特点? 有哪些典型的情绪问题? 面对这些问题我们该怎么做?

❓ 问题:

1. 0—3 岁婴幼儿各月龄的发展特点是什么?

2. 婴幼儿照护者的专业素养包括些什么?

3. 婴幼儿照护者如何进行心理准备?

学习支持

```
                        ┌─ 认识婴幼儿 ──┬─ 认识婴幼儿的发展水平及要求
                        │              └─ 婴幼儿发展的特点
                        │
  婴幼儿回应性照护 ──────┼─ 婴幼儿照护人员的职业素养 ─┬─ 婴幼儿照护人员的职业道德
  的专业准备            │                            ├─ 婴幼儿照护人员的职业知识
                        │                            └─ 婴幼儿照护人员的职业技能
                        │
                        └─ 婴幼儿照护人员的心理准备与素质要求 ─┬─ 婴幼儿照护人员的心理准备
                                                              └─ 婴幼儿照护人员的心理调节
```

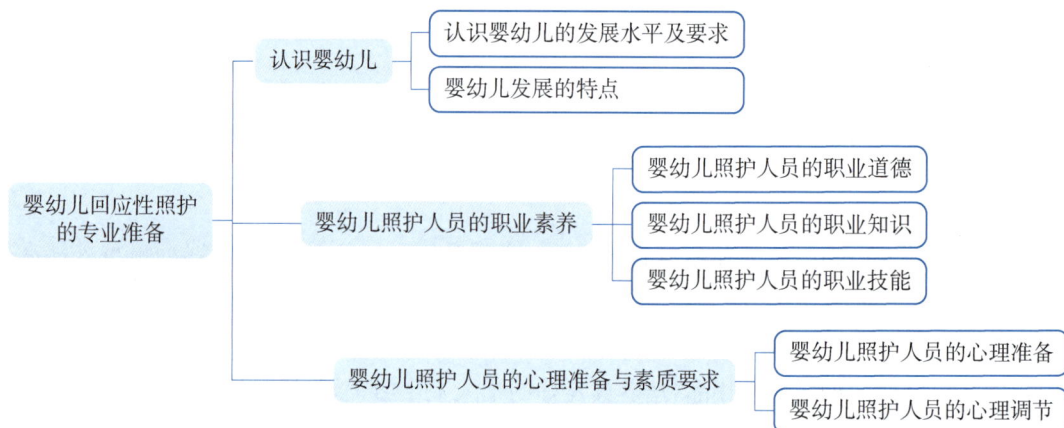

一、认识婴幼儿

课外链接
0—36 月龄婴幼儿发展水平

(一) 认识婴幼儿的发展水平及要求

深入了解婴幼儿各月龄段的特点在婴幼儿照护工作中至关重要。照护者只有在掌握了婴幼儿各年龄段的发展水平后才能为婴幼儿提供全面、精准、高效的照护服务,促进他们的健康成长和全面发展。

课外链接
0~6 岁儿童发展的里程碑

(二) 婴幼儿发展的特点

1. 生长发育迅速

(1) 快速生长

婴幼儿期是人体生长发育的关键时期。0—1 岁是第一个生长发育高峰期,第一年身长增长约 20—25 cm,第二年身长增长约 10 cm,第三年增长约 4—7.5 cm。体重第一年增长较快,大约 6—7 kg,第二年增长一般在 2.5—3.5 kg,2 岁后一般每年增长 2 kg。

(2) 各系统功能逐渐发育

婴幼儿的器官功能虽然在不断完善,但仍处于相对脆弱的阶段。例如,他们的免疫系统尚未完全成熟,容易受到外界病原体的侵袭。因此,需要特别关注婴幼儿的卫生和营养状况,以减少感染的风险。

在大脑发育方面,婴幼儿的大脑神经元数量迅速增加,神经网络逐渐形成并日趋复杂。其中神经系统发育迅速,大脑神经元数量增长迅速,出生时脑重约 350 g,相当于成人的 25%,3 岁时,脑重量约为

1 000 g,已达成人的 80% 左右。

这一过程对于他们的认知、情感和行为发展具有深远的影响。因此,对婴幼儿进行科学合理的早期教育和刺激至关重要。

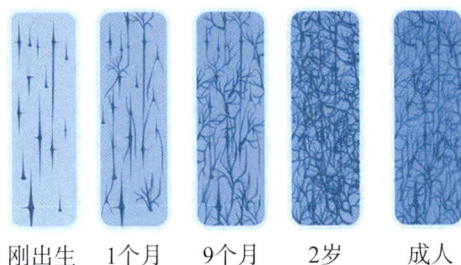

图 2-1　神经发育图

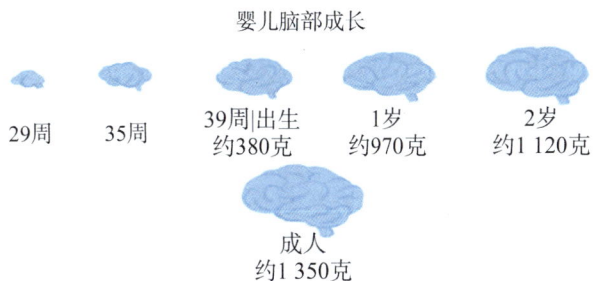

图 2-2　脑体积增长图

婴儿脑部成长

29周　35周　39周|出生 约380克　1岁 约970克　2岁 约1 120克

成人 约1 350克

刚出生　1个月　9个月　2岁　成人

2. 自控能力差

婴幼儿年龄较小,自我控制能力较弱。0—3 岁的婴幼儿遇到不如意的事情常会大发雷霆,其实这些都跟婴幼儿的上层脑发育不完善有关,他们只能用本能反应和应激反应来面对问题,是一种情绪的宣泄,兴奋过程强于抑制过程,所以婴幼儿好动且自控能力和专注能力都较差。例如:当婴幼儿大哭时,容易出现越哄越哭的现象,这是因为"不要哭"是一种抑制行为。

3. 各项能力逐渐发展

婴幼儿的能力发展主要包括动作能力、语言能力、认知能力、情感与社会性发展能力、自理能力等。婴幼儿随着月龄的增长,各项能力逐渐发展。在出生后几个月内,婴儿会逐渐学会控制头部、颈部和身体,在四肢上用力爬行或者翻滚。但是直到 6 月龄后,他们才能开始坐起来,爬行和站立通常要等到 9 月龄或更长时间。

出生　1月　2月　3月　4月　5月　6月

宝宝运动发育标准

7月　8月　9月　10月　11月　12月　13月

图 2-3　大运动发育图

随着大脑中枢系统功能的不断完善,婴幼儿的语言能力也呈现出稳步上升的趋势。他们开始能够理解和使用更复杂的词汇和短语,语言表达也更加清晰和准确。这种语言能力的发展对于他们的社交、学习和认知发展具有重要意义。婴幼儿在与成人互动中发展社交技能和语言能力。虽然他们不会说话或表达不清,但他们可以通过哭声、面部表情和身体语言来传达需求和情感。

在心理发展方面,婴幼儿逐渐开始形成自我意识,能够识别自己和他人的情绪,并学会表达自己的需求和意愿。这一过程中,他们的社交技能也在不断提升,学会了与他人进行互动和合作。

4. 具有个体差异

同一月龄阶段的婴幼儿,由于遗传、性别、环境、教养方式、疾病等的影响,身心发展的速度和水平可能因人而异,表现出个别差异性。在对待幼儿发展个体差异时,照护者应该根据婴幼儿的特点和需求来制定个性化的教养活动方案,以最大程度地满足婴幼儿的发展需求。通过观察和评估婴幼儿的兴趣、能力和特点等来了解每个婴幼儿的个体差异,并根据这些信息来设计并回应适合婴幼儿的学习活动和教育方式。

5. 缺乏安全意识

0—3 岁婴幼儿的安全意识相对薄弱。这是因为他们在这个阶段的大脑发育和认知能力有限,但好奇心很强,对于潜在的危险往往缺乏足够的认识和判断。

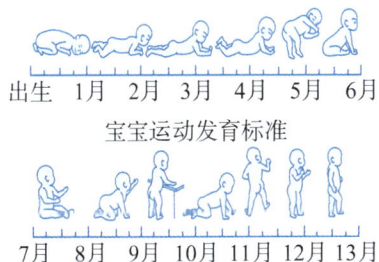

二、婴幼儿照护人员的职业素养

(一)婴幼儿照护人员的职业道德

婴幼儿照护者是婴幼儿成长过程中最亲密的陪伴者,以自身的言传身教展现了个人的价值倾向和道德品质,是婴幼儿成长路上的启蒙者,引导婴幼儿的学习与发展,所以婴幼儿照护者的专业道德与理念直接影响着婴幼儿的思想品德。

1. 遵守职业道德

① 爱国守法、依法执教、爱岗敬业,热爱托育事业,坚决贯彻党的教育方针,坚持保育并重。

② 热爱、尊重婴幼儿,注重个体差异,坚持正面教育,严禁拖拽、打骂、辱骂、大声吼叫、体罚和变相体罚婴幼儿。

③ 以身作则、为人师表。仪表、服装、举止、谈吐符合托育从业人员工作要求,无吸烟、饮酒等不良嗜好,禁止文身。

2. 坚守诚信自律

① 诚实守信,严于律己,自觉遵守托育服务标准和规范,遵守单位制定的托育相关规章制度。

② 廉洁自律,不收受婴幼儿家长礼品或利用家长资源谋取私利,工作之外不私自接触家长及婴幼儿。不得泄露婴幼儿信息及家庭信息。

③ 尊重婴幼儿及家庭的合法权益,不得组织婴幼儿参加以营利为目的的表演等活动。

3. 保障安全健康

① 不断增强安全意识,婴幼儿一日活动必须在从业人员的视线范围内,关注每一个婴幼儿状况,做好安全防范及回应。

② 创设安全健康的环境,熟练掌握安全防范、膳食营养、疾病防控和应急处置等方面的知识和技能。

③ 保障心理健康,注重情感呵护,培养婴幼儿自信、好奇心、创造力、爱与被爱的良好品质。

4. 提供科学照护

① 注重养教融合,养保结合。熟练应用婴幼儿月龄及成长发育指标,遵循婴幼儿成长规律,提供主动探索、操作体验、互动交流的科学环境。

② 科学合理地安排婴幼儿每日生活活动、游戏活动、集体教学活动,细心观察,积极回应。

③ 培养专注力,保护创造力。

5. 尊重个体差异

① 全面了解本班婴幼儿的发展情况,防止片面性。

② 根据个体差异有目的地进行个性化的保教活动。

③ 接纳特殊婴幼儿的情绪和行为,不吝啬对婴幼儿的鼓励与赞美。

6. 践行家托共育

① 建立家园沟通制度,主动与家长联系、沟通婴幼儿在家庭及园所中的生长情况,做好家托双向沟通。

② 根据婴幼儿发展特点及家庭代养方式,提供可行的家庭育儿指导。

③ 积极传播科学的育儿理念,不滥用生长发育标准或测评等制造家长焦虑。

7. 提升专业素养

① 保持自我职业精神健康。

② 用行动引导,对婴幼儿使用尊重式语言,如"请""谢谢"等,温和坚定地与婴幼儿沟通交流。

③ 加强业务学习,积极参加组织的教研、培训、考核,持续提升育儿专业技能。

8. 加强团队协作

① 尊重同事,对待工作伙伴热情、友好,规范使用文明用语。

② 以开放的心态接受彼此的建议和意见,不断改进工作方式,共同提升服务质量。

③ 站位科学,教师合理配合,积极面对挑战,共同解决问题,确保每一个婴幼儿得到最好的照护。

(二)婴幼儿照护人员的职业知识

1. 婴幼儿日常照护

① 婴幼儿照护人员需要负责照护婴幼儿的日常生活起居,包括洗澡、穿衣、换洗尿布等。

② 婴幼儿照护人员需要清洁和消毒婴幼儿的衣物、奶具和用具,确保婴幼儿的生活环境清洁卫生。维护婴幼儿的个人卫生,教育并引导婴幼儿养成良好的卫生习惯,如洗手、刷牙等。

③ 安排和组织婴幼儿的日常活动,确保活动丰富多彩且符合幼儿的身心发展需求。

④ 根据婴幼儿的年龄和特殊饮食要求,照护人员需要准备和喂食婴幼儿,并监测他们的饮食情况,确保他们获得充足的营养。

2. 健康安全与卫生

① 婴幼儿照护人员需要密切关注婴幼儿的身体状况,包括观察大小便、口腔、黄疸等,以及测量体温和体重。如果发现任何异常情况,应及时向保健医生或家长报告,并采取必要的行动。

② 确保婴幼儿照护机构内的环境安全,预防意外事故的发生,及时处理突发事件。

③ 定期检查和维护玩具、设施的安全性,确保无安全隐患。

④ 加强婴幼儿的安全教育,教授幼儿基本的安全知识和技能。

⑤ 严格执行卫生消毒制度,保持婴幼儿照护机构环境的清洁和卫生。

3. 早期发展支持

① 照护人员为婴幼儿提供早期的教育和刺激,使用适合婴幼儿的玩具和材料,促进他们的发展和成长。

② 开展各类活动,为婴幼儿提供丰富的学习资源和材料。鼓励婴幼儿积极参与活动,培养他们的学习兴趣和动手能力。在活动中关注婴幼儿的发展情况,及时记录并反馈给家长。

4. 家长沟通与合作

① 与家长的沟通和协作是婴幼儿照护人员的重要工作之一。与家长保持密切联系,及时沟通婴幼儿的在园情况,共同关注婴幼儿的发展。

② 定期举办家长会,与家长分享教养理念、保育方法等方面的知识。

③ 积极听取家长的意见和建议,不断改进和优化照护工作。

5. 环境创设与维护

① 参与婴幼儿照护机构的环境创设工作,为婴幼儿创造一个温馨、舒适、安全的生活环境。

② 负责维护婴幼儿照护机构环境的整洁和美观,定期更换装饰和布置。

③ 根据季节和节日的变化,调整环境布置,营造不同的氛围和主题。

综上所述,婴幼儿照护人员的工作既细致又繁重,他们的工作对婴幼儿的健康成长和全面发展起着至关重要的作用。因此,婴幼儿照护人员需要具备专业的知识和技能,以及高度的责任感和爱心,为婴幼儿的健康成长和发展提供全方位的支持和保障。

(三) 婴幼儿照护人员的职业技能

随着社会的发展和家庭结构的改变,婴幼儿照护师已成为一个越来越受欢迎的职业。婴幼儿照护师主要负责婴幼儿的日常生活照护、早期发展学习以及与家长沟通等方面的工作。为了能够胜任这一职业,婴幼儿照护师需要具备多方面的技能和素质。充分了解婴幼儿身心发展规律和学习特点,做到"六能"。

1. 能照护

① 能通过肌肤接触、眼神、微笑、语言等形式对婴幼儿的需求做出及时且适宜的回应。

② 能为婴幼儿提供整洁、舒适的一日生活环境,掌握婴幼儿照护机构环境创设、卫生标准、清洁消毒等知识和技能。

③ 能为婴幼儿提供安静、温馨的睡眠环境,具有睡眠环境营造、安全巡视与照护的知识和能力。

④ 能进行膳食营养搭配、科学喂养、进餐看护、协助进食,培养婴幼儿良好饮食行为习惯与能力。

⑤ 能开展婴幼儿全日健康观察和晨午晚检工作,及时识别婴幼儿常见疾病,并做好相关预防工作。

2. 能急救

① 能准确识别婴幼儿生活与学习中的风险隐患,做好安全照护。

② 能妥善实施应急救援,具备跌倒伤、烧烫伤、异物入体、心肺复苏等意外伤害的急救和应变能力。

③ 能准确报告和记录婴幼儿意外伤害,具有团队协作能力。

④ 能组织实施婴幼儿安全教育活动,具有安全责任意识。

3. 能支持

① 能根据婴幼儿不同阶段身心发展的特点,具有独立设计、实施支持婴幼儿动作、语言、认知、情感与社会性等领域的活动能力。

② 能对婴幼儿成长的保教环境进行简单规划和玩具选择,会运用纸、黏土、布、废旧物品等常见材料,根据婴幼儿身心发展特点进行托育园所环境创设,制作玩教具以支持婴幼儿游戏活动开展。

4. 能指导

① 能利用多渠道与婴幼儿家长进行线上、线下的沟通,向家长传达婴幼儿照护的理念和工作计划,提供有效的指导和帮助。

② 能设计并组织多形式的活动,如家长主题沙龙、开放日活动、入户指导等。

5. 能管理

① 能进行婴幼儿安全健康保障的管理、发育监测的管理、环境卫生维护管理和班级管理。

② 能够配合执行有关于品牌与文化建设、教研组织、员工培训等专业管理工作。

③ 能够运用数字化管理工具,配合执行有关于制度建设、市场营销、薪酬与绩效管理、财务管理、后勤管理等行政管理工作。

6. 能评价

① 能对婴幼儿进行体格发育的观察测量,完成体格发育监测与初步评价。

② 能对婴幼儿养育情况:营养与喂养、睡眠、生活与卫生习惯等进行观察与评价。

③ 能对婴幼儿的家庭养育方法和环境进行分析与指导。

④ 能对照护从业人员的照护行为进行分析与评价。

三、婴幼儿照护人员的心理准备与素质要求

(一) 婴幼儿照护人员的心理准备

婴幼儿照护人员的心理准备是确保他们能够以最佳的状态、最专业的姿态来照顾和关爱婴幼儿的关键。这份工作需要他们具备深厚的情感和心理素质,以满足婴幼儿在日常生活中的各种需求和挑战。

1. 充满爱心

婴幼儿照护人员要真诚地关爱每一个婴幼儿,视他们如同自己的孩子,愿意为他们提供温暖和安全感。这种爱心不仅仅体现在对婴幼儿的呵护上,还体现在对他们成长的期待和鼓励上。他们需要时刻保持耐心,不厌其烦地应对婴幼儿的反复无常和情绪波动。例如,当婴幼儿哭闹时,照护人员需要耐心地安抚他们,而不是简单地斥责或忽视。

2. 具备稳定的情绪

婴幼儿的情绪变化往往快速而剧烈,他们的行为也可能突然变得不可预测。在这种情况下,照护人员需要保持冷静,不被婴幼儿的情绪所影响,以确保他们能够做出正确的判断和行动。他们需要有足够的耐心和毅力,以应对婴幼儿的各种挑战和考验。

3. 具备尊重和理解的能力

婴幼儿照护人员需要了解每个婴幼儿都是独特的个体,有着自己的成长节奏和需求,需要尊重婴幼儿的个性和特点,理解他们的行为背后的原因和需求。只有这样,他们才能为婴幼儿提供个性化的照护和支持,促进他们的全面发展。

4. 学会自我调节

婴幼儿照护工作往往需要投入大量的时间和精力,这可能会导致照护人员感到疲惫和压力。在这种情况下,他们需要学会合理安排工作和休息时间,调节自己的情绪和心态,保持身心健康,以确保自己能够以最佳状态来照顾婴幼儿。

5. 具备良好的团队协作能力

婴幼儿照护人员要与其他照护人员、家长和医疗专业人员密切合作,共同为婴幼儿的成长和发展提

供支持。需要学会有效的沟通和协作技巧,以确保团队工作的顺利进行。要在团队中发挥自己的优势,相互学习和成长,为婴幼儿的成长创造一个更加和谐和有利的环境。

(二)婴幼儿照护人员的心理调节

在婴幼儿照护工作中,照护人员不仅要面对日常琐碎的工作,还需要应对与婴幼儿、家长,以及其他家庭成员的沟通和互动。因此,他们常常面临着各种心理压力和挑战。为了保持良好的工作状态和提供高质量的照护服务,婴幼儿照护人员需要学会进行心理调节。

1. 对情绪的管理与认知

婴幼儿照护人员首先需要掌握情绪管理的基本技巧。通过了解情绪的产生、发展和影响,学会如何识别自己的情绪,进而有效地调节和管理。此外,积极的工作认知有助于更好地面对工作中的挑战和困难,减少负面情绪的产生。

工作压力是婴幼儿照护人员常见的心理挑战之一。了解压力的来源,掌握压力识别的技巧,对于及时应对和缓解压力至关重要。同时,学会合理的应对策略,如时间管理、放松训练等,可以有效地减轻工作压力。

婴幼儿照护人员需要学会调整自己的心态,以积极、乐观的态度面对工作中的挑战和困难。通过心理暗示、自我激励等方法,培养积极心态,提高自己的心理韧性。

2. 建立良好的工作关系

良好的情绪表达和沟通能力对于婴幼儿照护人员的工作至关重要。学会有效地表达自己的情绪和需求,同时倾听他人的意见和建议,有助于建立良好的人际关系和工作氛围。此外,掌握有效的沟通技巧和方法,也可以提高与婴幼儿及其家长的沟通效果。

婴幼儿照护工作需要团队协作和分享精神。通过与同事之间的合作和交流,共同解决问题和应对挑战,可以减轻个人的心理负担和压力。同时,分享经验和知识也有助于提高团队的整体素质和水平。可以通过团队建设活动、定期交流会议等方式来促进团队协作与分享。

3. 注重自我成长和发展

通过参加培训、学习新知识、提升技能等方式,不断提高自己的专业素养和自信心。这不仅能够更好地满足工作需求,还能够增强个人的成就感和满足感。

保持工作与生活的平衡对于婴幼儿照护人员的心理健康至关重要。合理安排工作时间和休息时间,避免过度劳累和压力过大,有助于保持良好的心理状态。同时,积极培养兴趣爱好和社交活动,也有助于丰富生活内容,缓解工作压力。

婴幼儿照护人员在关心和照顾他人的同时,也需要关注自己的心理需求和情感状态。学会自我关怀和支持,关注自己的身心健康,有助于提高工作满意度和生活质量。可以通过自我反思、心理调适等方法来实现自我关怀与支持。

总之,婴幼儿照护人员的心理调节是一个综合性的过程,需要综合运用多种方法和技巧来实现。通过情绪管理、压力应对、自我效能感提升、工作与生活平衡、积极心态培养、情绪表达与沟通、自我关怀与支持,以及团队协作与分享等方面的努力,可以提高婴幼儿照护人员的心理素质和工作满意度,为婴幼儿提供更好的照护服务。

课证融合

考 点 练 习

课外链接

考点练习

一、选择题(可多选)

1. 婴幼儿的清洁与卫生需要从以下几个方面进行(　　)。

A. 环境卫生　　　　　　　　　　　　　B. 地面卫生

C. 物品卫生　　　　　　　　　　　　　D. 以上都不是

2. 消毒液的一般配制流程包括（ ）。

A. 评估　　　　　　B. 准备　　　　　　C. 配制　　　　　　D. 以上都不是

3. 常用婴幼儿房间地板的清洁与消毒方法（ ）。

A. 擦拭法　　　　　B. 吸尘器法　　　　C. 拖擦法　　　　　D. 以上都不是

4. 婴幼儿照护人员的职业道德素养包括（ ）。

A. 热爱认同婴幼儿照护事业　　　　　　B. 爱护和尊重婴幼儿

C. 严格规范个人的道德和行为　　　　　D. 以上都不是

5. 婴幼儿照护人员的专业核心能力有（ ）。

A. 能照护　　　　　B. 能急救　　　　　C. 能支持　　　　　D. 能指导

E. 能管理　　　　　D. 能评价

6. 婴幼儿照护人员的专业素养有（ ）。

A. 非专业通用能力　　B. 专业核心能力　　C. 专业延展能力　　D. 以上都不是

二、判断题

1. 应对清洁物品进行标识，注明名称、用途等信息，方便识别和使用。（ ）

2. 保持存放清洁物品的场所通风良好，避免潮湿和霉变。（ ）

3. 在使用清洁物品前，不用检查其是否完好无损、是否过期等，确保安全卫生。（ ）

4. 用过的清洁物品要及时清洗和处理，避免污染和交叉感染。（ ）

5. 传染病流行期间用消毒液拖地，拖把每日用消毒液浸泡30分钟。（ ）

6. 婴幼儿照护机构的晨检是确保幼儿健康和安全的重要环节。（ ）

7. 婴幼儿照护机构需要安装必要的安全设备，如防护栏、消防器材等。（ ）

8. 在婴幼儿午睡期间，照护人员不用定期检查他们的睡眠状态。（ ）

9. 在婴幼儿午睡之前，照护人员应进行一次全面的检查。这包括检查婴幼儿的衣物是否合适，是否有任何可能导致窒息的小物件，以及他们是否吃饱、尿布是否干燥等。（ ）

10. 婴幼儿的口腔和食道黏膜非常娇嫩，对热度的敏感度较低。（ ）

11. 婴幼儿照护人员需要具备稳定的情绪。（ ）

12. 婴幼儿照护人员需要学会自我调节。（ ）

13. 婴幼儿照护人员无须具备团队协作能力。（ ）

14. "能支持"：是指掌握婴幼儿早期发展特点及教育方法，能设计并开展婴幼儿教育活动。（ ）

15. 婴幼儿照护人员的工作职责不包括与家长沟通。（ ）

二、案例分析

近日，一起令人痛心的婴幼儿照护机构安全事故在台湾引发了广泛关注。一名仅11个月大的男婴在婴幼儿照护机构中不幸身亡，原因竟是口罩湿透后引发的窒息。这起事件不仅给家庭带来了无法弥补的伤痛，更暴露出托育行业在安全管理方面的严重问题。据报道，事发时婴幼儿照护机构因应对呼吸道疾病流行，给男婴戴上了口罩。然而，孩子因不适而大哭，泪水和鼻涕迅速浸湿了口罩，导致其无法正常呼吸。遗憾的是，婴幼儿照护机构的工作人员未能及时发现并处理这一紧急情况，错过了宝贵的抢救时机。

请结合案例分析，婴幼儿照护机构工作人员在工作中有哪些失误。

任务三　婴幼儿喂养环节的回应性照护

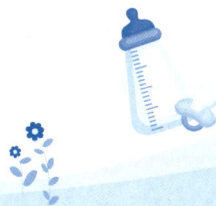

情境案例

2 岁 3 个月的明明刚进入托育园不久,某天在午餐时不小心把碗打翻,食物撒到了餐桌上,明明不知所措,低着头呆呆地看着桌上的食物。照护人员花花看到后,先温柔地喊了明明的名字,告诉明明没关系,等花花来处理。照护人员一边清洁桌子,一边告诉明明是因为他的手腕正在生长发育的过程中,控制能力尚未发展成熟,所以才会容易打翻食物,这是很正常的现象。随后花花给明明重新盛了新的饭菜,并耐心地给明明做示范,明明自信地再次端起了小碗,这一次明明吃得很开心,而且还独立完成了今天的进餐活动。

问题:

1. 在进餐环节中婴幼儿常见问题有哪些?

2. 婴幼儿在进餐时有哪些需求信号? 作为婴幼儿的照护人员,应该如何做?(请填写表 3-1 婴幼儿常见进餐问题及措施)

表 3-1　婴幼儿常见进餐问题及措施

婴幼儿表现	婴幼儿需求信号	情感支持	回应
例如:1 岁半幼儿进餐要哄、看电视、追着喂			

岗位学习

学习导图

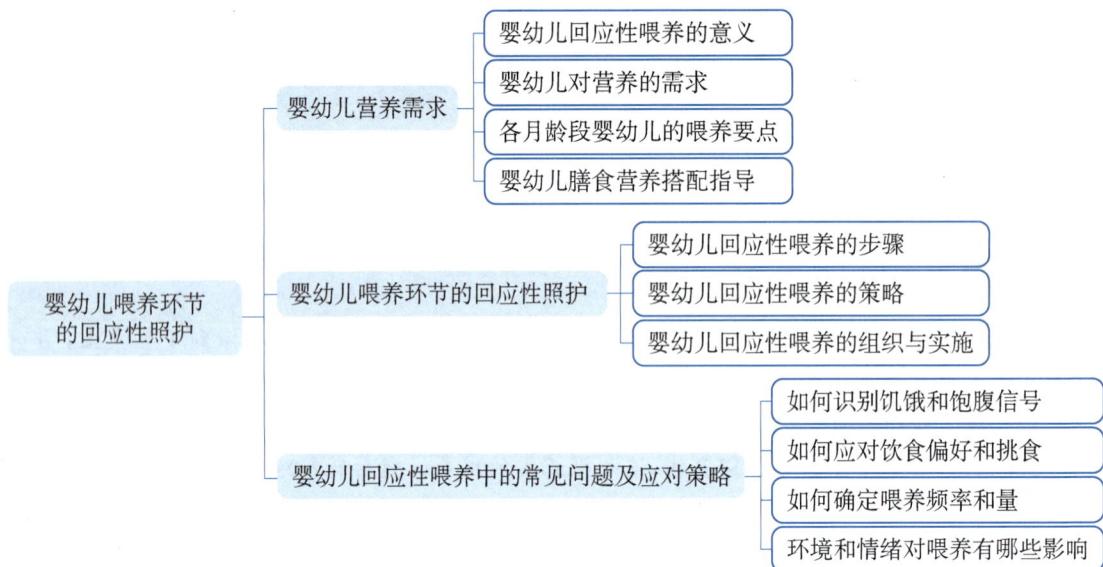

学习目标

▶知识目标

1. 明确婴幼儿回应性喂养的意义与需求。
2. 掌握婴幼儿回应性喂养的要点与策略。

▶能力目标

1. 能开展婴幼儿回应性喂养。
2. 能解决婴幼儿喂养中的常见问题。

▶素养目标

1. 建立婴幼儿回应性照护实施标准意识。
2. 掌握婴幼儿发展需求,树立正确的育儿观。

思政融合

医教养融合,呵护婴幼儿健康成长

医教养结合,即将医疗、教育、养老三方面资源融合,构建一个全面的服务体系,专为婴幼儿提供健康、教育和照护的全方位支持。这一结合模式的实施方案设计及落实,对于促进我国托育服务行业的进步,以及提升婴幼儿照护的整体质量,具有深远且关键的作用。它不仅体现了对婴幼儿成长的全面关怀,更是推动我国婴幼儿照护事业迈向更高水平的重要一步。

课程内容

问题探索 1 **婴幼儿营养需求**

婴幼儿营养问题越来越受到家长们的关注,认为婴幼儿每餐都要吃饱吃好,鳕鱼、牛排、筒骨……换着吃,每餐不仅品种多样,而且色香味俱全。那如何界定"吃饱""吃好"呢? 标准又是什么? 在丰富的膳食中,我们该如何选择?

❓ **问题:**

1. 辅食的添加时间和顺序是什么? 如何搭配?
2. 婴幼儿何时可以和大人同餐? 一天要吃几餐? 一日三餐应该如何安排?
3. 婴幼儿挑食或厌食怎么办?

学习支持

```
                              ┌─ 婴幼儿回应性喂养的意义
                              │
                              │                        ┌─ 营养的概念
                              │                        │
                              ├─ 婴幼儿对营养的需求 ──┤─ 营养对婴幼儿发展的作用
                              │                        │
                              │                        └─ 婴幼儿对营养的需求
                              │
                              │                        ┌─ 0—6月龄婴儿喂养要点
                              │                        │
婴幼儿的营养需求 ──────────────┤                        ├─ 7—12月龄婴儿喂养要点
                              ├─ 各月龄段婴幼儿的喂养要点┤
                              │                        ├─ 13—24月龄幼儿喂养要点
                              │                        │
                              │                        └─ 25—36月龄幼儿喂养要点
                              │
                              │                        ┌─ 婴幼儿膳食搭配原则
                              └─ 婴幼儿膳食营养搭配指导 ┤
                                                       └─ 婴幼儿一日食谱编制
```

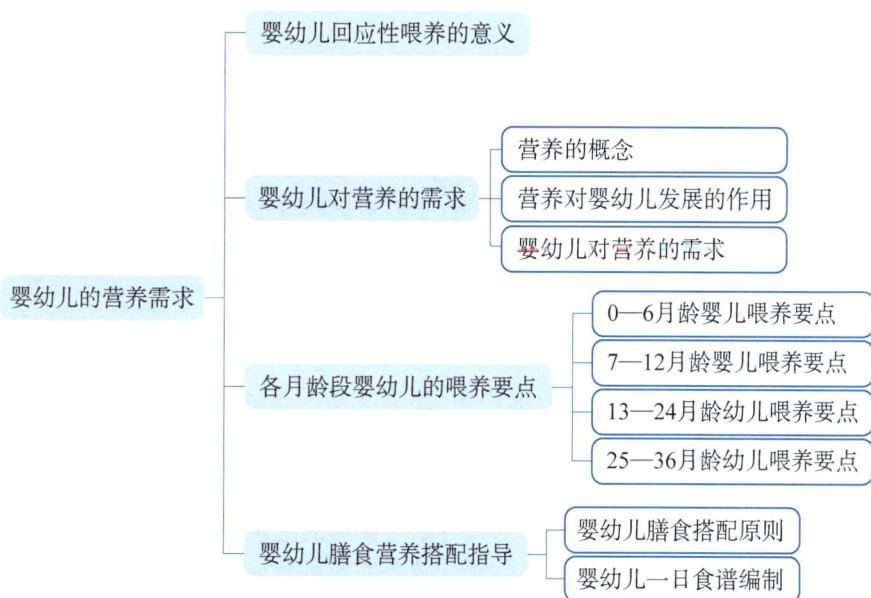

一、婴幼儿回应性喂养的意义

婴幼儿回应性喂养是婴幼儿照护活动中的一项重要内容,是在回应性照护理念下的一种积极、主动的喂养方式,反映了照护者积极的育儿观念。回应性喂养主张照护者通过敏锐观察并及时识别婴幼儿在进餐过程中发出的语言或非语言的饥饿或饱腹信号来调整喂养行为,建议照护者把喂养过程当成婴幼儿学习和爱的体验,并根据婴幼儿的营养需求和个体发展情况为婴幼儿提供适宜的进餐指导和喂养环境,进而达到促进婴幼儿逐渐实现独立进食、获得长期适宜的营养以促进婴幼儿身心健康成长的目的[①]。

---

① 许培斌,尹春岚.婴幼儿养育照护中的回应性喂养[J].中国儿童保健杂志,2020,28(09):955—957.

二、婴幼儿对营养的需求

(一)营养的概念

1. 营养

自然界中的各类生物都离不开营养。对人类而言,营养指人体为了维持正常的生理、生化、免疫功能及生长发育、代谢、修补等生命活动而摄取和利用食物养料的生物学过程[1]。

因此,营养所表示的是一个"行为"。但应强调的是,营养不是养料的同义词。所以,我们常说的"营养丰富""富有营养"准确说法应为"养料丰富"或"营养成分丰富"等。

2. 营养素

营养素为维持机体繁殖、生长发育和生存等一切生命活动和过程,需要从外界环境中摄取的物质。营养素必须从食物中摄取,能够满足机体的最低需求,即生存。来自食物的营养素种类繁多,根据其化学性质和生理作用可将营养素分为七大类,即蛋白质、脂类、碳水化合物、矿物质、膳食纤维、维生素和水。

(二)营养对婴幼儿发展的作用

1. 营养对婴幼儿神经系统发育的作用

3岁前,婴幼儿大脑的发育完成率可达到80%左右,这个阶段也是神经系统快速发育的时期,良好的营养能为大脑发育提供重要的物质基础。

> **对神经系统活动具有重要影响的营养素**
>
> 包括蛋白质、磷脂、糖类、氨基酸、长链不饱和脂肪酸、微量营养素等。这些营养素分别在构成神经元细胞、形成髓鞘、作为神经递质及其前体物质、减轻应激反应对神经组织的过氧化损伤等神经结构和功能上发挥着不可或缺的作用。其中,蛋白质,长链不饱和脂肪酸,胆碱,微量元素铁、锌、碘,及维生素 A、D、B_6、B_{12}、叶酸尤其重要,被称为"大脑构建营养素",对婴幼儿大脑认知功能发挥着重要作用。

2. 营养对婴幼儿体格发育的作用

营养在婴幼儿体格发育中起着至关重要的作用,因为这是生命早期快速生长和发育的关键时期,充足的营养是婴幼儿生长的基础。蛋白质、脂肪、碳水化合物等营养素为身体提供能量和构建组织所需的材料,确保正常的生长速度和体重增加。足够的维生素和矿物质(如维生素 A、C、D,锌和铁)对于免疫系统的发育和功能至关重要。钙、维生素 D 和磷等营养素对骨骼的健康发育至关重要。这些营养素支持骨骼的矿化和增长,帮助婴幼儿建立强壮的骨骼结构。营养充足的饮食有助于消化系统的健康发育,促进良好的消化和营养吸收。同时,健康的代谢功能也依赖于均衡的饮食。

3. 营养与婴幼儿营养性疾病的关联

合理的膳食营养和喂养模式是确保实现婴幼儿健康成长的有效手段,同时也对减少疾病的发生起到关键作用。均衡的营养能使婴幼儿的身心健康发展,反之,如果婴幼儿不能获得成长所需的足够营养,其身体就会出现一系列症状,如:萎靡不振、疼痛、不适、注意力不集中、记忆力减退、烦躁不安、免疫力低下等。营养与许多疾病的发生和发展都有着直接或间接的关系。在0—3岁婴幼儿时期要加强早期营养与科学育儿,这不仅能促进大脑的发育,充分发挥其最大潜能,而且可以提高人口综合素质,促进国家高速发展和人类生命全程健康。

(三)婴幼儿对营养的需求

1. 蛋白质

蛋白质是构成人体细胞、器官的主要成分,是生命的物质基础和人体的必需营养素,也是婴幼儿生长

---

[1] 石瑞. 食品营养学[M]. 北京:化学工业出版社,2012.

发育的主要原料。

世界卫生组织相关调查研究显示,5岁以下婴幼儿的生长发育状况受营养、喂养方法、卫生保健和环境等因素影响,其中蛋白质的影响较为突出①。

（1）蛋白质主要的生理功能

对于婴幼儿来说,蛋白质的主要生理功能包括构造人体组织,对婴幼儿的智力发展起着重要作用。促进身体发育,促进身体新陈代谢和运输营养物质,供给热量,参与酶、激素和部分维生素的构成。保证蛋白质的合理摄入,还有助于提高机体的免疫力。

（2）婴幼儿对蛋白质的需求量及食物来源

如果婴幼儿长期缺乏蛋白质,容易造成生长发育迟缓、体重过轻、抵抗力下降、病后恢复慢,甚至可能影响大脑发育;相反,蛋白质摄入量过多,也可能增加肾脏负担。所以合理的蛋白质摄入,才能促进婴幼儿的健康成长。

婴幼儿正处于生长迅速时期,蛋白质的需要量相对高于成人（按单位体重计算）,而且需要更多的优质蛋白质。正常人体所含蛋白质的总量占体重的16%—19%②。

蛋白质属于不容易消化运转的营养素,摄入量过高与婴幼儿的吸收能力不匹配,也会引起消化不良,所以还需要注意膳食结构。人体既不能摄入过多蛋白质,也不能缺少蛋白质。蛋白质的主要来源有:动物奶,如牛奶、羊奶等;畜肉,如牛、羊、猪等;禽肉,如鸡、鸭、鹅等;蛋类,如鸡蛋、鸭蛋、鹌鹑蛋等;大豆类,如黄豆、黑豆等。此外如芝麻、瓜子、核桃、松子等干果类蛋白质的含量均较高。

怎样选用蛋白质？

第一,要保证有足够数量和质量的蛋白质食物。根据营养学家研究,一个成年人每天通过新陈代谢大约要更新300 g以上蛋白质,其中3/4来源于机体代谢中产生的氨基酸,这些氨基酸的再利用大大减少了需补给蛋白质的数量。

第二,各种食物合理搭配有利于有效提高蛋白质的营养价值,其中的氨基酸可以相互补充。例如,谷类蛋白质含赖氨酸较少,而含蛋氨酸较多。豆类蛋白质含赖氨酸较多,而含蛋氨酸较少。这两类蛋白质混合食用时,必需氨基酸相互补充,接近人体需要,营养价值大为提高。

第三,每餐食物都要有一定质和量的蛋白质。人体没有为蛋白质设立储存仓库,如果一次食用过量的蛋白质,势必造成浪费。相反如食物中蛋白质不足时,婴幼儿发育不良,体重下降,抵抗力减弱。

第四,食用蛋白质要以足够的热量供应为前提。如果热量供应不足,肌体将消耗食物中的蛋白质。因此,婴幼儿的饮食中应包含适量的碳水化合物和脂肪,以提供充足的热量,保证蛋白质用于生长和修复。

2. 碳水化合物

碳水化合物即糖类,是由碳、氢和氧三种元素组成,包括可被人体消化吸收的单糖、双糖、淀粉等,是热能的主要来源。

（1）碳水化合物的主要生理功能

碳水化合物是婴幼儿热能的主要来源,每日由碳水化合物供给的热能应占总热能的50%以上。人体的每个细胞都含有碳水化合物,碳水化合物中的葡萄糖是维持大脑能量的唯一来源,维持脑细胞的正常功能,调节血糖,预防酮症酸中毒。

（2）婴幼儿对碳水化合物的需求量及食物来源

6月龄以内的婴儿碳水化合物主要是乳糖、蔗糖、淀粉类。1岁以内婴儿每日所需碳水化合物为12 g/kg,2岁以上幼儿每日所需为15 g/kg。碳水化合物广泛存在于米、面、薯类、豆类、各种杂粮中,这类食物每日

课外链接　必需氨基酸

课外链接　中国居民膳食蛋白质参考摄入量（0—3岁）

课外链接　部分常见食物蛋白质含量

课外链接　部分常见食物碳水化合物含量

---

①　苏宜香.儿童营养及相关疾病[M].北京:人民卫生出版社,2016.
②　唐仪,郝玲.妇女儿童营养学[M].北京:化学工业出版社,2012.

提供的热卡应占总热卡的 55.9%—62.5%[①]。

3. 脂类

脂类包括脂肪和类脂,是一种不溶于水而溶于有机溶剂的化合物。其中脂肪的主要成分是脂肪酸。人体不能合成,必须由食物供给的脂肪酸称为必需脂肪酸。

（1）脂类的主要生理功能

脂类主要的生理功能包括:供给能量,平均每克脂肪在体内完全氧化可提供 38kJ 的热能,相当于碳水化合物和蛋白质的两倍以上。构成身体组织,主要存在于人体皮下结缔组织、腹腔大网膜、肠系膜等处。促进脂溶性维生素的吸收和利用,机体重要的营养成分维生素 A、维生素 D、维生素 E、维生素 K 等是脂溶性维生素。增加饱腹感,需 4—6 小时才能从胃中排空,可使人体有饱腹感,不易饥饿。

（2）婴幼儿对脂类的需求量及食物来源

婴幼儿时期非常容易缺乏必需脂肪酸,严重时可能会出现皮肤病症状,如皮肤湿疹、皮肤干燥、脱屑等,婴幼儿脂类的需求量详见表3-2。

表3-2 婴幼儿每日膳食中脂肪的推荐摄入量（占总热能的百分比）

年龄（岁）	脂肪（%）
0—0.5	45—50
0.5—1	35—40
1—6	30—35
7 岁以上	25—30

脂类的食物来源有①植物油性脂肪来源:豆油、花生油、菜籽油、芝麻油、玉米油等,它们消化率较高,一般都在 98% 以上,不饱和脂肪酸含量较高。②动物性油脂的来源:如猪肉、牛肉、羊肉及其制品都含有大量脂肪,含饱和脂肪酸较多,胆固醇含量较高。

4. 维生素

维生素是维持人体正常生命活动所必需的营养素,根据溶解性能分为脂溶性维生素及水溶性维生素两大类。脂溶性维生素包括维生素 A、维生素 D、维生素 E、维生素 K,水溶性维生素包括维生素 C、维生素 B_1、维生素 B_2、维生素 B_6、维生素 B_{12}、烟酸、叶酸等[②]。水溶性维生素易溶于水而不易于溶于非极性有机溶剂,吸收后体内的贮存量很少,过量的多从尿中排出。脂溶性维生素易溶于脂肪和大多数有机溶剂,而不易溶于水,可随脂肪被人体吸收并在人体内蓄积,排泄率不高。

（1）维生素的主要生理功能

维生素在人体生长、代谢过程中发挥着重要的作用,主要生理功能有抗氧化、促进钙吸收、参与细胞代谢等。

（2）婴幼儿对维生素的需求量及食物来源

机体对维生素的需求量是很少的,每天仅以毫克或微克计。但机体长期缺乏某种维生素都会引起代谢障碍,并发生各类疾病,这类疾病统称为维生素缺乏症。

课外链接

婴幼儿易缺乏的维生素

婴幼儿维生素缺乏的常见原因

① 食物供应严重不足,摄入不足,如:食物单一、储存不当、烹饪破坏等。

② 吸收利用降低,如:消化系统疾病或摄入脂肪量过少从而影响脂溶性维生素的吸收。

---

① 中国营养学会. 中国居民膳食营养素参考日摄入量（2023 版）.

② 张瑛,张丽萍,周乐山,等. 儿科护理学［M］.北京:中国医药科技出版社,2016:97—99.

③ 维生素需要量相对较高。

④ 不合理或长期使用抗生素会导致对维生素的需要量增加。

5. 矿物质

矿物质是人体中的无机盐,矿物质主要可以分为常量元素和微量元素。人体中含量大于体重0.01%的各种元素称为常量元素,主要有钙、磷、钾、钠、硫、氯、镁7种。微量元素指的是在人体中含量低于人体体重0.01%的元素,主要包括铁、锌、碘等。

(1) 矿物质的主要生理功能

矿物质的主要生理功能包括构成组织和细胞的成分、调节细胞膜的通透性,以及参与神经活动和肌肉收缩等。

(2) 婴幼儿对矿物质的需求量及食物来源

婴幼儿的矿物质需求量和食物来源各不相同,这取决于特定矿物质和婴幼儿的发展阶段。以下是一些主要矿物质的需求量和食物来源概述,详见表3-3。

表3-3　婴幼儿矿物质需求及主要来源

月龄	钙		铁		锌	
	需求量	来源	需求量	来源	需求量	来源
6—12个月	270 mg/天	配方奶、母乳、幼儿配方食品、酸奶、奶酪	11 mg/天	强化谷物、红肉、鸡肉、鱼、豆类、幼儿专用的铁强化配方食品	3 mg/天	肉类、奶制品、全谷物、豆类
13—36个月	700 mg/天		7 mg/天		3 mg/天	

保证婴幼儿获得足够的矿物质对他们的整体发展非常重要,特别是在快速生长的阶段。为此,健康的膳食应该包括多样化的食物,以满足他们的营养需求。

6. 膳食纤维

膳食纤维作为人体七大必需营养素之一,是人体无法消化的物质。既不能被胃肠道消化吸收,也不能产生能量。

(1) 膳食纤维的主要生理功能

膳食纤维的生理功能主要有增强饱腹感,减少热量摄入,抑制脂肪的吸收,维护肠道健康,提高免疫力,减少便秘,排出毒素,促进钙吸收,抑制脂肪合成。

(2) 婴幼儿对膳食纤维的需求量及食物来源

富含膳食纤维的食物有很多,如谷类食物,即麦片、小米等,此类膳食纤维含量高,能够帮助婴幼儿补充B族维生素。另外,大部分粗粮都富含不少膳食纤维,比如玉米、土豆等都适合婴幼儿食用。大部分蔬菜也富含不少膳食纤维,比如胡萝卜、白菜等。水果中香蕉是富含膳食纤维较多的,适合婴幼儿食用。膳食纤维不易消化,摄入过多易引起腹胀排气等现象,婴幼儿消化系统尚未发育成熟,所以不宜单次摄入过多的膳食纤维。根据《中国居民膳食指南》推荐,1—3岁的婴幼儿每天需要摄入7—15克的膳食纤维。

7. 水

水是人体重要的组成部分,在尿液、血液、消化液以及细胞内外液中大量存在。婴幼儿体内水的比例随年龄增长而减少,新生儿约占80%,婴幼儿约占65%—70%。

(1) 水的主要生理功能

水的生理功能主要包括:机体的重要组成成分;促进营养素的消化、吸收与代谢;调节体温恒定并对机体进行润滑。

(2) 婴幼儿对水的需要量及食物来源

水的来源有:①液体水,包括日常饮用水和其他各种饮料等。②食物水,包括固体和半固体食物的

课外链接

婴幼儿易缺乏的矿物质

水。③代谢水,即体内氧化或代谢产生的水。

婴幼儿的水分需求量随年龄而异:

0—6个月:主要通过母乳或配方奶摄取水分,通常不需要额外补充水。

7—12个月:可逐渐增加少量水,包括母乳或配方奶外大约需要0.8 L/天。

1—3岁:约需1.3 L/天,包括食物中的水分。

在食物来源方面,婴幼儿可以从水果、蔬菜以及其他含水量高的食物中获取水分。例如,瓜类、橘子和西红柿都是优良的水分来源。在确保水量足够的同时,应避免过量给予含糖饮料或果汁,以防摄入过多糖分。

三、各月龄段婴幼儿的喂养要点

(一) 0—6月龄婴儿喂养要点

1. 喂养食物

世界卫生组织建议产后一小时内即可开始母乳喂养,婴儿在出生之后最初六个月应得到纯母乳喂养,以实现最佳生长发育和健康水平。若因母乳不足可采用母乳和配方奶混合喂养的方式,特殊情况之下也可采用配方奶喂养。因为这个时期的婴儿消化系统尚未发育完善,不宜添加其他食物。

2. 奶量和频次

胎儿出生后,建议按需喂养。虽然每位婴幼儿的奶量、吃奶间隔都会有个体化的差异,但科学的喂养还是有一定的规律可循,具体喂奶量及频次可参考表3-4。

课外链接
母乳喂养的优势

视频
婴儿的饮食发展

视频
婴幼儿奶粉冲调

表3-4 0—6月龄婴儿奶量及频次参考

月龄	单次奶量	喂养频率	总奶量
15天内	1—3天:5—15 mL 4—7天:25—50 mL 7—15天:60—90 mL	1—3小时一次 8—12次/天	按需喂养
15—30天	60—120 mL	3—4小时一次 8—10次/天	500—600 mL
30天—2个月	120—150 mL	3.5—4小时一次 6—7次/天	600—700 mL
2—4个月	150—180 mL	4—5小时一次 5—6次/天	700—900 mL
4—6个月	180—240 mL	4—5小时一次 4—6次/天	800—1 000 mL

3. 注意事项

(1) 喂奶前后不要喂水

母乳喂奶前后半小时不要喂水,稀释胃液影响消化,睡前也不宜喂太多水。因母乳中含有大量水分,纯母乳喂养6个月内可以不喂水。但在天气干燥的季节可根据情况适当加喂水,若为人工喂养,两餐之间需要单独喂水。

(2) 按需喂养

母乳在胃里滞留的时间为2—2.5小时,奶粉为3—3.5小时。不过,不能按照这个时间标准来给婴幼儿喂奶。如果是母乳喂养的话,由于母乳的分泌量不一定充分,因此,最好在哺乳过程中,逐渐调节至合适的喂养量。用奶粉喂养也应该如此,不能只按照哺乳的时间和量来喂养,而应该根据婴儿的需求进行。

(3) 哺乳后应拍嗝

婴儿胃容量比较小而且呈水平位,进食后立即睡下容易导致溢奶现象的发生,所以需要吃完奶以后立即进行拍嗝,预防溢奶或吐奶。此外,如果婴儿吃奶过急过快,在吃奶的过程中短时间内会吞咽下大量的空气,使胃很快出现胀满的状态,会引起婴儿吃奶后出现吐奶的情况。

为减少打嗝,哺乳时应注意:

① 母乳喂养的婴幼儿注意保持正确的含乳姿势。

② 瓶喂的婴幼儿注意保持正确的瓶喂姿势,避免瓶喂流速过快,而让婴幼儿在短时间内大量吞咽而吞入空气。

③ 关注婴幼儿的饥饿信号不要在过度饥饿的时候喂奶。

课外链接
实操训练——拍嗝

(二) 7—12 月龄婴儿喂养要点

1. 喂养食物

继续母乳喂养,满 6 月龄开始添加辅食,可从富含铁的食物开始添加,逐步达到食物多样。逐渐调整辅食质地,与婴儿的咀嚼吞咽能力相适应,从稠粥、肉泥等泥糊状食物过渡到半固体或固体食物等。[①]

2. 食量和频次(表 3-5)

总体来说,7—8 月龄婴儿每日母乳喂养频次为 4—6 次,辅食喂养频次为 2—3 次。9—12 月龄婴儿,母乳喂养频次为 3—4 次,辅食喂养频次为 2—3 次。

视频
婴儿饮食个性化营养搭配

表 3-5 7—12 月龄婴儿每日喂养食量及频次参考

食物类型 ＼ 月龄	7—8 月龄	9—12 月龄
母乳喂养	开始添加辅食时,先母乳喂养,等婴儿半饱时再喂辅食。随着婴儿辅食量增加,满 7 月龄时,多数婴儿的辅食喂养可以成为单独一餐,随后过渡到辅食喂养与哺乳间隔的模式	600 mL
奶及奶制品	大于 600 mL(包含母乳喂养)	600 mL
鱼畜禽蛋类	开始逐渐每天添加 1 个蛋黄或全蛋,50 g 肉禽鱼,如果对蛋黄或鸡蛋过敏,需要额外增加肉类 30 g	鸡蛋 50 g、肉禽鱼 50 g
谷物类	20—50 g	50—75 g
蔬菜水果类	根据个体情况适量	每天碎菜 50—100 g,水果 50 g,水果可以是片块状或手指可以拿起的指状食物
烹调油	0—5 g	5—10 g

3. 注意事项

(1) 辅食添加从 6 月龄开始

从满 6 月龄起逐步引入各种食物,辅食添加过早或过晚都会影响健康。首先可添加肉泥、肝泥、强化铁的婴儿谷粉等富铁的泥糊状食物。有特殊需要时须在医生的指导下调整辅食添加时间。

(2) 每次只引入 1 种辅食

留意观察婴儿是否出现呕吐、腹泻、皮疹等不良反应,适应一种食物后再添加其他新的食物。若婴儿出现不适或严重不良反应,及时通知家长并送医。

(3) 逐渐调整辅食质地

与婴儿的咀嚼吞咽能力相适应,从稠粥、肉泥等泥糊状食物逐渐过渡到半固体或固体食物等。1 岁以后可吃软烂食物,2 岁之后可食用家庭膳食。

(4) 食材安全新鲜

辅食应选择安全、新鲜的食材,其次是符合婴儿的喜好。避免选用存在安全隐患或有中毒风险的食

---

① 国家卫生健康办公厅.《托育机构婴幼儿喂养与营养指南(试行)》.2021.

材,例如:未煮熟的豆角、发芽的土豆、新鲜的黄花菜、未煮沸的豆浆等。给婴儿多吃应季、时令、新鲜的食材,营养价值高,有利于促进其身体健康成长。

(5)保持原味

婴儿辅食应单独制作,1岁以内辅食应保持原味,不加盐、糖和调味品。制作过程注意卫生,进食过程注意安全。烹调方式以蒸、煮、炖为主。

(三)13—24月龄幼儿喂养要点

1. 喂养食物

随着婴幼儿消化系统、免疫系统的发育,感知觉及认知行为能力的发展,均需要通过接触、感受和尝试来体验各种食物,逐步适应并耐受多样的食物,从被动接受喂养转变到自主进食。适宜的营养和喂养不仅能关系到幼儿近期的生长发育,也关系到长期的健康。13—24月龄的幼儿在食物的选择上逐渐多样化,符合幼儿的咀嚼能力。饮食可以从奶转换为粥、面、米饭、蔬菜、肉类食物为主,早晚添加配方奶粉。

2. 食量和频次(表3-6)

幼儿在满13月龄后应与家人一起进餐,在继续提供辅食的同时,鼓励尝试家庭食物,类似家庭的饮食。

表3-6　13—24月龄幼儿每日喂养食量及频次参考

月龄 食物类型	13—24月龄
母乳喂养	1—2岁幼儿在母乳喂养的同时,可以逐步引入鲜奶、酸奶、奶酪等乳制品。无法进行母乳喂养或母乳不足时,仍然建议以合适的幼儿配方奶作为补充,可引入少量鲜奶、酸奶、奶酪等,作为幼儿辅食的一部分,奶量应维持约500 mL
鱼畜禽蛋类	鸡蛋25—50 g,肉禽鱼50—75 g
谷物类	50—100 g
蔬菜水果类	蔬菜50—50 g,水果50—150 g
烹调油	5—15 g
精盐	0—1.5 g
水	100—140 mL/kg(包括一天摄取食物中的所有水分,其中额外补充的水分为600—700 mL)

3. 注意事项

(1)保证奶量的摄入

无论是人工喂养还是母乳喂养,13—24月龄的幼儿每天应该保证500 mL的奶量摄入,频次可依据幼儿的个体情况调整,只要保证摄入量即可,这样可以更好地帮助幼儿成长。

(2)固定进餐时间

满一周岁后,幼儿的辅食逐渐成为正餐,与大人的一日三餐保持时间上的同步,并固定用餐时间。除此以外,还可以在白天的时候适当地添加一些水果、点心。

(3)保证食物多样化

逐渐增加食物种类:包括谷薯类,豆类和坚果类,动物性食物(鱼、禽、肉及内脏),蛋,含维生素A丰富的蔬果,其他蔬果,奶类及奶制品等七类。

(4)睡前不进食

睡前进食会增加胃肠道的负担,消化过程中还需要耗费能量,导致身体无法完全进入休息状态,影响睡眠质量,甚至可能会造成肠痉挛,以及引起胃肠功能不适。若幼儿晚上吃太饱,以及睡前也没有适量地运动,可能会使大量的脂肪堆积在体内而得不到好的代谢,进而引发肥胖。因此,建议幼儿晚餐合理饮食,不吃不易消化食物,睡前喝奶也应安排在睡前1小时前进行。

课外链接

婴幼儿辅食添加营养指南

(四) 25—36 月龄幼儿喂养要点

1. 喂养食物

每日膳食由谷薯类、肉类、蛋类、豆类、乳及乳制品、蔬菜水果等组成。同类食物可轮换选用,做到膳食多样化。保持每天三次正餐和两次加餐,尽量固定进餐时间,控制进餐时长在 30 分钟内。每天饮奶,足量饮水,以凉白开为宜,少量多次饮用,合理选择零食,零食应与加餐结合,以不影响正餐为前提。多选营养素密度高的食物,例如:奶类、水果、蛋类和坚果等,不宜选高盐、高脂、高糖食品及含糖饮料。

2. 食量和频次(表 3 - 7)

25—36 月龄幼儿保证每天 3 次正餐以及两次点心加餐。点心主要包括水果、面包、饼干、酸奶等。

表 3 - 7　25—36 月龄幼儿喂养食量及频次参考

月龄 食物类型	25—36 月龄
奶及奶制品	300—500 mL
鱼畜禽蛋类	鸡蛋 50 g、肉禽鱼 50—75 g
谷物类	75—125 g
蔬菜水果类	蔬菜 100—200 g、水果 100—200 g
大豆	5—15 g
烹调油	10—20 g
精盐	<2 g
水	100—140 mL/kg(包括一天摄取食物中的所有水分,其中额外补充的水分为 600—700 mL)

3. 注意事项

(1) 适当补充含碘食物

长期缺碘会导致智力低下、身材矮小。幼儿的饮食中应保证每日摄入 50 微克的碘。食物来源:含碘量高的食物多是海产品,如海带、紫菜、鲜带鱼、干贝、淡菜、海参、海蜇、龙虾等。

(2) 多吃含锌的食物

为了预防婴幼儿挑食,应注意每日锌的摄取量。中国营养学会推荐 1—3 岁婴幼儿每日摄入 9 毫克锌。含锌丰富的食物有肉类中的猪肝、猪肾、瘦肉等;海产品中的鱼、紫菜、牡蛎、蛤蜊等;豆类食品中的黄豆、绿豆、蚕豆等。

(3) 多吃含牛磺酸的食物

牛磺酸是人体内的一种必需氨基酸,存在于人体的所有组织器官当中,其含量约占人体体重的 0.1%,婴幼儿由于自身氨基酸含量低,所以必须从外界摄取。牛磺酸的作用广泛,可以降低胆固醇,改善肝的代谢功能,对于肥胖的婴幼儿来说尤为重要,可减轻脂肪肝的症状,还可以保护婴幼儿的眼睛,并能维持血小板的正常功能。青花鱼、沙丁鱼、墨鱼、章鱼、牡蛎、海螺、牛肉等食品中牛磺酸含量都很多。

(4) 少喝果汁

由于果汁中大量的糖不能被婴幼儿所吸收利用,而是从肾脏排出,长期大量饮用,会增加肾脏病变风险。另外,各种果汁饮料中的较多糖、糖精以及大量电解质,不会像白开水那样很快离开胃部,长期食用会对胃产生不良刺激,影响消化和食欲,甚至导致厌食。同时,过多的糖分摄入还会增加人体的热量引起肥胖。在给婴幼儿饮用高浓度苹果汁和梨汁时,应该用水稀释,或者直接吃新鲜的水果,还可以锻炼婴幼儿的咀嚼能力。

（5）合理烹调，少调料少油炸

食物合理烹饪，保持食物的原汁原味，应控制盐和糖的用量，不加味精、鸡精及辛辣料等调味品。可多采用蒸、煮、炖，少用煎、炒等方式加工烹调食物。

四、婴幼儿膳食营养搭配指导

（一）婴幼儿膳食搭配原则

1. 平衡膳食，均衡营养

在婴幼儿的食谱中，通过平衡膳食能够提供婴幼儿身体所需的各种营养成分，充分发挥各种食物的营养效能。首先要保证婴幼儿每日七大营养素（蛋白质、脂肪、碳水化合物、维生素、矿物质、水和膳食纤维）按适当比例摄入；其次要做到婴幼儿可选食物类型比例配制得当，荤素搭配，达到营养素相互补充的目的。为了婴幼儿平衡膳食可以把营养与美味结合起来，按照同类互换、多种多样的原则为婴幼儿调配营养餐。同类互换就是以粮换粮、以豆换豆、以肉换肉。例如，大米可与面粉或杂粮互换；大豆可与相当量的豆制品或杂豆类互换；瘦猪肉可与等量的鸡、鸭、牛、羊、兔肉互换等。

2. 合理分配各餐食物

婴幼儿肝脏中储存的糖原不多，体内碳水化合物较少，再加上活泼好动，容易出现饥饿，所以婴幼儿的饮食要遵循少量多餐。婴幼儿根据月龄不同每天餐次约5—8次，1—3岁幼儿餐次一般安排是三餐三点或三餐两点，其每日能量占比建议为早餐占25%，早点占10%，午餐占30%，午点占10%，晚餐占20%，晚点占5%。一般增加餐点多安排水果、坚果、牛奶等婴幼儿可食零食。

3. 考虑婴幼儿身心特点

为了满足婴幼儿身体所需的各种营养素，不仅要供给营养丰富的食物，还要考虑婴幼儿的年龄、性别、身高、体重、季节等情况进行适当调整。由于婴幼儿胃容量小、消化液种类与量也较少，单调的食物容易产生厌食和偏食。我们在注意餐次之间的间隔时间（2.5—3.5小时）的同时，制作膳食要注意食物的色、香、味以及食物的外观形象，引起婴幼儿的兴趣和食欲。在食物的选择和制作上，要适应幼儿的消化能力和进食心理，防止食物过酸、过咸、过油腻。

4. 考虑当地当季食材，兼顾经济条件

各地的食品供应情况各有不同，制定食谱者应经常了解当地市场的食品供应情况，尽可能采用应季、新鲜食材，选购物美价廉、营养价值高的食物。在食谱符合营养要求的前提下，兼顾经济条件。

5. 烹调方法适合婴幼儿

婴幼儿咀嚼和消化能力低于成人，特别是1岁之前，他们不能进食一般家庭膳食和成人膳食。此外，膳食中的过多调味品也不适宜婴幼儿，如鸡精、味精、酱油、纯糖类、盐。烹调方式多采用蒸、煮、炖等；每天的食物要更换品种及烹饪方法。随着年龄的增长逐渐增加食物的种类和数量，烹饪方式和切配方式也逐渐向学龄前幼儿膳食过渡。

（二）婴幼儿一日食谱编制

1. 7—8月龄婴儿一日食谱参考（表3-8）

表3-8　7—8月龄婴儿一日食谱参考

时间	进餐类型
7:30	母乳或配方奶
10:30	母乳或配方奶
12:00	粥或面
15:00	母乳或配方奶、果泥

（续表）

时间	进餐类型
18:00	粥或面
20:00	母乳或配方奶（夜间可加一次）

2. 9—12 月龄婴儿一日食谱参考（表 3 - 9）

表 3 - 9　9—12 月龄婴儿一日食谱参考

时间	进餐类型
6:00	母乳或配方奶
9:00	粥、面、果泥
12:00	软饭、菜、肉等
15:00	辅食、果泥
18:00	面、软饭、稠粥等
21:00	母乳或配方奶

3. 13—36 月龄幼儿一日食谱参考（表 3 - 10）

表 3 - 10　13—36 月龄幼儿一日食谱参考

时间	进餐类型
8:00	饼、粥、面
10:00	配方奶、水果
12:00	菜、汤、主食
15:00	水果、米糕、饼、零食、酸奶、配方奶
18:00	菜、汤、主食

课外链接

0～6 岁儿童健康管理技术规范

问题探索 2　婴幼儿喂养环节的回应性照护

在回应性喂养过程中照护者的主要职责是为婴幼儿提供合适的食物、进餐时间和进餐地点，而具体吃多少则由婴幼儿自己决定，强迫婴幼儿进食会对其身心健康不利，易产生逆反心理，更加不愿意吃东西，甚至拒食。照护者还应与婴幼儿有充分的交流，识别其饥饱信号，与婴幼儿建立良好的喂养关系，及时回应，帮助婴幼儿学习"吃"的技能。

❓ 问题：

1. 婴幼儿进餐时，作为照护者要做什么？
2. 进餐过程中照护者要注意哪些问题？
3. 哪些情况下需要让婴幼儿自主吃饭，哪些情况下可以喂饭？
4. 如何判断婴幼儿的饥饿或者饱足信号？

学习支持

婴幼儿喂养环节的回应性照护
- 婴幼儿回应性喂养的步骤
- 婴幼儿回应性喂养的策略
  - 一般情况下的回应性喂养
  - 特殊情况下的回应性喂养
  - 特殊时期的回应性喂养
- 婴幼儿回应性喂养的组织与实施
  - 餐前
  - 餐中
  - 餐后

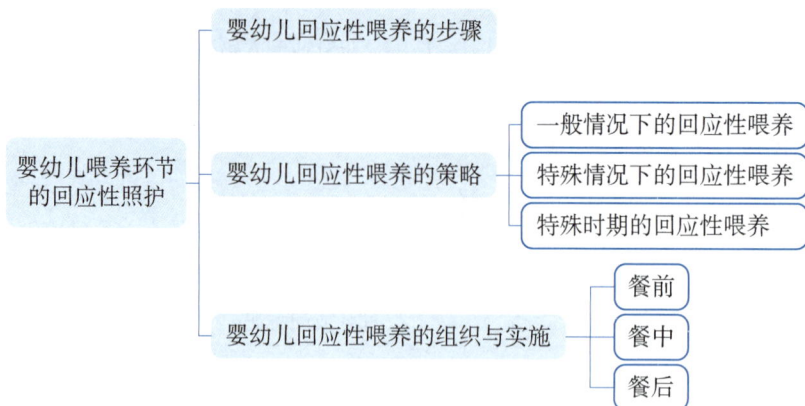

一、婴幼儿回应性喂养的步骤

回应性喂养是一种主动性的喂养方式,主张在喂养过程中注重婴幼儿与照护者之间的互动情况,关注婴幼儿进食过程中反馈的信息,并且要求照护者对婴幼儿的反馈信息做出迅速反应。回应性喂养不仅能够帮助婴幼儿建立健康的饮食行为,促进其体格生长,还在婴幼儿依恋关系的建立、认知和语言的发展,以及适应能力的良好性方面也发挥着重要作用。

婴幼儿回应性喂养可以分为以下四个步骤[①]:

步骤一:创设有计划、有准备的喂养环境。

步骤二:婴幼儿通过动作、面部表情以及声音、语言等发出饥饿或饱足信号。

步骤三:照护者准确识别并及时、富有感情、保持一致地对婴幼儿做出与其发展水平相适宜的回应。

步骤四:婴幼儿以可预测的方式感受或学习照护者的回应信号。

二、婴幼儿回应性喂养的策略

(一) 一般情况下的回应性喂养

1. 积极喂养

喂养时照护者要与婴幼儿进行交谈和目光接触,对预期的喂养行为进行明确沟通,及时回应婴幼儿的饥饿和饱腹信号。根据婴幼儿的自理能力发展情况,对不具备自理能力的婴幼儿进行直接喂养,并创设条件让婴幼儿尝试自我喂养。

2. 喂养过程

有耐心地鼓励婴幼儿进食,杜绝强迫喂养方式。观察并记录婴幼儿进食的行为、表现、喜好等,可以重点观察婴幼儿的咀嚼能力、喜好、卫生、安全等,及时回应婴幼儿的需求。例如:当婴幼儿出现挑食时,作为照护者应先观察、了解其原因,允许婴幼儿表达自己的意愿。通过观察婴幼儿的喜好,调整烹调方式、改变食材形状等,让婴幼儿愉快地面对"挑食"的食物。

3. 喂养食物

为婴幼儿所提供的食物必须是健康、美味、适龄的,既要满足各年龄段婴幼儿的营养需求,还要兼顾食物的口感。婴幼儿满 6 月龄后,逐渐添加辅食,在满足营养需求的同时,应为婴幼儿提供不同的食材。

---

① 许培斌,尹春岚. 婴幼儿养育照护中的回应性喂养[J]. 中国儿童保健杂志,2020,28(09):955.

4. 喂养环境

环境舒适,避免无关事物的干扰,例如:电子设备、玩具、其他无关活动等。为不同年龄段的婴幼儿准备适宜的餐椅、餐具等。婴幼儿进食姿势应舒适且尽量与照护者面对面以方便照护观察,根据一个可预测的时间表安排婴幼儿的喂养时间,每次喂养最好选择固定的时间和地点。

(二) 特殊情况下的回应性喂养

1. 生病时

精心准备、耐心喂食,为有吞咽困难的婴幼儿提供流食或软食,给婴幼儿平时喜欢的食物,少量多餐。

2. 疾病恢复期

以应对婴幼儿日益恢复的食欲为主,每餐提供更多类型的食物,并在最初的两周内每天为婴幼儿提供额外的膳食或零食。

3. 拒绝进食时

当婴幼儿出现拒绝进食的情况时,注意观察婴幼儿的精神状况,做好记录。不要强行喂食,但应保证液体摄入量。寻找能够引起婴幼儿兴趣的替代食物,将食物做成不同的形状,促进婴幼儿食欲。

4. 食欲下降时

提供婴幼儿喜欢的食物,增加喂养机会,少食多餐。营造进食氛围,促进食欲的产生。婴幼儿回应性喂养的开展既需要照护者与婴幼儿之间形成良好的互动关系,更需要家庭、社区及社会力量的多方合作,只有形成被公众普遍认可且容易获得的喂养模式,回应性喂养才能获得最佳的养育效果。

(三) 特殊时期的回应性喂养

1. 纯母乳、混合、奶粉喂养阶段的回应性喂养

对于6月龄内的婴儿,母乳作为唯一的食物,不仅可以满足婴儿在该时期的全部营养和情感需求,而且还建立了照护者和婴儿之间牢固的纽带,因此建议0—6月龄婴儿纯母乳喂养。另外,随着婴幼儿月龄增加,应从按需喂养模式向规律喂养模式递进。但因饥饿引起的哭闹时应及时哺喂,不要强求喂奶次数和时间。同时,随着婴幼儿月龄增加,逐渐减少喂奶次数,建立规律的饮食习惯。

2. 辅食添加时期的回应性喂养

照护者需要根据婴幼儿的年龄准备好合适的辅食,并按婴幼儿的生活习惯决定辅食喂养的适宜时间。从每次一茶匙、每天2次开始,逐渐地增加喂养次数和喂养量,添加新食物。给婴幼儿提供种类多样的健康食物和合适的进食环境是照护人员应尽的责任,而婴幼儿该做的是决定吃什么和吃多少。

三、婴幼儿回应性喂养的组织与实施

(一) 餐前

重视餐前卫生细节,做好餐前准备是关键。餐前准备工作包括婴幼儿准备、物品准备、环境准备、照护者准备等。

1. 婴幼儿准备

照护者有序组织内容合理的餐前活动,包括:

① 组织婴幼儿有序规范地如厕、洗手,做好餐前婴幼儿卫生准备工作。

② 安排婴幼儿入座,座次以婴幼儿意愿为主,也要考虑婴幼儿的具体情况、以满足婴幼儿的实际需求,激发婴幼儿的进餐兴趣,维持良好的进餐秩序。

① 根据婴幼儿年龄特点,为婴幼儿穿罩衣、围兜等。

② 在餐前准备中,可以安排安静活动让婴幼儿等待进餐,开展餐前膳食小课堂等。

③ 根据年龄情况,也可组织有能力的婴幼儿参与到摆放餐具、分餐的过程中。

2. 物品准备

物品准备首先要考虑餐桌椅的摆放,布局和座次安排最好能按需调整。应做好餐具、餐食的准备与

分发,即根据婴幼儿的年龄特点提供餐具(如碗、勺、叉子等),并按出勤人数分发餐具。能够根据婴幼儿的年龄特点、个体差异以及膳食计划进行合理分餐。其次也应准备好进餐过程中需要使用到的清洁卫生工具,如纸巾、抹布等。另外,进餐前还应根据婴幼儿咀嚼能力,将餐食进行分餐或剪小,让食材大小尽可能满足每一个婴幼儿个体需求,分餐时考虑到婴幼儿过敏等特殊情况。

3. 环境准备

利用餐前活动的时间严格按照规范清洁、消毒桌面等,能创设良好的进餐心理氛围,例如播放轻松愉快的进餐音乐;适当给婴幼儿自主选择座位、选择适合自己食量饭菜的机会;允许进餐时适当地轻声和旁边婴幼儿进行分享交流;在进餐过程中,照护者态度和蔼,不需要及时处理的问题暂时延缓处理等,为婴幼儿创设卫生而且轻松的进餐氛围。

餐前活动

1. 情感交流

以谈话、聊天为主,形式随意,不拘束婴幼儿的想法。

2. 巩固所学知识

照护者鼓励婴幼儿大胆上台表演,可以选择节奏鲜明的歌曲,一定要是幼儿感兴趣的且篇幅较短。

3. 欣赏故事

听故事录音或是听照护者、婴幼儿讲故事,重在培养婴幼儿的倾听习惯。

4. 欣赏轻音乐

适合选用舒缓、安静的音乐,让婴幼儿边休息边欣赏。

5. 安静小游戏

配合儿歌进行的语言和手指游戏。如"小猴子荡秋千""手指变一变"等。

---

(3)照护者准备

在进餐过程中,照护者熟悉各流程及操作,对可能出现的问题有预见性及预判性。进餐过程前先做好个人清洁消毒工作,穿戴好相应的着装,包括穿上分餐服、戴帽子、手套、口罩等。

(二)餐中

在进餐照护过程中,照护者要把控好婴幼儿的餐量,做好进餐照护及个别关照,及时对突发事件进行处理。

其一,在进餐量把控方面,照护者应随时关注婴幼儿的进餐情况(如注意婴幼儿发出的饱足信号,不强迫喂食),并根据每位婴幼儿的特点和差异调整进餐量(如鼓励食量小的婴幼儿,控制暴食的婴幼儿)。

其二,在进餐时,照护者也应按照婴幼儿的年龄特点和个体差异提供科学适宜的照护服务,如:对于1岁以上抓握能力较好的幼儿,应鼓励他们自己握汤匙、自己吃,照护者在旁鼓励和协助即可;对于需要喂食的婴幼儿,应距离其嘴边1—2厘米喂食且每口饭菜不宜过多,不喂食有窒息风险的食物,同时及时制止进餐时出现的嬉戏打闹等行为。

其三,除常规照护以外,托育机构还要关照个别婴幼儿的特殊需求,包括根据婴幼儿身体状况的特殊需要调整膳食(如为感冒发热的婴幼儿提供清淡食物、为食物过敏的婴幼儿提供特殊膳食等),根据婴幼儿的进食特点采取适宜的调整方案(如让肥胖儿进餐前先喝汤,控制其进餐速度等)。

其四,为保障进餐的安全,照护者应掌握相应的急救措施,进餐过程中随时注意观察婴幼儿因玩弄颗粒较小的食材引发的异物入体情况,在突发事件发生时能及时识别并迅速做出反应(如:打翻食物、呕吐、呛咳等)。

视频

婴幼儿一日
活动——
进餐

进餐指导的内容

① 定位:坐在椅子上进餐的习惯,不在进餐期间随意走动。

② 进餐礼仪:细嚼慢咽、不说话、咀嚼食物不发声,打喷嚏时用手捂住口,不玩食物、不边玩边吃,学会使用餐具进餐,不浪费粮食。

③ 不挑食:养成良好的饮食习惯,不挑食,不偏食。

④ 注意进餐中的安全:婴幼儿间的打闹、说笑或其他进食过程中的意外情况等。

⑤ 帮助、协助或指导婴幼儿进餐。

(三)餐后

餐后活动应围绕物品收归、餐后清洁和餐后散步等进行,具体包括:引导婴幼儿养成餐后收拾餐具的习惯、进行餐后漱口和洗手的清洁工作,以及组织餐后活动,如绘本分享和散步等。用餐结束后,照护者应彻底清洁和消毒桌面、椅面和地面。此外,照护者应组织适宜的餐后活动,这些活动应在内容和性质上合理(避免玩大型玩具、奔跑嬉戏和剧烈运动等)且种类丰富、多样变化(如故事小天地、音乐游戏和角色游戏等),以吸引婴幼儿乐于参与。

问题探索3 婴幼儿回应性喂养中的常见问题及应对策略

回应性喂养强调对婴幼儿的需求和信号进行敏感、及时和适当的回应。尽管这一方法被广泛认为是有效的,但在实际操作中,照护者常常会遇到一些问题和挑战。

? 问题:

1. 婴幼儿吃饭的时候想要玩玩具,怎么办?

2. 2岁半的幼儿拒绝自己使用餐具吃饭,怎么办?

3. 机构里好几个婴幼儿吃饭时只吃肉不吃蔬菜,怎么办?

学习支持

```
                                              ┌─ 识别饥饿信号
                        如何识别饥饿和饱腹信号?─┤
                                              └─ 识别饱腹信号
                                              ┌─ 饮食偏好
                        如何应对饮食偏好和挑食?─┤
婴幼儿回应性喂养中的                            └─ 挑食
常见问题及应对策略                             ┌─ 喂养频率的控制
                        如何确定喂养频率和量?──┼─ 喂养量的控制
                                              └─ 问题:花式喂饭
                                              ┌─ 喂养环境不适
                        环境和情绪对喂养有哪些影响?┤
                                              └─ 情绪因素影响
```

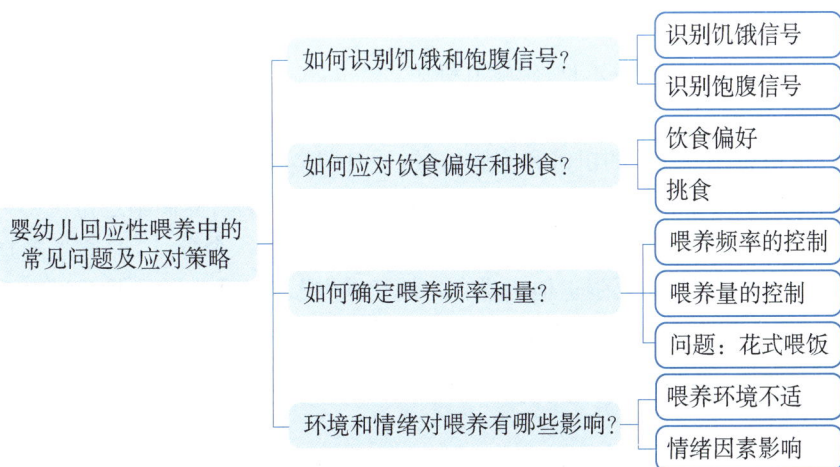

一、如何识别饥饿和饱腹信号?

(一)识别饥饿信号

表现:婴幼儿发出的一些行为可能与饥饿信号混淆,如啼哭、烦躁等。

应对策略:

① 观察行为模式:多观察婴幼儿的日常行为,了解其饥饿信号的特定表现,如吸吮手指、咂嘴等。

② 记录进食时间:记录婴幼儿的进食时间和量,帮助预测其下次饥饿时间。

(二)识别饱腹信号

表现:婴幼儿可能表现出不同的饱腹信号,如推开食物、转头等,这些信号容易被忽视。

应对策略:

① 注意微小变化:留意婴幼儿进食时的微小变化,如减慢吸吮速度、转移注意力等。

② 尊重婴幼儿的意愿:如果婴幼儿表现出不愿继续进食的行为,应及时停止喂养。

二、如何应对饮食偏好和挑食?

(一)饮食偏好

表现:婴幼儿可能对某些食物表现出明显偏好或厌恶。

应对策略:

① 多样化饮食:提供各种不同的食物,增加婴幼儿对不同味道和质地的接受度。

② 渐进引入新食物:每次只引入一种新食物,与熟悉的食物一起提供,增加接受度。

(二)挑食

表现:婴幼儿只愿意吃某几种食物,对其他食物表现出抗拒。

应对策略:

① 保持耐心:理解婴幼儿的挑食行为可能是暂时的,不要强迫他们进食。

② 创意烹饪:通过改变烹饪方法或食物形态,使婴幼儿更愿意尝试新食物。

三、如何确定喂养频率和量?

(一)喂养频率的控制

表现:婴幼儿进食频率不规律,可能导致消化不良或营养不足。

应对策略:

① 建立规律:根据婴幼儿的需求建立规律的喂养时间表,确保其能量和营养的持续供应。

② 灵活调整:根据婴幼儿的具体需求和成长情况,灵活调整喂养频率。

(二)喂养量的控制

表现:婴幼儿可能会进食过量或不足,影响其健康。

应对策略:

① 注意信号:密切关注婴幼儿的饥饿和饱腹信号,适时调整喂养量。

② 小餐多餐:采用小餐多餐的方式,确保婴幼儿能够摄取足够的营养而不过量。

③ 不过度干预:照护者应该要尊重婴幼儿的进食意愿,把握好一个分寸,即适当多吃不限制,吃少了也不强制。当婴幼儿停下来时,不要强迫他们进食,"填鸭式"喂养容易让婴幼儿对进食产生抵触,次数多了就会厌恶吃饭,一吃饭就跑、一吃饭就不认真,导致喂养越来越困难,同时也会引起消化不良。相反,婴幼儿遇到喜欢吃的食物时,吃完还想吃,也应适当满足,不过度干预。

(三)喂养方式不当

表现:利用电视、唱歌、跳舞、玩具来哄着吃饭或喂养时机械重复喂饭动作。

应对策略:

① 鼓励自我进食:当婴幼儿具备一定的自我进食能力时,鼓励他们用手或勺子自主进食,培养自理能力。

② 共同进餐:尽量安排家庭成员一起进餐,让婴幼儿在模仿中学习。家长和婴幼儿的照护者都要树

视频

喂养方式
对比

立良好的榜样。

四、环境和情绪对喂养有哪些影响?

(一)喂养环境不适

表现:嘈杂、混乱的环境可能会干扰婴幼儿的进食。

应对策略:

① 创造安静环境:在喂养时选择安静、舒适的环境,减少干扰。

② 营造愉快氛围:通过温柔的语言和亲密的互动,让婴幼儿感到安全和放松。

(二)情绪因素影响

表现:婴幼儿的情绪波动可能影响其进食状况,如焦虑、疲劳等。

应对策略:

① 情绪安抚:在喂养前进行适当的情绪安抚,如拥抱、抚触等,帮助婴幼儿放松。

② 避免情绪化喂养:不在婴幼儿情绪不稳定时进行喂养,以免加剧情绪问题。

回应性喂养强调对婴幼儿需求的敏感和及时回应,虽然过程中可能会遇到一些问题和挑战,但通过细致观察、耐心引导和灵活调整,可以有效应对这些问题,促进婴幼儿的健康成长和全面发展。照护者应不断学习和实践,以提升回应性喂养的效果。

🔵 课证融合

1+X幼儿照护职业技能考核案例

【题目】橙橙,2岁,男,在家里一直使用奶瓶喝水,从来没有使用过水杯喝水。他的妈妈不知道如何选择适宜橙橙的水杯,市面上有鸭嘴杯、吸管杯、敞口杯等,也怕买来之后橙橙拒绝使用,很是焦虑,准备送到托育机构请老师帮忙。

【任务】作为照护者,请引导幼儿使用水杯喝水。

一、操作准备

1. 环境准备

确保环境干净、整洁、安全,温湿度适宜。

2. 个人准备

照护者穿戴整齐,修剪指甲,洗净双手。

二、预期目标

指导橙橙用水杯喝水。

三、模拟操作

1. 引起兴趣

通过讲故事吸引橙橙的兴趣:"橙橙,我悄悄告诉你,托育园里有一朵非常漂亮的花朵,因为不喝水生病了。所以,橙橙,我们要多喝水,才能少生病哦!"

2. 介绍水杯

① 准备干净、无破损的水杯,准备适量温开水。

② 观察橙橙的饮水量,发现他依赖奶瓶,不愿尝试用水杯。

③ 让橙橙选择自己喜欢的水杯:"橙橙,我们每个人都有属于自己的水杯,这个杯子像魔法器一样,用它多喝水就会变高变强壮哦。现在我们一起挑选一个属于自己的水杯变身器吧!"

3. 示范与引导

① 照护者在幼儿学习用杯子喝水前一定要做好正确的示范:"橙橙,你看这是你喜欢的水杯魔法器。老师先示范一次,先把杯子触碰嘴巴,微微抬起头,把水慢慢地倒进嘴里,就可以喝到水啦。橙橙也来试试吧。"

视频

婴幼儿
饮水指导

② 注意初次使用水杯喝水时不宜一次性倒入过多的水,避免呛咳:"橙橙,你慢慢来,喝一点点,不急。"

4. 鼓励与支持

① 及时鼓励橙橙的每一次进步:"橙橙今天表现真棒,杯子里的水都喝完了!"

② 使用语言和行为激励婴幼儿:"橙橙,你真厉害,喝水的时候真乖!"

③ 玩喝水游戏,让橙橙觉得喝水是件有趣的事:"橙橙,我们来比赛看谁先喝完一口水,好不好?"

5. 重复练习

让橙橙多次练习使用水杯喝水,逐步培养他的习惯:"橙橙,我们每天都用水杯喝水,好不好?"

五、整理与记录

1. 整理用物

① 清洗并整理用过的水杯和其他物品。

② 清洗双手。

2. 记录

记录橙橙今天的饮水情况,并在离园时告诉家长。

六、报告

向家长和其他照护者汇报橙橙的进展和表现:"橙橙今天学会了用水杯喝水,表现很棒!我们会继续引导他,帮助他逐步适应。"

通过上述步骤,照护人员可以科学、有序地引导 2 岁的橙橙逐步适应用水杯喝水,帮助他养成良好的饮水习惯。

课外链接

考点练习

考点练习

一、单选题

1. 婴幼儿进餐的心理氛围营造,以下错误的是(　　)。

A. 与家庭成员分开进餐 　　　　　　B. 积极、适时给予鼓励

C. 照护者要有足够的耐心 　　　　　D. 增强婴幼儿的自主性

2. 婴幼儿进餐食物应搭配合理,以下不正确的是(　　)。

A. 荤素搭配 　　　B. 蔬菜与水果搭配 　　　C. 谷类与豆类搭配 　　　D. 颜色搭配

二、案例分析

表 3-11 是某托育园一周食谱,请你根据所学内容进行分析与评价。

表 3-11　托育园 24—36 月龄幼儿一周食谱范例

星期	星期一	星期二	星期三	星期四	星期五
早餐 (8:10—8:30)	八宝粥 奶香山药饼	牛奶 豆沙包	橙香蛋羹 红枣发糕	蔬菜肉酱面 卤蛋	蔬菜鸡丝粥 鸡蛋饼
早点 (9:50—10:00)	奶香芝麻糊	鹌鹑蛋	香蕉 苹果	牛奶燕麦羹	梨 橙子
午餐 (11:25—11:50)	红豆米饭 肉末炒胡萝卜 蚝油西兰花 虾皮紫菜汤	小米米饭 炒三丝 蒜香白菜 排骨冬瓜汤	白米饭 茄汁龙利鱼 蔬菜土豆泥 萝卜玉米排骨汤	南瓜蒸饭 红烧巴沙鱼 蒜香小瓜 青菜肉圆汤	绿豆米饭 鱼香肉丝 炒生菜 排骨海带汤
午点 (14:50—15:10)	哈密瓜 火龙果	红枣银耳羹	花生牛奶	百合雪梨粥	酸奶

(续表)

星期	星期一	星期二	星期三	星期四	星期五
晚餐 (16:45—17:10)	白米饭 洋芋黄焖鸡 番茄炒豆腐 什锦菜汤	白米饭 青笋炒猪肝 炒青菜 鱼头豆腐汤	红豆米饭 芹菜炒肉 木耳炒山药 番茄鸡蛋汤	金银饭 洋葱炒牛肉 炒三丁 虾皮海带汤	白米饭 五彩虾仁 白灼菜心 莲藕排骨汤

▶ 赛项引领

婴幼儿生活照护技能竞赛

要求:运用保育技能对婴幼儿进行日常生活照护,包括喂奶、拍嗝、安抚进行考核,考察选手对婴幼儿的照护能力,评分标准见表 3-12。

表 3-12　婴幼儿生活照护技能评分表(共 20 分)

内容		评分标准	分值
0—3 岁婴幼儿生活照护	模拟照护	1. 能对婴幼儿进行喂奶、拍嗝、安抚的照护 2. 操作流程正确、流畅,动作规范且轻柔 3. 婴幼儿安全保护措施得当,注意保暖	15
	照护态度	1. 面带微笑,表情自然、丰富,有亲和力 2. 与婴幼儿有眼神、语言、表情的交流	5
评分分档		照护方法合理正确,亲和力好,操作规范完整,情感交流丰富	18—20
		照护方法较合理,亲和力较好,操作规范较完整,情感交流较少	15—17.9
		照护方法较一般,亲和力一般,操作一般,情感交流欠缺	11—14.9
		该项未完成	0—10.9

模 拟 演 示

一、喂奶

1. 前期准备

① 环境准备:确保环境干净、整洁、安全,温湿度适宜。

② 个人准备:照护者穿戴整齐,修剪指甲,采用七步洗手法洗净双手。

③ 物品准备:奶瓶和奶嘴、配方奶或母乳、仿真娃娃、毛巾和纸巾

2. 喂奶步骤

① 洗净双手,确保奶瓶和奶嘴的清洁和消毒。

② 按照说明配制配方奶,或者准备好母乳,确保奶液温度适宜(约 37℃),试一试奶温,刚刚好。

③ 将仿真娃娃轻轻抱起,让婴儿头部略高于身体,保持头部和脊柱在一条直线上。

④ 垫上口水巾。

⑤ 喂奶时奶瓶向下倾斜 45 度,使奶液充满奶嘴。

⑥ 用奶嘴轻触碰婴儿靠近一侧的脸,诱发宝宝的吮吸反射,待宝宝把嘴巴张开,顺势把奶嘴放到宝宝的嘴巴里。

⑦ 保持与婴儿的眼神交流,轻声说话或哼唱,增加婴儿的安全感,确保环境安静,避免分散注意力。

⑧ 擦一下嘴巴,保持面部清洁。

视频

喂奶

3. 注意事项

① 保持与婴儿的眼神交流,轻声说话或哼唱,增加婴儿的安全感。

② 如果婴儿表现出饱腹信号,如转头、推开奶瓶或停止吸吮,应停止喂奶。

4. 模拟场景演示

① 照护者:"宝贝,老师准备了你最喜欢的奶奶哦,现在我们来喝奶吧。"

② 动作:将奶嘴轻触婴儿的嘴唇,等待婴儿张嘴后轻柔地放入奶嘴,观察婴儿的吸吮情况,确保奶液充满奶嘴。

二、拍嗝

视频

婴幼儿拍嗝

1. 前期准备

① 环境准备:确保环境安静,温暖舒适。

② 个人准备:照护者洗净双手。

③ 物品准备:拍嗝用的干净布巾或毛巾

2. 拍嗝步骤

① 在肩膀上垫一块小方巾,以防婴儿吐奶。

② 将仿真娃娃竖直抱起,二上三下托头肩,顺手托住小屁屁,抱住宝宝竖起来,下巴靠在肩膀上,把宝宝头转向外侧,检查口鼻无遮挡,身体微微向后仰。

③ 手部握成空心掌,从下往上轻轻拍。

④ 拍完后托住臀腰部和脖颈处动作轻轻放下宝宝。

⑤ 拍完嗝后要帮宝宝右侧位躺好,可以在宝宝的背部垫一块枕头或者叠好的浴巾,给宝宝支持感和安全感,在嘴角处垫一块口水巾,以防奶液流出。

3. 注意事项

① 保持轻柔和耐心,不要用力过猛。

② 确保婴儿的头部和颈部得到充分支撑,避免受伤。

4. 模拟场景演示

① 照护者:"宝贝,喝完奶了,我们来拍拍嗝吧,这样肚肚才会舒服。"

② 动作:将宝宝竖抱起,头靠在肩膀上,轻拍或揉婴儿的背部,直到听到或感觉到婴儿打嗝。

三、安抚

视频

安抚

1. 前期准备

① 环境准备:确保环境安静,光线柔和,温度适宜。

② 个人准备:照护者洗净双手,准备好柔软的毛毯或安抚巾。

2. 安抚步骤

① 检查婴儿是否有其他不适,如尿布湿了、过热或过冷、衣物是否舒适等。

② 用温柔的声音与婴儿交流,轻拍或轻抚婴儿的背部或胸部。

③ 抱起婴儿,轻轻摇晃或在怀中走动,让婴儿感受到安全和舒适。

④ 采用飞机抱的方式进行安抚,一只手托住宝宝的头颈部,一只手从宝宝的胸前穿过,托住宝宝胸腹部,让宝宝趴在整个前臂上,前臂收拢,让宝宝的整个身子卧在肘弯里,确保宝宝头朝外侧。

⑤ 轻轻拍打宝宝的背部进行安抚,顺着脊柱抚摸,也可以在背上进行轻轻拍打,持续 3—5 分钟。

⑥ 使用安抚奶嘴或轻柔的音乐,帮助婴儿放松和入睡。

3. 注意事项

① 保持冷静和耐心,避免焦躁情绪传递给婴儿。

② 尝试多种安抚方法,找到适合婴儿的最佳方式。

4. 模拟场景演示

① 照护者:"宝贝,你是不是有点不舒服? 老师抱抱你,轻轻摇一摇。"

② 动作:用温柔的声音与婴儿交流,轻轻摇晃,采用飞机抱,观察婴儿的反应,直到婴儿放松或入睡。

任务四　婴幼儿睡眠环节的回应性照护

课外链接

婴儿猝死综合征

情境案例

2岁10个月的小C在睡觉的时候尿床了。起床时间到了，小C不愿意起床，紧紧拉着被子不松手，照护者轻轻地走到小C面前，蹲下身体亲切地询问："你是不是尿床了？没关系，我们一起来收拾床铺，你先去书包拿干净的裤子吧。"小C想了想便起身去拿干净裤子了，也自己尝试着穿。

问题：

1. 婴幼儿入睡后可能发生的异常现象有哪些？照护者应如何处理？（请填写表4-1婴幼儿入睡后的异常现象与处理方法）

2. 在婴幼儿睡眠环节，照护者需要注意哪些事项？

表4-1　婴幼儿入睡后的异常现象与处理方法

异常现象	可能的原因	处理方法

岗位学习

学习导图

```
                                    ┌─ 了解婴幼儿睡眠回应性照护
                  婴幼儿睡眠环节回应性照护需求 ─┤
                                    └─ 婴幼儿的睡眠需求

                                    ┌─ 婴幼儿睡眠照护的基本原则
婴幼儿睡眠环节的回      婴幼儿睡眠环节的回应性照护  ├─ 婴幼儿睡眠环节的回应性照护
应性照护              技巧                ├─ 特殊情况下婴幼儿睡眠环节的回应
                                    └  性照护

                                    ┌─ 关于睡前仪式的操作误区
                                    ├─ 让婴幼儿顺利入睡的基本要素
                  婴幼儿睡眠照护的常见问题及注意 ├─ 找到适合婴幼儿的安抚方式
                  事项               ├─ 保证婴幼儿充足的睡眠
                                    └─ 建立良好的睡眠习惯
```

学习目标

▶知识目标

1. 了解婴幼儿回应性睡眠照护的内容及需求。

2. 掌握婴幼儿睡眠的准备、回应要点与策略。

▶能力目标

1. 能阐述婴幼儿睡眠照护的回应要点。

2. 能陈述婴幼儿睡眠照护的回应策略。

▶素养目标

1. 认识婴幼儿睡眠的回应要求,能明确角色职责。

2. 关注婴幼儿睡眠健康,愿意为婴幼儿实施睡眠照护。

3. 理解睡眠环节合理安排对婴幼儿身心发展的重要意义。

思政融合

2012 年,为促进幼儿园教师专业发展,建设高素质幼儿园教师队伍,教育部根据《中华人民共和国教师法》,特制定《幼儿园教师专业标准(试行)》。标准指出幼儿园教师是履行幼儿园教育教学工作职责的专业人员,需要经过严格的培养与培训,具有良好的职业道德,掌握系统的专业知识和专业技能。这些要求同样适用于婴幼儿照护工作者。

课程内容

问题探索 1 **婴幼儿睡眠环节回应性照护需求**

睡眠对婴幼儿及其照护者的身心健康、日常技能和幸福感都具有深远影响和重要意义。然而,许多照护者在婴幼儿阶段常常面临各种睡眠问题的困扰。这些睡眠问题本质上往往源于照护者的认知误区,甚至成为他们养育过程中的一项不可忽视的成本。当照护者对婴幼儿的睡眠安排不符合其实际月龄需求时,便容易引发睡眠问题。因此,照护者对婴幼儿睡眠需求的认识以及他们的回应方式,变得尤为关键和重要。

❓ 问题:

1. 不同月龄阶段的婴幼儿推荐的睡眠时长是多久?

2. 睡眠倒退期会出现在哪些月龄段呢?如何应对?

3. 为什么 2 岁以后幼儿特别容易在睡觉的问题上不配合呢?

学习支持

```
                                          ┌─ 婴幼儿睡眠照护的含义
              ┌─ 了解婴幼儿睡眠回应性照护 ──┼─ 婴幼儿睡眠照护的内容
              │                            └─ 婴幼儿睡眠照护的意义
婴幼儿睡眠环节回应性
照护需求 ──────┤
              │                            ┌─ 0—6月龄婴儿的睡眠需求
              └─ 婴幼儿的睡眠需求 ─────────┼─ 7—11月龄婴儿的睡眠需求
                                          └─ 12—36月龄幼儿的睡眠需求
```

一、了解婴幼儿睡眠回应性照护

睡眠和进餐、饮水、如厕同样重要,是维持生存的基本需求。人的一生有三分之一的时间在睡眠中度过,良好的睡眠使全身的肌肉放松,疲劳的细胞得到休息,促使体力逐渐恢复。婴幼儿处于生长发育的关键期和旺盛期,睡眠的好坏直接影响身体健康。

(一)婴幼儿睡眠照护的含义

婴幼儿睡眠中的回应性照护是照护活动中的一项重要内容,是一种积极、主动的睡眠照护方式,反映了照护者积极的育儿观念。回应性睡眠照护主张照护者通过敏锐观察并及时识别婴幼儿的动作、表情、声音等睡眠信号来调整照护行为,建议照护者在睡眠照护过程中根据各月龄段婴幼儿的睡眠需求和个体发展情况为婴幼儿创设适宜的睡眠环境,进行适宜的睡眠仪式,建立有效的睡眠联结,进而达到婴幼儿逐渐实现自我入睡、促进健康成长的目的。

（二）婴幼儿睡眠照护的内容

1. 选择适宜的卧具

① 床的硬度适中：选择硬度适中的床，最好是木板床，以保证婴幼儿脊柱的正常生长发育。

② 被褥要轻盈、柔软、干燥：避免过重或过厚的被褥以防止婴幼儿窒息。

2. 营造安全的睡眠环境

① 光线控制：保持室内光线稍暗，营造安静的氛围，有助于婴幼儿入睡。

② 适当的背景声：避免过分安静的环境，适当的细微声响有助于培养婴幼儿的抗干扰能力，使其能够适应现实生活中的各种声音。

3. 调整室内温度和湿度

① 夏季温度控制：将室内温度控制在 24—25℃。

② 冬季温度控制：将室内温度维持在 20—22℃。

③ 湿度调节：保持室内相对湿度在 50%—60%，避免过于干燥或潮湿的环境。

4. 指导婴幼儿穿脱衣物

根据婴幼儿的月龄特点，指导其适宜的穿脱衣物方法，确保婴幼儿在入睡时既不感到寒冷也不过热。

5. 细心观察婴幼儿的身心状况

密切观察婴幼儿的身体和情感状态，发现异常情况及时应对，如生病、不适、焦虑等。

6. 培养独立睡眠的能力与良好睡眠习惯

① 培养独立睡眠能力：根据婴幼儿的月龄特点，逐步培养其独立睡眠的能力，如睡前仪式、安抚物品等。

② 建立良好习惯：通过固定的作息时间和睡前仪式，帮助婴幼儿形成良好的睡眠习惯。

（三）婴幼儿睡眠照护的意义

睡眠时长不足或睡眠质量不佳时，婴幼儿会变得烦躁、哭闹、食欲不振、注意力涣散、反应迟钝。长期睡眠不好则会导致婴幼儿生长发育不良、免疫力下降，还会影响婴幼儿大脑的发育及其认知的发展，婴幼儿的大脑容易疲劳，良好的睡眠可使其得到有效的保护和充分的休息，进而促进大脑的健康发育。睡眠时，婴幼儿身体各组织器官的代谢活动减少，得以重新储存能量和物质，因此，良好的睡眠是机体恢复精力最有效的生理措施。

良好的睡眠有利于婴幼儿的身体发育。熟睡时婴幼儿体内的生长激素分泌旺盛，是清醒状态下的 3 倍，能有效地促进婴幼儿骨骼、肌肉、结缔组织及内脏生长。

因此，帮助婴幼儿养成良好的睡眠习惯，保证婴幼儿有足够的睡眠时间，提高婴幼儿的睡眠质量对婴幼儿的健康成长非常重要。

二、婴幼儿的睡眠需求

对于婴幼儿来说，睡眠占据了他们一天中几乎一半的时间，越小的婴幼儿需要的睡眠时间越长。

（一）0—6 月龄婴儿的睡眠需求

多数新生儿每天有 16—20 小时，处于睡眠或昏昏欲睡中。部分新生儿很规律地每隔 2 个小时醒一次，部分新生儿可能偶尔会睡 4 小时或 6 小时的长觉，很难给新生儿制定一个严格的作息时间表，因为新生儿的生物钟还没有起作用。

1—2 月龄的婴儿每天的睡眠总量为 16 小时左右，大部分婴儿仍然会每 3 个小时左右醒来一次。3 月龄的婴儿每天的睡眠总量为 14—15 小时，通常到 12—16 周时婴幼儿会发展出昼夜节律，在夜间会睡得更多，睡眠也更连续。总的来说，1—3 月龄婴儿还没有形成固定的作息规律，睡多久，什么时候睡都是非常随机的，这是正常现象。但是在安排婴儿作息时，很多照护者会手足无措，不知道应该从什么地方着手，照护者不必过分焦虑。在这个阶段照护者能做的是仔细观察婴儿的睡眠信号、饥饿信号，保证喂养的同时及时安排婴儿入睡。

4 月龄的婴儿每天需要睡 14—15 小时,此时婴儿的昼夜节律已经建立,夜间的睡眠更为连续,基本上夜间的第一个长觉可达 5 小时左右,甚至有些婴儿能连续睡 6 小时以上。5 月龄的婴儿每天仍然需要睡 14—15 小时,和 4 月龄的婴儿一样,夜间睡眠更为连续,婴儿小觉的时间也更加规律,很少会出现 20—30 分钟的短觉,有睡小觉习惯的婴儿还是需要照护者的帮助才能够睡到 1—2 小时。1—6 月龄婴儿睡眠需求如表 4-2 所示。

表 4-2　1—6 月龄婴儿睡眠需求

月龄	睡眠总量	小觉次数	小觉时长	清醒时间
1 个月	16 小时	4—6 个	30 分钟—3 小时	1—1.5 小时
2 个月	15—16 小时	4 个	30—45 分钟或 1—2 小时	1.5 小时
3 个月	14—15 小时	3 或 4 个	30—45 分钟或 1—2 小时	1.5—2 小时
4 个月	14—15 小时	3—4 个	45 分钟—1.5 小时	1.5—2.5 小时
5 个月	14—15 小时	3 个	45 分钟—1.5 小时	2.25—2.75 小时
6 个月	14.5 小时	3 个	1—2 小时	2.5—2.75 小时

(二) 7—11 月龄婴儿的睡眠需求

7 月龄的婴儿每天的睡眠总量在 14.5 小时左右,其中夜觉睡眠总量为 11—12 小时。夜间的第一个长觉可以达到 7—8 小时。这个阶段的婴儿通常会并觉(减少小觉次数),白天睡眠总量为 3—3.5 小时。

8 月龄的婴儿每天的睡眠总量在 14 小时左右,其中夜觉睡眠总量为 10—12 小时。这个阶段的婴儿一般会固定睡 2 个小觉,上午 1 觉,下午 1 觉,白天的睡眠总量在 3 小时左右。

过了 9 月龄之后,有不少婴儿已经可以自主睡 1.5 小时以上的小觉了。随着婴儿月龄增长,清醒时间延长以及睡眠需求改变,不少婴儿会开始出现抗拒黄昏觉甚至黄昏觉不睡的情况。7—9 月龄婴儿睡眠需求见表 4-3。

表 4-3　7—9 月龄婴儿睡眠需求[①]

月龄	睡眠总量	小觉次数	小觉时长	清醒时间
7 个月	14.5 小时	2—3 个	1—2 小时	2.75—3 小时
8 个月	14 小时	2 个	1—2 小时	3—3.5 小时
9 个月	14 小时	2 个	1.5—2 小时	3—3.5 小时
10 个月	14 小时	1—2 个	2 小时	3.25—3.75 小时
11 个月	14 小时	1—2 个	2—3 小时	3.5—4 小时

10—11 月龄的婴儿每天的睡眠总量在 14 小时左右,其中夜觉睡眠总量为 10—12 小时。这个月龄的婴儿已经有能力在夜间没有任何进食的情况下睡 10—12 小时,大多数婴儿白天仍然会睡 2 个小觉,但也有一些婴儿开始抗拒某个小觉或者某个小觉睡得很短,白天睡眠总量差不多为 2.5—3 小时。

(三) 12—36 月龄幼儿的睡眠需求

1. 12—18 月龄幼儿睡眠模式

① 睡眠总量:13—14 小时,夜间 10—12 小时,能完整夜间睡眠。

② 白天小觉:逐渐过渡到稳定的小觉 1 次/天,时长 2—3 小时。

---

① 王石云月. 好睡宝宝养成记[M]. 广州:新世纪出版社,2022.

2. 19—24 月龄幼儿睡眠模式

① 睡眠总量：12—13 小时,夜间 10—11 小时。

② 白天小觉：形成稳固的 1 次小觉,时长约 2 小时,入睡时间推后,清醒时间拉长至 5.5—6 小时以上。

3. 2 岁及以上幼儿睡眠模式

① 睡眠总量：约 12 小时,夜觉可能减少至 10 小时。

② 白天小觉：多数幼儿仍维持 1 次小觉,但入睡时间更晚,时长约 2 小时。部分幼儿可能不再睡小觉,清醒时间可长达 10—12 小时。

12—36 月龄幼儿睡眠需求如表 4-4 所示。

表 4-4   12—36 月龄幼儿睡眠需求

月龄	睡眠总量	小觉次数	小觉时长	清醒时间
12—18 个月	13—14 小时	1—2 个	2—3 小时	5—5.5 小时
19—24 个月	12—13 小时	1 个	2 小时	5.5—6 小时
25—36 个月	12 小时	0—1 个	1.5—2 小时	6 小时以上

一岁以上的幼儿在入睡时可能会遇到困难,尤其在两岁之后。这种现象通常与幼儿自主意识的增长紧密相关,他们开始尝试表达自己的诉求和感受,可能会提出一些要求以拖延入睡时间。这不仅是他们测试照护者边界的方式,也可能反映了他们希望获得更多陪伴或内心存在的某些恐惧。

为应对这种情况,照护者可以:

第一,设定界限：确保幼儿了解并遵守一定的睡前规则,这有助于建立稳定的作息习惯。

第二,制定睡前惯例表：与幼儿一起制定并遵循睡前活动,如洗澡、阅读、讲故事等,这不仅能让他们感到自主,还能帮助他们放松并准备入睡。

第三,温柔而坚定的态度：在幼儿入睡时,避免过于强硬或妥协所有要求,而是采取一种既温柔又坚定的态度,让他们感到安全和被尊重。

第四,陪伴与沟通：与幼儿进行睡前对话,回顾当天发生的事情或编一些与幼儿有关的故事,这有助于他们放松并顺利进入睡眠状态。

通过这些方法,照护者可以更好地理解和支持幼儿的入睡过程,帮助他们建立健康的睡眠习惯。

课外链接

课外阅读

课外链接

0 岁~5 岁儿童睡眠卫生指南

问题探索 2   婴幼儿睡眠环节的回应性照护技巧

通过对婴幼儿睡眠特点的初步了解,照护者已经能轻松判断婴幼儿目前的睡眠状况是否良好,是否符合月龄特点;婴幼儿的睡眠总量、小觉次数、小觉时长、清醒时间等是否处在合理范围内。了解婴幼儿睡眠照护和需求的知识是后期开展婴幼儿睡眠照护指导,制定睡眠照护策略的基础。

❓ 问题：

1. 在婴幼儿睡觉前,照护者需要做哪些准备工作呢?

2. 婴幼儿躺在床上,一直不愿意睡觉怎么办?

3. 如何纠正幼儿睡觉时吮吸手指的不良习惯?

学习支持

```
                                          ┌─ 审视睡眠基础
                                          │
                                          ├─ 优化睡眠环境
                                          │
                    婴幼儿睡眠照护的基本原则 ─┼─ 捕捉睡眠信号
                                          │
                                          ├─ 建立睡前仪式
                                          │
                                          └─ 规律安排作息

                                          ┌─ 睡眠前的准备
                                          │
婴幼儿睡眠环节的回   婴幼儿睡眠环节的回应性照护 ─┼─ 睡眠中的照护
应性照护                                   │
                                          └─ 睡眠后的照护

                                          ┌─ 哭闹
                                          │
                                          ├─ 恋物
                                          │
                    特殊情况下婴幼儿睡眠环节的回 ─┼─ 难以入睡
                    应性照护                   │
                                          ├─ 玩弄生殖器
                                          │
                                          └─ 怕黑或缺乏安全感
```

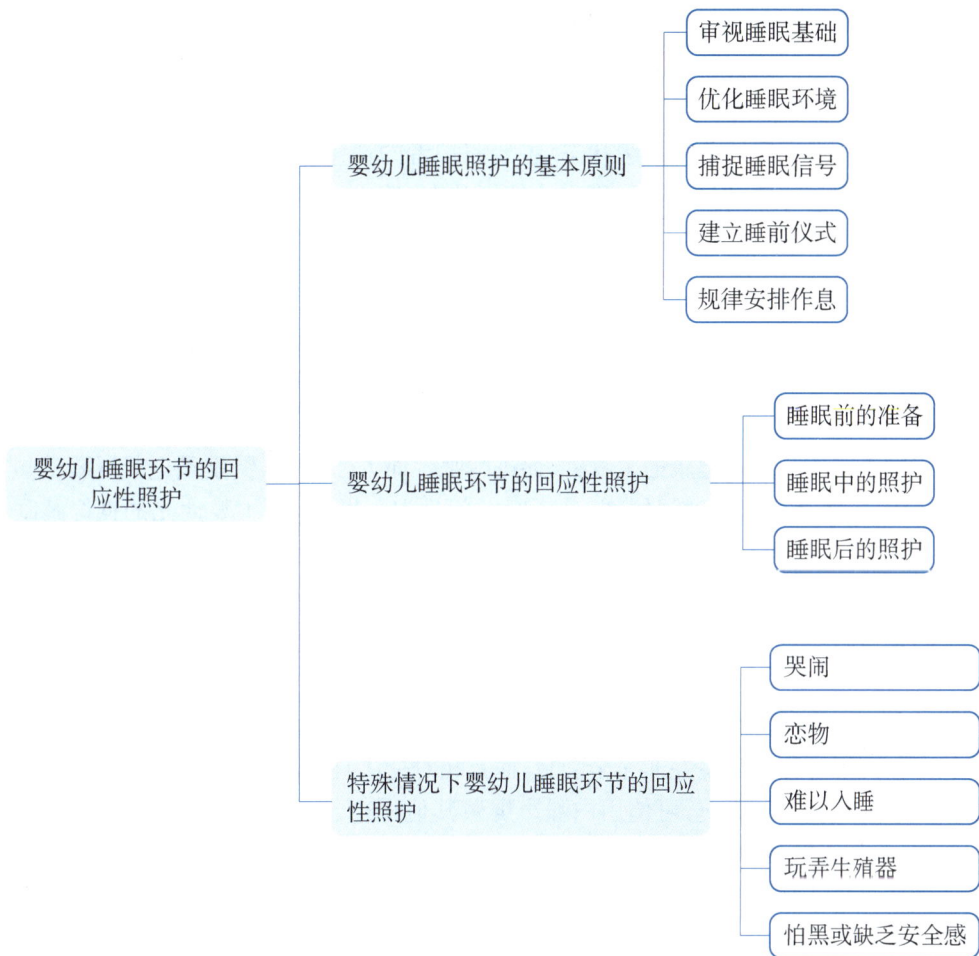

一、婴幼儿睡眠照护的基本原则

在实施婴幼儿睡眠照护的回应前,了解并打好睡眠基础是至关重要的。这是因为婴幼儿的睡眠问题往往不是突然出现的,而是由多种因素长期累积形成的。为了有效地回应和解决婴幼儿的睡眠问题,我们需要从以下几个方面来准备和考虑。

(一) 审视睡眠基础

在制定具体的睡眠调整方案之前,或者在实施睡眠引导过程之前,也要先打好睡眠基础。睡眠基础主要包括信念、生理因素、行为因素、情绪因素这四大方面。这些方面共同为婴幼儿营造一个有利于睡眠的环境,进而帮助他们建立并维持良好的睡眠习惯。

1. 信念

睡眠基础上的信念主要是指整个家庭及主要照护者对待睡眠的态度,家庭及主要照护的育儿理念、对睡眠问题的认知等,这些因素都可以直接或间接地引发睡眠问题。具体来说,家庭及主要照护对睡眠概念、婴幼儿的睡眠状况以及睡眠问题的理解,都可能使他们产生不一样的应对行为。例如,有的照护者认为婴幼儿夜里只要有翻动就是夜醒,持有这种认识的照护者很容易在夜里过度干预婴幼儿的睡眠。

2. 生理因素

生理因素层面主要考虑婴幼儿的营养是否跟得上需求,喂养和饮食的安排是否合理,婴幼儿是否处在某种特殊的阶段而感到不适等。婴幼儿在生病不舒服的情况下,睡眠常常会受到影响。但是我们确实没有办法完全避免婴幼儿胀气、过敏、湿疹、长牙、打疫苗等情况,所以在开始培养婴幼儿良好睡眠习惯、解决睡眠问题之前,要先考虑婴幼儿的身体状况。如果在调整睡眠的过程中,婴幼儿生病了,那么照护者就要降低自己的预期,把关注点先放在如何让婴幼儿感觉舒服上。

3. 行为因素

行为因素层面主要考虑婴幼儿是否有固定的睡眠仪式,作息安排是否符合月龄要求,作息安排是否合理,运动量是否足够,以及家庭教养方面的问题等。

4. 情绪因素

情绪因素也不容忽视。婴幼儿的情绪状态、主要照护者的情绪以及他们之间的互动方式,都可能对婴幼儿的睡眠产生影响。因此,保持积极、稳定的情绪状态,建立良好的亲子关系,对于婴幼儿的睡眠照护至关重要。

(二)优化睡眠环境

睡眠环境主要指影响婴幼儿睡眠环境的要素,比如光线、声音、温度、湿度、空气质量等。一个舒适、安静、适宜的睡眠环境,有助于婴幼儿放松身心,更容易入睡并保持睡眠。

1. 光线

自然光线有助于婴幼儿建立健康的生物钟,促进睡眠。而人工光线,特别是电子屏幕的短波蓝光,会抑制褪黑素的分泌,干扰婴幼儿的睡眠周期,使入睡时间推迟。因此,为了婴幼儿的良好睡眠,应鼓励多接触自然光线,同时避免晚间过度暴露于人工光线。因此在营造婴幼儿的睡眠环境时要遵循的基本原则是:白天让婴幼儿多接触自然光线,在白天睡小觉的时候,房间内保持自然光线,如果觉得阳光刺眼可以使用窗帘使房间稍微暗一点。晚间入睡前一段时间尽量保持房间昏暗,减少人工光线。

2. 声音

声音对婴幼儿睡眠有显著影响,嘈杂环境会妨碍入睡。婴幼儿对声音的反应因家庭而异,故需提前了解其睡眠状况。理想的睡眠环境并非完全静寂,而是相对持久且适度的安静。

若担心婴幼儿受突发声音影响,可使用白噪声屏蔽其他噪声。白噪声本身无安抚效果,但对小月龄婴幼儿有安抚作用,如播放类似子宫内或吹风机、电风扇等声音。随着婴幼儿成长(约4个月后),白噪声效果减弱。音量调至与洗澡水流声相近,入睡后可关闭。不同婴幼儿对白噪声反应不同,建议多尝试。

3. 温度及湿度

合适的室内温度对婴幼儿睡眠至关重要。夏季可将室内温度控制24—25℃。冬季可将室内温度维持在20—22℃。

婴幼儿对温度敏感,过热易醒甚至引发捂热综合征,不宜穿过多衣物。判断婴幼儿是否舒适,可触摸其后背、前胸或肚子,温暖干燥即适宜。推荐使用符合季节的睡袋,避免踢被子或过热。

此外,室内湿度也很重要,保持室内相对湿度在50%—60%,避免过于干燥或潮湿。可用加湿器和除湿机调节,并放置温湿度计持续监测。

4. 空气质量

空气质量对婴幼儿睡眠有直接影响。污染的空气可能引发呼吸道疾病,干扰神经系统发育,削弱免疫力,甚至影响心理健康,从而导致婴幼儿难以入睡、频繁醒来或睡眠质量下降。为保证婴幼儿良好睡眠,需保持室内空气流通,可使用空气净化器或新风系统,并避免婴幼儿暴露于污染环境中。例如,婴幼儿的睡眠环境中绝不能有烟味,无论是二手烟还是三手烟都是有害的。

(三)捕捉睡眠信号

经常有照护者抱怨"宝宝就是不想睡""怎么也哄不睡"之类的话,建议不要给婴幼儿贴上"难哄"的标签,因为婴幼儿还不具备语言沟通能力和行动能力,他在想睡的时候不会自己拉窗帘、换睡衣、关灯,甚至无法顺利地自己躺下,所以婴幼儿是否能在不哭闹的情况下顺利入睡,实际上取决于照护者能否提前捕捉到他们的睡眠信号,提前或滞后哄睡都会使婴幼儿入睡困难。掌握并分辨睡眠信号,对于合理安排婴幼儿的入睡时间至关重要。表4-5按精神状态、认知、行为这三个类别整理了一些婴幼儿比较常见的睡眠信号。

表4-5 婴幼儿常见睡眠信号

精神状态	认知	行为
哭闹、烦躁、哼唧、尖叫、无端地发脾气	对周围事物失去兴趣,眼神呆滞、空洞,不愿意和照护者玩	打哈欠、揉眼睛、抓耳朵、挠脸、容易摔倒、拿不稳手里的东西、把头埋在照护者怀里、向后仰、打挺

婴幼儿的睡眠信号也有等级之分,像打哈欠、揉眼睛,眼神呆滞,这类往往是比较初级的信号,婴幼儿还没有特别困。而哭闹,就意味着婴幼儿已经非常困,甚至过度疲劳了。但每个婴幼儿都不太一样,所以需要照护者认真观察总结,才能找到属于婴幼儿个性化的睡眠信号。

在婴幼儿发出睡眠信号后,照护者首先要判断睡眠信号的等级(图4-1),当出现打哈欠、揉眼睛等初级信号时,照护者还有时间做睡前准备,慢慢引导婴幼儿入睡。具体来说,当婴幼儿第一次发出打哈欠的信号时,立即哄睡未必能够奏效,因为这时离她真正入睡还有10—20分钟的时间,但可以开始引导婴幼儿进入睡前安静阶段,然后根据后续信号启动睡前仪式。如果婴幼儿已经哭闹,烦躁了,照护者不要立即安排入睡,在这样的情绪状态下,婴幼儿多半是睡不着的,要先想办法安抚婴幼儿的情绪,可以在卧室陪婴幼儿玩一会儿,做一些安静的游戏,比如读绘本,其间要观察婴幼儿的睡眠信号,然后再启动睡前仪式,尽快安排入睡。

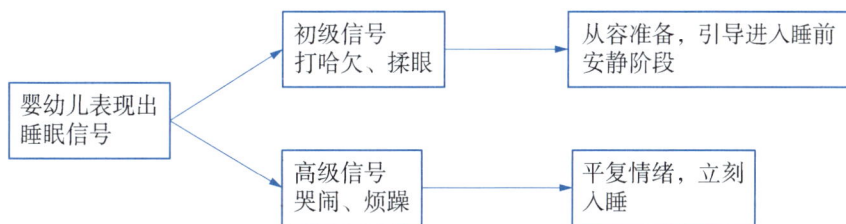

图4-1 婴幼儿睡眠信号

(四) 建立睡前仪式

睡前仪式是由照护者在熄灯前的同一时段和婴幼儿共同参与的一系列以相同顺序串联而成的固定活动组成,帮助婴幼儿舒缓情绪,为入睡做准备。睡前仪式包括睡前安静时间和睡前程序两部分(图4-2),其中睡前安静时间在先,持续时间较短,随后才进入睡前程序。

睡前仪式的活动具有安抚放松的作用,有助于帮助婴幼儿舒缓情绪,进入睡前状态,并且固定的活动增强了婴幼儿的可预期性,这种可预期的活动组合能增强婴幼儿的安全感。另一方面,睡前仪式还能够帮助婴幼儿建立规律作息时间。

睡前仪式的活动非常多样,常见的有洗澡、刷牙、换睡衣、讲故事、做游戏、唱歌、晚安亲吻、开白噪声等。睡前仪式的活动通常被分为三大类,即过渡活动、连接和舒缓活动、信号活动。其中过渡活动发生在睡前安静时间,连接和舒缓活动以及信号活动一起组成睡前程序。

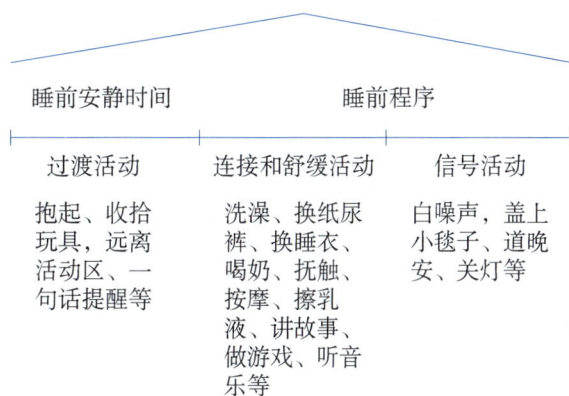

图4-2 睡前仪式

1. 过渡活动：开启睡前仪式的信号

过渡活动作为睡前仪式的起始，其目的在于提醒婴幼儿，当前的活动已经结束，接下来将进入睡眠前的准备阶段。这类活动应当简短而明确，例如，通过简单地整理玩具、调暗房间光线等方式，向婴幼儿传递"准备睡觉"的信号。

2. 连接和舒缓活动：增进亲密，缓解情绪

连接和舒缓活动在睡前仪式中占据核心地位。这类活动不仅有助于婴幼儿放松身心，减轻白天的紧张与压力，还能够增进家长与婴幼儿之间的亲密感。常见的连接和舒缓活动包括洗澡按摩、喂奶、讲故事、做游戏等。其中，有些活动侧重于加强亲子之间的情感联系，有些则更注重缓解婴幼儿的紧张情绪。

3. 信号活动：入睡准备的结束标志

信号活动是睡前仪式中的关键一环，它标志着入睡准备活动的结束，同时也向婴幼儿传达了接下来将进入睡眠时间的信息。常见的信号活动包括开启白噪声、盖上小毯子、亲吻道晚安、关灯等。这些活动应当成为睡前仪式的固定组成部分，以便于婴幼儿形成固定的睡眠习惯。

总的来说，睡前仪式的设计应当充分考虑婴幼儿和照护者的实际情况与喜好。并不存在绝对正确的睡前仪式，只要能够适合婴幼儿和照护者的需求，并且能够坚持每天执行，就是有效的睡前仪式。在设计睡前仪式时，应当注重活动的多样性和趣味性，以确保婴幼儿能够在轻松愉快的氛围中进入睡眠状态。

（五）规律安排作息

规律作息强调一天当中各项活动的安排需要遵循一定的原则，有规律可循且能够坚持下去。在婴幼儿的作息安排上，规律作息意味着根据婴幼儿当前所处发展阶段的特点，形成可重复的一日作息安排。无论是哪种作息安排方式，都应该有一个相对固定的作息表。

在调整婴幼儿作息的过程中，持续的作息记录是非常重要且必要的。照护者通过记录睡眠日志来摸索适合婴幼儿的清醒时间很关键。通过记录可以计算出婴幼儿的睡眠潜伏期有多长，也就是大约花多久才能睡着，进而推导出什么时候安排婴幼儿入睡比较合适，这对观察睡眠信号，安排婴幼儿入睡是一个有力的补充。

二、婴幼儿睡眠环节的回应性照护

（一）睡眠前的准备

1. 环境布局

① 确保空气清新、卫生整洁，温湿度适宜。提前 1 小时打开睡房门窗，交换室内外空气，保持空气清新。在夏季和冬季，提前半小时打开空调，保持适宜的温度，并准备好适宜的入睡衣物，如睡袋、睡衣。

② 选择合适的遮光窗帘，保证适宜的光线环境。

③ 准备舒适的安抚区，便于照护者协助或安抚婴幼儿。

④ 为婴幼儿提供储物空间，鼓励其自我整理。

⑤ 床之间留出足够宽的间隙，确保安全。

⑥ 提供带有护栏且高度宽度适宜的小床。

2. 协助脱衣与整理

① 观察婴幼儿是否能自己脱衣、叠衣、铺被，提供必要帮助。

② 示范并协助婴幼儿穿脱衣物，鼓励其手部精细动作练习。

③ 提前了解婴幼儿的睡眠习惯，家园共育协助其建立良好的睡眠习惯。

3. 情绪观察与安抚

① 提前沟通与观察婴幼儿的入睡习惯和偏好，是否需要特别安抚。

② 留意婴幼儿身上是否有安全隐患，如小发饰、小玩具等。

③ 允许婴幼儿携带"依恋物"入睡，但须做好安全检查。

4. 组织安静的睡前活动

① 睡前以安静的活动为主,比如讲故事、看图书、听音乐、折纸等。

② 安静的活动有利于婴幼儿平缓情绪,快速入睡,减少不安全的因素。

(二)睡眠中的照护

1. 睡眠观察与处理

① 照顾和安抚入睡困难的婴幼儿,分析其睡不着的原因。噪声、光线、饮食、温度湿度、情绪状况、身体因素等都可能导致婴幼儿入睡异常。照护者需要根据情况采取相应的措施来进行安抚和照顾。

② 定期巡视,关注婴幼儿睡眠情况。定时巡视婴幼儿睡眠状态,细心观察婴幼儿的举动。婴幼儿入睡慢时,照护者要耐心安抚、陪伴;婴幼儿有身体不适,要多加留意,时刻查看其睡眠状态;婴幼儿未盖好被褥,要及时发现和调整,即使夏季,至少也要盖住腹部;睡姿不正确的婴幼儿,可轻轻帮助婴幼儿调整身体至仰卧位或右侧卧位。

(三)睡眠后的照护

1. 起床后的照护流程

① 情绪观察:婴幼儿起床后的情绪状态是他们一天开始的重要表现。照护者需要关注婴幼儿的情绪是否稳定、愉悦,并据此调整照护策略。

② 自我服务能力培养:鼓励婴幼儿自己尝试穿衣、叠被等自我服务活动,这有助于培养他们的独立性和自理能力。照护者可以在一旁观察,适时提供必要的帮助。

③ 求助和表达能力培养:当婴幼儿遇到困难或需要帮助时,照护者应鼓励他们表达自己的需求。如果婴幼儿不会表达,照护者可以示范并引导他们学习。

2. 尿床情况的处理

① 及时更换衣物:婴幼儿尿床后,照护者应迅速帮助他们更换衣物,避免他们着凉或感到不适。

② 避免责怪:尿床是婴幼儿成长过程中的常见现象,照护者不应责怪婴幼儿,而是要以理解和关心的态度来帮助他们。

③ 耐心观察和引导:照护者需要耐心观察婴幼儿尿床的原因,是否是因为不会表达、没有意识到等。然后可以通过示范和引导来帮助婴幼儿学会正确表达自己的需求。例如:"宝贝,你的裤子湿了,这一定让你很不舒服。我知道这可能是一个意外,但不用担心,妈妈/老师在这里帮助你。下次如果你感觉到裤子湿了或者需要帮助,你可以试着说'妈妈/老师,帮帮我',这样我就能更快地过来帮助你,让你感到更舒服。我们一起来换一条干爽的裤子吧。"

3. 睡眠日志的记录和反馈

① 详细记录:照护者应详细记录婴幼儿在机构的睡眠情况,包括入睡时间、睡眠时长、睡眠质量等。

② 定期反馈:根据睡眠日志的记录,照护者可以定期向家长反馈婴幼儿的睡眠情况,并提供一些改善睡眠的建议。

婴幼儿的睡眠后照护是一个细致而重要的工作。照护者需要关注婴幼儿的情绪状态和自我服务能力,并通过耐心引导和示范来帮助他们成长。同时,记录睡眠日志并向家长反馈也是照护工作的重要组成部分。通过这些措施,照护者可以为婴幼儿提供一个温馨、舒适、安全的成长环境。

三、特殊情况下婴幼儿睡眠环节的回应性照护

(一)哭闹

当婴幼儿在睡眠时哭闹,照护者的首要任务是理解并回应他们的需求。以下是一些常用的睡眠回应方法。

1. 判断哭闹原因

① 生理需求:检查婴幼儿是否饿了、渴了、尿布湿了或需要排便。

② 情感需求：婴幼儿可能因为感到孤独、不安或需要关注而哭闹。

③ 环境因素：检查房间是否过冷、过热、光线过强或有噪声干扰。

④ 身体不适：注意婴幼儿是否有发热、皮疹或其他不适症状。

2. 安抚婴幼儿

① 轻轻拍一拍或抱一抱，给予婴幼儿身体上的安慰。

② 使用柔和的语言或唱摇篮曲，与婴幼儿说悄悄话，传递情感上的支持。

③ 尝试使用安抚巾、安抚玩具等物品，帮助婴幼儿平复情绪。

3. 处理拒绝上床的情况

① 如果婴幼儿拒绝上床，照护者可以暂时带他们离开睡眠室，到其他安静、舒适的场所散步或玩耍。

② 在这个过程中，与婴幼儿保持沟通，了解他们的想法和感受。

③ 当婴幼儿情绪稳定后，再陪伴他们回到睡眠室，鼓励他们上床休息。

4. 关注身体健康

① 如果婴幼儿因身体不适而哭闹，照护者应立即观察他们的症状，并尽快联系保健医生进行检查。

② 如有必要，根据医生的建议给婴幼儿服用药物或采取其他治疗措施。

5. 耐心与关爱

① 在处理婴幼儿睡眠哭闹的过程中，照护者需要保持耐心和关爱。

② 婴幼儿可能无法完全理解照护者的意图和动作，但他们能感受到照护者的情感支持。

③ 通过持续的努力和关爱，照护者可以帮助婴幼儿克服睡眠困扰，建立健康的睡眠习惯。

（二）恋物

对于恋物的婴幼儿在睡眠时展现出的依赖行为，照护者的回应策略需要既关注婴幼儿的情感需求，又逐步引导他们建立独立睡眠的习惯。以下是一些具体的建议：

① 理解并接受婴幼儿的情感：要理解婴幼儿对特定物品的依恋是一种正常的情感表达方式，这种依恋物可能为他们提供了安全感。

② 转移注意力：当婴幼儿表现出对依恋物的过度依赖时，照护者可以尝试用其他玩具或游戏来转移他们的注意力，帮助他们建立对其他事物的兴趣。

③ 提供替代物：如果婴幼儿对某一物品的依恋非常强烈，照护者可以尝试寻找类似的替代物，以减轻他们对特定物品的依赖。

④ 逐步减少依恋物的使用：在婴幼儿适应其他玩具和活动后，照护者可以逐步减少他们在睡前对依恋物的使用。例如，一开始允许婴幼儿抱着依恋物入睡，然后逐渐转变为在睡前只让婴幼儿抱一会儿依恋物，最后实现婴幼儿独自入睡。

⑤ 陪伴与安抚：在整个过程中，照护者的陪伴和安抚至关重要。婴幼儿可能会因为减少依恋物的使用而感到不安，照护者需要给予他们足够的关注和安慰。

⑥ 建立睡前仪式：为婴幼儿建立固定的睡前仪式，如洗澡、换睡衣、讲故事等，可以帮助他们放松心情，减少对依恋物的依赖，并更快地进入睡眠状态。

⑦ 耐心与坚持：整个过程可能需要一段时间，照护者需要保持耐心和坚持。不要强迫婴幼儿立即改变他们的习惯，而是逐步引导他们适应新的睡眠方式。

⑧ 观察与调整：在整个过程中，照护者需要密切关注婴幼儿的情绪和睡眠状况，并根据他们的反应适时调整策略。如果婴幼儿出现过度焦虑或抵触情绪，照护者需要暂停或调整计划。

通过以上的策略，照护者可以在尊重婴幼儿情感需求的同时，逐步引导他们建立独立的睡眠习惯。

（三）难以入睡

针对难以入睡的婴幼儿，特别是在午睡时间表现出精力充沛、无法顺利入睡的情况，照护者确实需要采取一系列的策略来帮助婴幼儿建立良好的睡眠习惯。以下是一些具体的建议：

1. 建立规律的作息

① 尽可能让婴幼儿每天的作息时间保持一致,包括起床、吃饭、午睡和晚上睡觉的时间。

② 即使婴幼儿在中午精力旺盛,也尽量按照预定的午睡时间安排他们上床。

2. 创造舒适的睡眠环境

① 确保婴幼儿的睡眠环境安静、昏暗、凉爽(但不能过冷)。

② 使用合适的床品,如柔软的床单、温暖的被子和舒适的枕头(适合年龄较大的婴幼儿)。

③ 考虑使用柔和的音乐或白噪声来帮助婴幼儿放松和入睡。

3. 建立睡前仪式

① 睡觉前进行一系列固定的活动,如洗澡、换睡衣、读故事书或听摇篮曲。

② 这些活动可以帮助婴幼儿逐渐放松,为睡眠做好准备。

4. 陪伴并鼓励入睡

① 对于难以入睡的婴幼儿,照护者可以陪伴他们躺在床上,轻轻拍打或抚摸他们,给予他们安全感。

② 使用温和的语气和鼓励的话语来帮助他们放松,并告诉他们现在是睡觉的时间。

5. 限制午睡前的活动

① 避免在午睡前进行过于刺激的活动,如剧烈运动或玩电子游戏。

② 可以安排一些较为平静的活动,如听音乐、画画或阅读。

6. 调整饮食

① 避免在午睡前给婴幼儿吃过多或过重的食物,这可能会影响他们的睡眠质量。

② 可以考虑给婴幼儿喝一小杯热牛奶(如果他们已经开始吃辅食),这有助于放松和入睡。

7. 保持耐心和一致性

① 帮助婴幼儿建立良好的睡眠习惯需要时间和耐心。照护者需要保持一致性,即使婴幼儿在某些时候表现出抗拒。

② 避免在婴幼儿无法入睡时给予过多的关注或玩耍,这可能会让他们误以为午睡时间是玩耍的时间。

(四) 玩弄生殖器

对于婴幼儿在睡眠中玩弄生殖器的情况,这通常是由于他们对自己身体的好奇心和探索欲望,以及生殖器本身带来的敏感触觉所驱动的。这并不一定是一个需要过度担忧的行为,但照护者可以通过一些方法来引导婴幼儿,以帮助他们建立健康的睡眠习惯和自我认知。

以下是一些建议:

1. 理解并接纳

要理解这是婴幼儿在成长过程中的一种自然行为,不要因此感到尴尬或生气。接纳他们的行为,并尝试以平和的心态来对待。

2. 温和的引导

当发现婴幼儿在睡眠中玩弄生殖器时,不要大声呵斥或过于紧张。可以通过轻轻地握住他们的小手,引导他们把手放在被子外面,或者轻轻地调整他们的睡姿。同时,也可以用柔和的声音与他们交流,让他们感到安全和放松。

3. 教育与沟通

随着婴幼儿年龄的增长,他们开始逐渐理解自己的身体和性别。照护者可以在适当的时机,用简单易懂的语言向他们解释生殖器的功能和重要性,并告诉他们如何正确地对待自己的身体。

(五) 怕黑或缺乏安全感

针对怕黑和缺乏安全感的婴幼儿,开展回应性照护的关键在于理解并满足他们的情感需求,同时逐步引导他们克服对黑暗的恐惧。以下是一些建议:

1. 理解并接纳婴幼儿的情感

要理解婴幼儿怕黑和缺乏安全感是正常的情绪反应。他们可能由于年龄、经验或环境因素而产生这些情绪。作为照护者,应该接纳并理解这些情绪,而不是轻视或忽视。

2. 提供稳定的照护环境

为婴幼儿提供一个稳定、安全、充满爱的照护环境。保持环境的整洁、有序,避免过多的噪声和刺激。在婴幼儿需要时,给予及时的关注和回应,让他们感受到安全和被照顾。

3. 逐步引导婴幼儿适应黑暗

对于怕黑的婴幼儿,可以逐步引导他们适应黑暗。例如,在夜晚可以留一盏小夜灯,让婴幼儿逐渐适应较暗的环境。同时,可以与婴幼儿一起探索黑暗中的事物,如夜晚的星空、月亮等,让他们对黑暗产生好奇和兴趣。

4. 引导婴幼儿表达情感

鼓励婴幼儿表达自己的情感,可以帮助他们更好地理解和处理自己的情绪。可以通过绘画、手工、故事讲述等方式来引导婴幼儿表达自己的感受。同时,也要给予婴幼儿足够的支持和理解,让他们感受到自己的情感被接纳和尊重。

问题探索 3
婴幼儿睡眠照护的常见问题及注意事项

婴幼儿的睡眠问题很大程度上与照护者的做法和习惯密切相关。照护者对待睡眠的态度和行为,直接影响到婴幼儿对睡眠的认知和习惯形成。在婴幼儿实际的照护过程中,还是会存在许多的问题以及注意事项。

❓ 问题:

1. 洗澡、换睡衣、玩、喝奶都是睡前仪式中可以进行的活动,可是为什么婴幼儿完成了睡前仪式还是不睡呢?

2. 婴幼儿自主入睡的能力是天生的还是后天习得的?

3. 如何判断婴幼儿睡了个好觉?

学习支持

婴幼儿睡眠照护的常见问题及注意事项
- 关于睡前仪式的操作误区
- 让婴幼儿顺利入睡的基本要素
- 找到适合婴幼儿的安抚方式
- 保证婴幼儿充足的睡眠
- 建立良好的睡眠习惯

一、关于睡前仪式的操作误区

睡前仪式应该是一致的,正面的并且有明确的顺序。"一致"意味着睡前仪式包含的活动是固定的一系列事件的组合,每天要在几乎相同的时间进行,同时顺序是基本固定的。正面的意味着睡前仪式应该是愉快的、积极的,包括亲子共读、唱歌、抚触、按摩、喂奶等活动。睡前仪式,最后的部分需要在婴幼儿的睡室中进行,以下是睡前仪式中可能存在的操作误区。

1. 睡前仪式过少或过多

如果睡前仪式只是简单地喂奶或者只是拉窗帘,那就不能称为仪式了。对于婴幼儿来说,如果睡前仪式包含的元素过多,唱歌、跳舞、讲故事、抚触、喂奶一应俱全,那么婴幼儿可能会觉得很累,反而错过了合适的入睡时期。不过睡前仪式过多,这种情况更常出现在一岁半以后。为了避免睡前仪式过多,可以试试和婴幼儿一起头脑风暴,把睡前要做的事情固定下来,引导婴幼儿自己设计他的睡前惯例表,如果婴幼儿忘记了某些照护者认为重要的部分,可以补充进去,但是照护者需要明确地告知婴幼儿,并和婴幼儿达成共识。

2. 不当的睡前仪式顺序

从理论上说不存在"错误"的睡前仪式,每个婴幼儿都是不同的,对于睡前仪式的反应也不一样,但是如果睡前仪式的顺序乱了,不但不能使婴幼儿平静放松下来,反而会使他们变得更加兴奋。如果在睡前仪式当中包含睡前的打闹,如躲猫猫等让人兴奋的游戏,或者使用电子产品看动画片等都很难使婴幼儿的情绪平复下来,进而会影响睡眠质量。在睡前仪式过程当中应该采用一些舒缓的、平稳的活动。尽量避免让婴幼儿进行剧烈的运动或感到兴奋的活动。

3. 睡前仪式缺乏一致性或总是一成不变

睡前习惯的养成有一个核心要素,就是保持一致性,只要照护者和婴幼儿坚持做,就一定能看到效果,不能"三天打鱼,两天晒网"。在之前的内容中强调睡前仪式包含的活动需要固定,但这个"固定"指的是在一个时间段内相对固定,随着婴幼儿月龄的增长,睡前仪式中的一些元素是需要发生相应变化的。比如在婴幼儿出牙后,睡前仪式中就可以加入刷牙的环节,在婴幼儿能够自己刷牙之后,这一环节就可以由婴幼儿自己完成。

4. 不恰当的睡眠道具

睡眠道具通常是由照护者引入,婴幼儿能够在睡眠中自己掌控或维持的物品,如安抚物、连续播放的白噪声等。尽管这些道具确实有助于婴幼儿更快地入睡,但对于那些需要照护者协助才能入睡的婴幼儿而言,若睡眠道具的维持依赖于照护者,则可能会给照护者带来额外的压力和困扰。例如,需要照护者持续抱哄、喂奶或反复开启摇篮曲等措施。

在众多睡眠道具中,安抚奶嘴和安抚物是常见的选择。然而,它们是否适合作为睡眠道具,很大程度上取决于婴幼儿能否独立使用。如果婴幼儿能够在安抚奶嘴掉落时自己塞回,或在安抚物掉下床时自己捡起,无需照护者的帮助,那么这些就是恰当的睡眠道具。相反,如果婴幼儿需要依赖照护者来塞回奶嘴或捡起安抚物,那么这些就是不恰当的睡眠道具,因为它们增加了照护者的工作负担,同时也可能干扰婴幼儿的自然睡眠模式。

5. 不良的睡眠联结

不良的睡眠联结主要体现在"允许婴幼儿边吃边睡""抱着、摇着婴幼儿入睡""让婴幼儿在照护者床上入睡",这些做法形成的睡眠联结会导致婴幼儿突然醒来后很难自己再入睡,部分做法甚至是对婴幼儿的健康有害。例如,让幼儿边吃边睡,会导致龋齿,不仅损害乳牙,对恒牙同样有损害。对于1岁以前的婴幼儿来说,由照护者抱着坐在沙发上或扶手椅子上睡都有发生窒息和婴儿猝死综合征的危险。

此外,这些不良的睡眠联结还会干扰婴幼儿的自然睡眠周期,影响他们的生长激素分泌,从而对婴幼儿的生长发育产生不良影响。同时,这些习惯也会导致照护者夜间频繁被唤醒,影响其睡眠质量,长期下来可能对照护者的身心健康也造成不利影响。

二、让婴幼儿顺利入睡的基本要素

1. 恰当的入睡时机

选择婴幼儿既有足够的困意,又没有过度疲倦的时候安排入睡,是确保他们能够快速且安稳入睡的关键。

2. 身体的舒适感

饥饿、生病、长牙、过冷或过热等状态,都会让婴幼儿感觉不适,而这类不舒服的感觉会影响婴幼儿安稳入睡。

3. 平和的睡前情绪

婴幼儿在平静放松且觉得安全的状态下,往往是比较容易入睡的,婴幼儿睡前的状态也会受到哄睡人情绪状态的影响。睡前得到照护者有效情感回馈较多的婴幼儿,在入睡、睡眠维持等方面会表现得更好。

4. 促睡的周围环境

促睡的环境要昏暗,温度和湿度要适宜,没有过多的噪声或刺激物。

三、找到适合婴幼儿的安抚方式

有些照护者会觉得婴幼儿在睡觉时动动胳膊、揉揉脸就是醒来了,于是立马安抚,他们并没有意识到婴幼儿这时可能只是处于短暂的觉醒阶段,处于短暂觉醒阶段的婴幼儿的动作的确比较多,但是没有真正地醒来,照护者的介入反而打乱了婴幼儿的自然睡眠节奏,还可能适得其反,比如安抚过度使婴幼儿醒来。

1. 允许婴幼儿表达情绪

① 婴幼儿的哭闹是一种情绪的表达。它可能代表饥饿、困倦、不适或其他需求。哭闹不仅是需求的表达,还能帮助婴幼儿舒缓压力。

② 随着月龄增长,婴幼儿的哭声可能还包含更多的社会性意味,如恐惧、挫败等。

③ 照护者不应过度紧张或急于止哭,而是应首先判断哭闹的原因,并恰当地回应。

2. 安抚注意事项

① 要制定合理的有预期的作息时间表。当婴幼儿拥有比较规律的作息时就不太可能因为变化或突发情况而引发情绪爆发。

② 在睡眠引导的过程中,对待婴幼儿态度不一致的情况经常出现,比如照护者对婴幼儿每一次觉醒的回应不同,有时摇晃,有时唱儿歌,有时放任哭,有时立马抱起来。照护者要避免间歇性强化,保持一致性并坚持。

③ 安抚不等于止哭,安抚是让婴幼儿的情绪得到充分释放,不要觉得安抚后婴幼儿还哭就是安抚不到位,照护者要允许婴幼儿哭泣。

3. 安抚方法

① 初步安抚:通过抱着婴幼儿或喂奶来使其感到舒适和安全。

② 渐进式安抚:从抱着入睡过渡到使用辅助工具(如摇篮、手推车),再逐渐减少到仅通过抚摸和声音安抚。

③ 自我安抚:最终目标是婴幼儿学会自我安抚入睡。

4. 照护者的回应与倾听

① 照护者应及时回应婴幼儿的信号,表明自己已接收到他们的需求。

② 通过仔细观察和倾听婴幼儿的哭声,照护者可以更准确地判断哭闹的原因,并满足相应需求。

③ 在婴幼儿情绪激烈时,照护者应先帮助他们平静下来,再逐步进行安抚。

四、保证婴幼儿充足的睡眠

1. 婴幼儿睡眠充足的标准

除了根据婴幼儿睡眠的适宜时间来判断婴幼儿的睡眠是否充足,照护者还可以通过仔细观察婴幼儿的精神状态和生理状态来判断。一般情况下睡眠充足的婴幼儿情绪相对稳定,反应灵敏,不易激动也不易发怒,具体表现如下:

① 婴幼儿清晨会自动醒来,精神状况良好。

② 婴幼儿日常精力充沛活泼好动,食欲正常。

③ 婴幼儿体重身高能够按照正常的生长速度增长。

当出现表4-6中几种情况时,可能意味着婴幼儿严重"睡眠不足"。

表4-6　婴幼儿睡眠不足的表现

日常时段	具体表现
玩耍时	莫名地发脾气,稍不注意就尖叫哭闹,啃咬手指或其他物品
临睡前	哭闹、吃手、揉眼睛,感到困倦但难以入睡
入睡时	需要依靠比较强的安抚(摇晃、长时间吸吮)才能入睡或维持睡眠状态
睡眠中	小觉时长较短,常常只有20分钟,夜间多次醒来且无法立即入睡

虽然有些婴幼儿是天生睡眠较少,但大多数婴幼儿睡得少的情况,是由家庭或照护者养育方式和环境造成的,照顾人员需从养育细节上积极寻求改善方法,保证婴幼儿拥有充足的睡眠。

2. 婴幼儿睡眠充足的条件保证

① 环境条件:营造舒适安静的睡眠环境,室内无噪声,光线、温度、湿度条件适宜。

② 生理条件:保证婴幼儿身体舒适,睡前需要让婴幼儿排尿,及时更换尿布,更换柔软宽松的棉质睡袋或睡衣。

③ 饮食条件:保证婴幼儿的饮食质量,不让婴幼儿在饥饿或过饱的状态下睡觉。

④ 精神条件:保持婴幼儿睡前情绪正常,不做剧烈运动,以免过度兴奋,避免婴幼儿受到惊吓,防止婴幼儿紧张焦虑。

五、建立良好的睡眠习惯

1. 设立一个睡前常规活动

通过设立固定的睡前活动,如听轻柔的音乐和读故事,为婴幼儿创造一个安静、放松的睡前氛围。这些活动不仅能让婴幼儿平静下来,还能成为他们期待睡觉的信号。

2. 保持一致性

确保婴幼儿每天在相同的时间上床睡觉,有助于调整他们的生物钟,让他们自然地感到困倦。这种一致性也有助于婴幼儿建立稳定的生活习惯和预期。

3. 积极简单的睡眠联结

在婴幼儿开始感到困倦但还未完全入睡时,将他们放到婴儿床上。这样做可以逐渐让他们将婴儿床与睡觉联系起来,从而更容易入睡。

4. 引入安抚物品

允许婴幼儿选择一件特别的物品,如毯子或玩具,作为他们的睡眠伴侣。这些物品可以提供安全感,帮助他们在夜间安抚自己。但务必确保这些物品是安全的,没有小部件或袋子,以防止窒息风险。

5. 确保舒适度

在婴幼儿睡觉前,检查他们是否舒适,是否需要喝水或上厕所。满足这些基本需求后,明确告诉他们现在是睡觉时间。

6. 逐步培养自我安抚能力

当婴幼儿在夜间哼唧或哭闹时,照护者可以稍等片刻再作出反应。这样做旨在教会婴幼儿学会自我安抚,同时也让他们知道照护者仍然在附近,可以随时提供支持。在回应后,再次提醒他们现在是睡觉时间,帮助他们重新集中注意力在睡眠上。

课证融合

1＋X幼儿照护职业技能考核案例

【题目】彬彬,3岁,平时活泼好动,没有大问题令父母担忧。但是近半个月来,彬彬母亲早上掀开彬彬的被子,发现床上总是湿一大片,孩子还缩在角落哭泣。彬彬父母最近老是因为经济与工作原因吵架,没有避开彬彬,父母也不知道怎么办才好。

【任务】作为照护者,请完成正确如厕的指导。

一、操作准备

1. 自身准备

① 清洗双手,修剪指甲,确保个人卫生。

② 穿戴整洁的衣物,展示专业形象。

2. 环境准备

① 确保环境干净、整洁、安全,无潜在危险。

② 调整室内温湿度至适宜范围,确保舒适。

3. 物品准备

① 准备签字笔、手消毒剂、幼儿睡前读物、音乐播放器、室温计、记录本和笔等。

② 所有物品摆放有序,方便取用。

4. 幼儿评估

① 对3岁的彬彬进行初步评估,了解其遗尿现象及心理状态。

② 与家长沟通,了解彬彬的生活习惯、家庭环境等。

二、预期目标

指导彬彬正确如厕。

三、模拟操作

1. 询问与观察

① 与彬彬的妈妈沟通,询问彬彬是否有病史、睡前习惯、家庭成员关系等,如:"彬彬妈妈,您好！我是彬彬的照护者,今天来是想跟您聊聊彬彬的遗尿问题。彬彬最近早上醒来床铺总是湿的吗?"

② 观察彬彬的行为和情绪状态,记录相关信息。

2. 干预遗尿现象

① 创造适宜睡眠环境:确保床铺整洁、安静,光线和温湿度适宜。

② 睡前准备:给彬彬读睡前读物,播放助眠音乐,与彬彬聊天,缓解其紧张情绪。"彬彬,来,老师给你读个故事书,好不好?"(开始读睡前读物,同时播放轻柔的音乐。)

③ 限制和控制行为:睡前避免进食,饮水过多,确保心情平稳与安静。

④ 定时排尿训练:叮嘱彬彬在日间逐渐延长排尿间隔时间,并尝试中断排尿训练。

⑤ 家庭环境营造:鼓励父母维持和睦的家庭关系,不在彬彬面前争吵。

3. 持续观察与记录

① 持续观察彬彬的遗尿情况,记录尿床次数及改善情况。

② 评估干预措施的有效性,根据需要进行调整。

4. 整理与报告

① 整理使用过的物品,保持环境整洁。

② 使用七步洗手法洗净双手,确保个人卫生。

③ 撰写记录,报告彬彬的遗尿情况及干预措施的效果。

④ 定期与家长沟通,共同关注幼儿的进步和问题,及时调整干预方案。

⑤ 如遇到特殊情况或问题无法解决时,及时寻求专业帮助或建议。

考点练习

一、单选题

1. 以下对安全睡眠环境描述正确的是(　　　　)。

A. 使用通过安全认证的婴幼儿床垫

B. 将玩具及填充动物放在婴幼儿睡眠区域

C. 婴幼儿与主要照护者一起睡

D. 全部关闭遮光窗帘,光线黑暗

2. 10—11月龄婴幼儿睡眠总时长为(　　)。

A. 10小时　　　　　　B. 11小时　　　　　　C. 12小时　　　　　　D. 14小时

3. 睡前仪式中信号活动包括(　　)。

A. 换睡衣　　　　　　B. 喝奶　　　　　　C. 做游戏　　　　　　D. 道晚安

4. 照护者应将婴幼儿睡眠时的具体情况详细记录在表中,以下哪项不需要记录?(　　)

A. 入睡情况　　　　　B. 情绪情况　　　　　C. 是否尿床　　　　　D. 喝奶时间

二、多选题

1. 婴幼儿睡眠充足需要(　　)条件来保证。

A. 环境条件　　　　　B. 生理条件　　　　　C. 精神条件　　　　　D. 饮食条件

2. 婴幼儿睡眠前照护者需要(　　)。

A. 观察婴幼儿情绪

B. 进行安全隐患排查

C. 做好巡视

D. 观察婴幼儿能否完成自己穿衣服等自我服务的事情

三、简答题

1. 简述优化睡眠环境的措施。

2. 简述正常婴幼儿睡眠回应策略。

3. 简述婴幼儿常见睡眠信号。

◤ 赛项引领

婴幼儿睡眠环境营造

【题目】妈妈带1岁8个月的宝宝去公园玩了一天,晚上回来后,宝宝又累又困,衣服都没来得及脱,就倒在妈妈怀里睡着了。睡了一个小时后,宝宝哭着醒来,妈妈搂着宝宝轻轻拍打,宝宝却怎么也无法继续入睡,爸爸也因为被吵醒坐在旁边的沙发上吸烟。

请完成任务:

① 根据上述材料分析影响婴幼儿睡眠的原因;

② 根据以上原因提出相应的解决办法;

③ 简述如何培养建立良好的睡眠习惯(至少三点);

④ 实际操作考核婴幼儿的正确横托抱姿。

（一）实施条件

婴幼儿保健实训室、学生自备纸笔、仿真娃娃。

（二）考核时长

任务①—③为书面考核,时长为60分钟;任务④为实际操作考核,时长为20分钟。

（三）评分细则(表4-7)

任务①20分:依据材料分析影响婴幼儿睡眠的原因(玩耍一整天精神过度兴奋但身体过于劳累、衣服、怀抱、吸烟,每点5分);

任务②20分:根据原因提出相应的解决办法(原因:白天婴幼儿玩得太疲劳,衣物未脱,孩子父亲抽烟导致宝宝的睡眠环境不好,总计5分。解决办法:①控制宝宝游玩时间　②睡眠时需要脱掉外套等衣物　③睡眠时应保持室内空气清新。缺少一点扣5分);

视频

横抱姿势

任务③20分:简述如何培养建立良好的睡眠习惯,四点建议(①建立睡眠常规　②恰当的安抚方式③建立睡前仪式　④舒适的环境,任意四点20分,缺少一点扣5分);

任务④20分:就婴幼儿正确横托抱姿进行实际操作考核(步骤合理10分,动作规范轻柔10分,若有危害到婴幼儿安全的行为,酌情扣分);

职业素养20分:热爱婴幼儿,尊重婴幼儿,爱岗敬业,优质服务。熟知相关法律法规,掌握0—3岁婴幼儿的生理发育与心理发展特点,掌握0—3岁婴幼儿营养、保健、教育等知识。操作过程中口述清晰、仪表端庄、语言表达恰当,效果良好。(优秀:18—20分,良好:15—17分,合格:10—14分,不合格:0—9分。)

表4-7　婴幼儿睡眠环境营造评分表

考核任务	考核内容	分值	扣分	得分	备注
任务① (20分)	根据材料分析影响婴幼儿睡眠的原因	20			
任务② (20分)	根据原因提出相应的解决办法	20			
任务③ (20分)	简述如何培养建立良好的睡眠习惯(至少三点)	20			
任务④ (20分)	实际操作婴幼儿的横托抱姿	20			
职业素养 (20分)	热爱儿童,爱岗敬业,熟知相关法律法规,口述清晰,仪表端庄,操作熟练	20			
总　　分		100			

任务五　婴幼儿生活与卫生习惯中的回应性照护

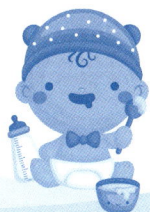

情境案例

在对托育园家长的调查中了解到,家长们对于婴幼儿应学习什么内容持有不同的观点。有些家长坚信,托育园的教学应当着重加强各种知识内容的传授。他们倾向于以孩子阅读了多少绘本、掌握了多少儿歌或诗词,以及学会了哪些新技能,作为衡量教学效果的主要标准。在这些家长看来,婴幼儿的日常生活技能,如吃喝拉撒睡,似乎并不那么重要,即便孩子们暂时无法独立完成,也有照护者随时提供帮助。

然而,另有一部分家长则持相反观点。他们认为,在孩子的婴幼儿时期,过早地强调知识学习并不是最重要的。这些家长更加看重孩子的安全和基本的看护,认为只要孩子健康快乐就好,无需过早施加学习压力。

❓ 问题:

1. 婴幼儿的生活与卫生习惯究竟是否需要学习?如果需要,它们在婴幼儿的成长过程中扮演怎样的角色?请你对家长的看法进行分析,并谈谈自己的看法。

2. 婴幼儿在生活与卫生习惯方面有哪些需求信号?作为照护人,应该如何回应?(请填写表5-1婴幼儿常见生活与卫生习惯问题及措施)

表5-1　婴幼儿常见生活与卫生习惯问题及措施

婴幼儿表现	婴幼儿需求信号	情感支持	措施
如害怕洗脸、尿裤子			

岗位学习

学习导图

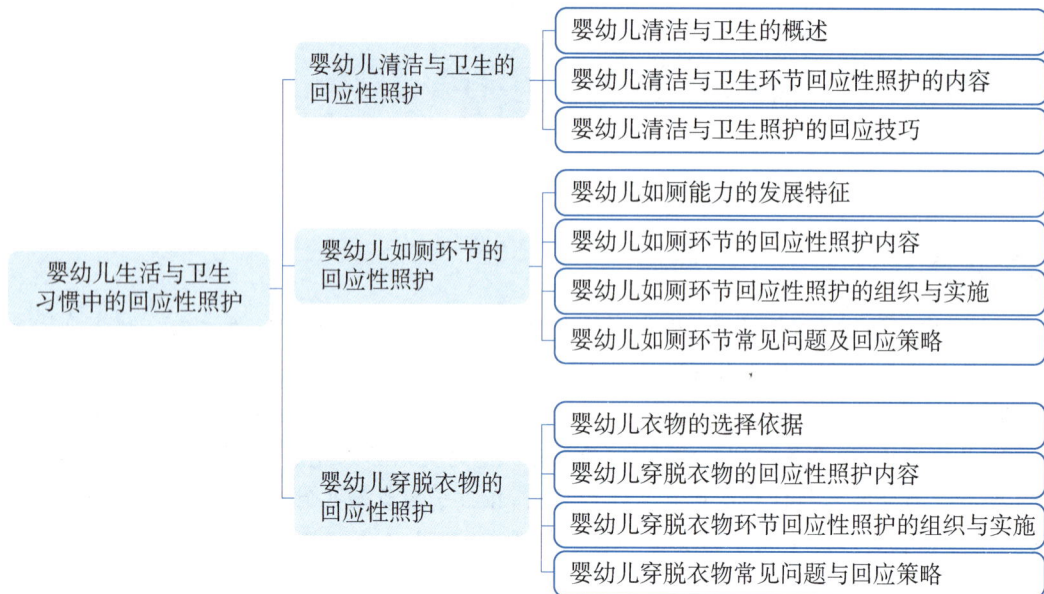

婴幼儿生活与卫生习惯中的回应性照护
- 婴幼儿清洁与卫生的回应性照护
  - 婴幼儿清洁与卫生的概述
  - 婴幼儿清洁与卫生环节回应性照护的内容
  - 婴幼儿清洁与卫生照护的回应技巧
- 婴幼儿如厕环节的回应性照护
  - 婴幼儿如厕能力的发展特征
  - 婴幼儿如厕环节的回应性照护内容
  - 婴幼儿如厕环节回应性照护的组织与实施
  - 婴幼儿如厕环节常见问题及回应策略
- 婴幼儿穿脱衣物的回应性照护
  - 婴幼儿衣物的选择依据
  - 婴幼儿穿脱衣物的回应性照护内容
  - 婴幼儿穿脱衣物环节回应性照护的组织与实施
  - 婴幼儿穿脱衣物常见问题与回应策略

学习目标

▶知识目标

1. 掌握婴幼儿生活与卫生习惯的意义、内容及目标。
2. 掌握婴幼儿生活与卫生习惯的回应性策略。
3. 熟悉组织婴幼儿生活与卫生回应性照护的流程。

▶能力目标

1. 熟练掌握婴幼儿生活与卫生环节操作步骤及要领。
2. 掌握婴幼儿生活与卫生习惯培养的方法。

▶素养目标

1. 培养规范从教的职业操守。
2. 深化婴幼儿托育职业理想和职业道德教育。

思政融合

卫生习惯,从小培养

  近年来全球范围内多次暴发的传染病疫情,对公共卫生体系造成了巨大冲击,也促使人们深刻认识到公共卫生的重要性。这些疫情不仅威胁人们的生命健康,也对经济、社会等多个方面产生了深远影响。因此,提高公共卫生意识,加强疫情防控,已成为全社会的共识。作为婴幼儿照护从业者,应关注婴幼儿的卫生情况,为婴幼儿营造良好的生活与卫生环境,培养卫生习惯,为未来的健康成长奠定基础。

课程内容

问题探索 1　婴幼儿清洁与卫生的回应性照护

清洁与卫生是婴幼儿回应性照护中不可缺少的部分,也是日常工作中的核心内容。在中国妇幼保健协会主办的《婴幼儿养育照护关键信息100条》发布会中提出:良好的卫生习惯主要包括照护者和婴幼儿注意做好日常卫生,尤其是注意手部卫生、饮用干净水及使用清洁卫生用品等。

❓ 问题:

1. 婴幼儿需要每天洗澡吗?
2. 婴幼儿应从什么时候开始刷牙?
3. 婴幼儿的鼻腔如何清洁?
4. 婴幼儿为什么会害怕洗脸?

学习支持

```
                                          ┌─ 婴幼儿清洁与卫生的意义
                      婴幼儿清洁与卫生的概述 ├─ 婴幼儿清洁与卫生的内容
                                          └─ 婴幼儿清洁与卫生的目标

                                          ┌─ 口腔清洁
                                          ├─ 耳鼻清洁
  婴幼儿清洁与卫生的     婴幼儿清洁与卫生环节回应性照护的 ├─ 面部清洁
  回应性照护           内容               ├─ 手部清洁
                                          ├─ 身体清洁
                                          └─ 臀部清洁

                                          ┌─ 婴幼儿清洁与卫生回应照护的基本原则
                      婴幼儿清洁与卫生照护的回应技巧 ┤
                                          └─ 婴幼儿清洁与卫生环节的回应性照护
```

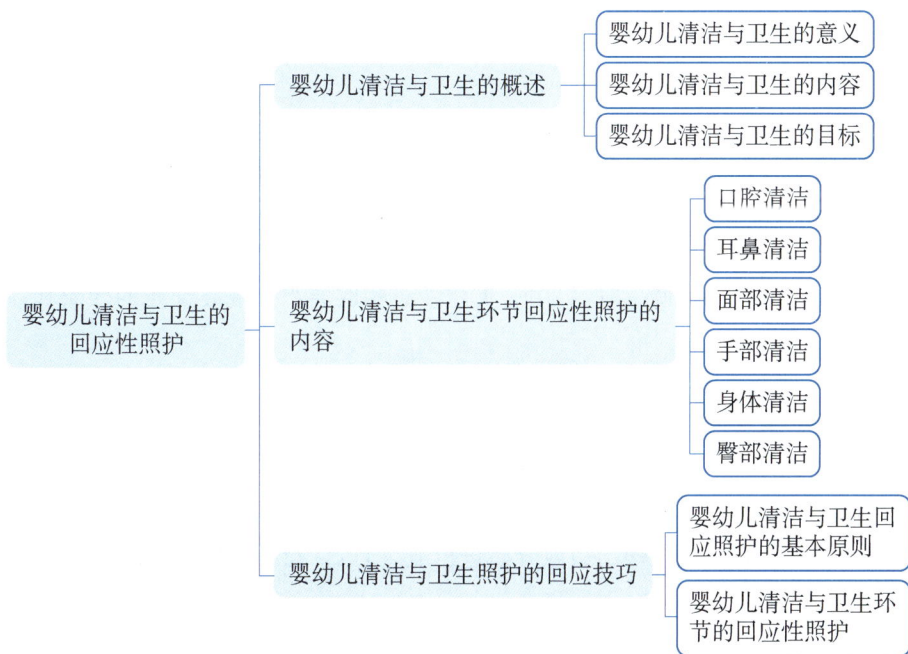

一、婴幼儿清洁与卫生的概述

(一) 婴幼儿清洁与卫生的意义

保障婴幼儿健康成长:0—3岁婴幼儿免疫力和抵抗力较弱,清洁与卫生工作有助于减少疾病传播的风险,降低婴幼儿感染疾病的概率,为婴幼儿的健康成长创造有利环境。

培养良好卫生习惯:由于婴幼儿正处于生长发育的初期,可塑性比较强,这一特点有助于良好习惯的养成。通过每日的清洁与卫生工作,能够从小培养婴幼儿良好的卫生习惯,这将对他们的未来生活产生深远影响。

（二）婴幼儿清洁与卫生的内容

婴幼儿清洁与卫生包括个人卫生和公共卫生。

个人卫生：养成洗手、洗脸、洗脚和洗澡的习惯，早晚刷牙和饭后漱口的习惯，定期修剪指甲和保持衣服整洁的习惯等。

公共卫生：养成不随地吐痰、大小便，不乱扔果皮纸屑，打喷嚏时侧身或捂住口鼻等。

（三）婴幼儿清洁与卫生的目标

生活技能：在日常生活中，给予婴幼儿足够的学习、练习机会，逐渐掌握洗手、如厕、穿脱衣服等生活技能。

生活习惯：树立良好的学习榜样，引导婴幼儿逐步养成良好的生活卫生习惯。

世界卫生日

每年4月7日是世界卫生日，确立世界卫生日的宗旨是希望世界各国重视起卫生问题，并着力改善当前的卫生状况，提高人类健康水平。秉着"从娃娃抓起"的原则，从小就应该培养孩子养成讲卫生的好习惯。

二、婴幼儿清洁与卫生环节回应性照护的内容

（一）口腔清洁

婴幼儿从出生后就应该开始口腔护理，从第一颗乳牙萌出就应该开始进行牙齿清洁，防止蛀牙。如果不注意口腔清洁，容易导致龋齿，或者由于牙齿感染而导致牙龈炎等，具体可以通过以下几方面进行婴幼儿口腔清洁。

1. 纱布清洁

在婴幼儿年龄较小，乳牙还未萌出时，可用一次性纱布蘸取温水擦洗婴幼儿的牙龈和口腔黏膜，防止出现口腔炎症。

2. 清水漱口

在婴幼儿年龄较小、乳牙刚露头时，此时在婴幼儿吃奶或吃奶粉后，应注意给婴幼儿喝几口温开水，以起到局部口腔清洁的作用。

3. 指套刷牙

随着婴幼儿乳牙逐渐萌出，完全萌出后应开始进行刷牙，以保持牙齿清洁，可以采用纱布或指套型牙刷蘸淡盐水进行清洁和刷牙。

4. 牙刷刷牙

随着婴幼儿牙齿逐渐增多，可以使用牙刷进行刷牙，开始时使用清水或淡盐水，逐渐过渡至儿童牙膏，每天进行2—3次刷牙。

（二）耳鼻清洁

婴幼儿的耳朵和鼻子也需要定期地清洁，可以使用柔软的棉签轻轻擦拭婴幼儿的耳垢，但要注意不要插入耳道过深，以免伤害耳朵。对于婴幼儿的鼻子，有大量分泌物时照护者可以使用盐水滴鼻液来清洁鼻腔。滴入几滴盐水，然后用吸球轻轻吸出鼻涕和分泌物。这样可以保持婴幼儿的呼吸通畅，减少感冒和鼻塞的发生。

（三）面部清洁

婴幼儿的皮肤娇嫩，油脂分泌物较多，如果长时间不洗会导致皮肤出现红肿、溃烂的现象，所以每天都应该为婴幼儿清洁面部，在清洗的过程中要动作轻柔。

对于新生儿,一天洗两次脸即可,分别在早晨睡醒后和晚上入睡前。由于新生儿面部皮肤比较稚嫩,如果洗脸次数比较多,可能会导致皮肤摩擦损伤。如果洗脸次数比较少不利于新生儿脸上污垢去除,所以,早晚各一次比较好。月龄较大的婴幼儿,适当增加洗脸次数,进食后、外出回来、睡前等都可进行脸部清洁。

（四）手部清洁

婴幼儿经常用手来探索世界,触摸物品,手部的清洁尤为重要,应经常洗手,保持手部的清洁与卫生。为保证婴幼儿的健康与卫生,以下情况一定要洗手:

① 饭前饭后,便前便后。

② 在喂婴幼儿食物前和处理婴幼儿粪便后。

③ 户外活动、玩耍后。

④ 去超市购物前后。

⑤ 接触过血液、泪液、鼻涕后。

⑥ 打扫完卫生后。

⑦ 摸过玩具后。

⑧ 吃药、往伤口上涂抹药物之前。

修剪指甲也是婴幼儿手部清洁中的重要环节。婴幼儿的指甲生长得非常快,如果不及时修剪,就容易划伤婴幼儿的皮肤。因此,我们需要定期为婴幼儿修剪指甲。最好在婴幼儿入睡时进行修剪,这样可以避免婴幼儿的不安和抵抗。使用尖端圆润的婴幼儿指甲剪,小心地修剪指甲,以避免意外发生。

婴幼儿六步
洗手法

（五）身体清洁

婴幼儿身体的新陈代谢比成人快,也特别容易出汗,在夏天时根据情况可以每天沐浴。在秋冬时,一个星期可以洗两到三次。注意水温以 37—40℃ 为宜,室温控制在 25℃ 左右。洗完澡以后要及时擦干,以免引起着凉感冒。在沐浴时,需要选择温和的洗涤剂和洗发水,以避免对婴幼儿的皮肤造成不必要的刺激。

（六）臀部清洁

婴幼儿进行臀部清洁是日常护理中不可或缺的一环。由于他们的皮肤较为娇嫩,且经常穿着尿布或尿不湿,臀部容易积聚尿液、粪便等污物。为了保持皮肤的清洁和干燥,避免尿布疹等皮肤问题的发生,家长需要定期为婴幼儿进行臀部清洁。这种清洁不仅有助于预防细菌滋生和皮肤感染,还能让婴幼儿感到更加舒适,减少因尿布潮湿或污物刺激引起的不适感。因此,臀部清洁对于维护婴幼儿的皮肤健康和提高他们的生活质量至关重要。

三、婴幼儿清洁与卫生照护的回应技巧

在婴幼儿照护过程中,清洁与卫生不仅是保护婴幼儿免受疾病侵袭的重要措施,更是回应性照护理念的具体体现。回应性照护强调以婴幼儿为中心,尊重其生长发育规律,关注其情感需求,并与之建立亲密的亲子关系。以下是结合回应性照护理念,阐述的婴幼儿清洁与卫生回应的基本原则:

（一）婴幼儿清洁与卫生回应照护的基本原则

1. 从照护者做起

良好的照护环境是促进婴幼儿生长发育的基本保障,是照护者实践回应性照护的重要体现,也是建立亲子关系的重要纽带。清洁、卫生的环境创建应从照护人员做起,从照护者自身做起。照护者要提高对清洁与卫生的思想认识,以身作则,成为婴幼儿学习的榜样。例如,饭前便后、外出后要用肥皂或洗手液为婴幼儿和自己洗手;碰触婴幼儿之前、更换尿布、处理粪便后均要洗手,并妥善处理污物。

2. 从小做起

婴幼儿的身体发育尚未完善,抵抗力较弱,容易受到外界环境的影响。因此。良好的生活与卫生习

惯要从小做起，从小事做起。因此，在婴幼儿清洁与卫生方面，应注重细节，从小事做起。照护者应为婴幼儿创设良好的卫生环境，合理安排一日活动时间，保持居室通风，勤晒被褥。同时，引导婴幼儿养成收纳、整理的习惯，让他们主动整理玩具、床铺等个人物品，养成整洁有序的生活习惯。

3. 关注情感需求

回应性照护强调关注婴幼儿的情感需求，与之建立亲密的亲子关系。在婴幼儿清洁与卫生过程中，照护者应以温柔、耐心的态度对待婴幼儿，与他们进行情感交流，让他们感受到关爱和安全感。例如，在清洁过程中，可以用温柔的语言安抚婴幼儿，让他们知道接下来要做什么，减少他们的恐惧和不安。

（二）婴幼儿清洁与卫生环节的回应性照护

婴幼儿在每日的清洁与卫生工作主要包括洗手、漱口、洗脸、梳头等，在婴幼儿一日生活中各清洁与卫生环节所占的时间和频次各不相同。洗手是进行最频繁的一项活动，如婴幼儿饭前饭后、便前便后、活动前后等都需要将手清洗干净。漱口活动在婴幼儿进餐后进行，一般每天要进行两次左右。洗脸、梳头活动一般在起床后进行。每一项清洁活动对不同年龄段的婴幼儿要求不同，流程上也会略有差异。年龄越小，内容越细化，以照护者帮助为主，随着年龄以及能力提升，以指导、协助为主。

1. 口腔清洁

（1）组织原则

① 早期开始：口腔清洁应尽早开始，即使没有长牙也要进行口腔清洁。

② 教育监督：由于婴幼儿无法独立完成口腔清洁，照护者需要教育和监督婴幼儿进行正确的口腔清洁。

③ 持之以恒：口腔清洁需要长期坚持，每天早晚进行，以维护健康的口腔环境。

（2）准备工作

① 选择适合的牙刷：选择适合婴幼儿年龄和口腔大小的牙刷，刷毛应柔软，刷头适中。

② 准备牙膏：选择婴幼儿专用的牙膏，避免使用成人牙膏，以免对婴幼儿口腔造成刺激。

③ 创造舒适环境：确保清洁环境安静、舒适，使婴幼儿在放松的状态下进行口腔清洁。

（3）清洁基本步骤

① 示范和教导：照护者首先向婴幼儿示范正确的刷牙方法，然后逐步教导他们进行模仿。

② 放置牙刷：将牙刷刷毛放置在婴幼儿牙面上，轻压使刷毛弯曲。

③ 圆弧刷牙法：在牙面上画圈，每次1—2颗牙，反复画圈5次以上。前牙内侧需将牙刷竖放，确保牙齿的各个面都能刷到。每次刷牙时间不少于2分钟。

④ 漱口：在婴幼儿掌握刷牙技巧后，教他们饭后漱口，以清除口腔内的食物残渣。

（4）注意事项

① 请立即开始刷牙，无论牙齿是否长全，以预防龋齿。

② 刷牙时请保持轻柔力度，避免损伤牙龈和牙釉质。

③ 建议婴幼儿早晚刷牙，餐后温水漱口即可，避免过度清洁损害牙齿保护层。

2. 耳鼻清洁

（1）组织原则

① 安全性：确保所有清洁工具和方法都是专为婴幼儿设计的，避免使用可能对婴幼儿造成伤害的物品。

② 适度性：清洁过程中要适度，避免过度清洁或用力过猛，以免损伤婴幼儿的娇嫩皮肤。

③ 教育性：向照护者传授正确的清洁方法和注意事项，确保他们能够正确、安全地为婴幼儿进行清洁。

（2）准备工作

① 清洁工具：准备婴幼儿专用的棉签、吸球、海盐水等清洁工具。确保这些工具干净、无菌，且适合婴

幼儿的年龄和皮肤特点。

②　环境准备:选择一个安静、舒适的环境,确保婴幼儿在清洁过程中能够放松并配合。同时,确保清洁区域的卫生和安全。

(3)　清洁步骤

①　耳朵清洁:使用柔软的婴幼儿专用棉签轻轻擦拭外耳道口周围的耳垢,但切勿插入耳道过深。如果耳垢较多或难以清除,可以在洗澡时轻轻用湿毛巾擦拭外耳道口。

②　鼻腔清洁:当婴幼儿鼻腔内有大量分泌物时,可以使用婴幼儿专用海盐水进行清洁。让婴幼儿平躺或侧卧,将海盐水滴入一侧鼻孔,然后用吸球轻轻吸出鼻涕和分泌物。重复上述步骤清洁另一侧鼻孔。

(4)　注意事项

①　避免过度清洁:婴幼儿的皮肤娇嫩,过度清洁可能会损伤皮肤,因此清洁时要适度。

②　选择合适的清洁工具:确保使用的清洁工具是专为婴幼儿设计的,避免使用可能造成伤害的物品。

③　注意清洁频率:一般来说,耳朵和鼻腔不需要每天清洁。只有在分泌物较多或需要清洁时才进行清洁。

④　观察婴幼儿反应:在清洁过程中要密切观察婴幼儿的反应,如果出现不适或抗拒,应立即停止清洁并寻求专业建议。

3. 面部清洁

(1)　组织原则

①　根据年龄调整:对于年龄较小的婴幼儿,由于他们无法独立完成洗脸,应由照护者帮助完成。对于较大的婴幼儿,照护者可以通过语言和动作指导他们学习自己洗脸。

②　鼓励参与:对于能够参与的婴幼儿,可以鼓励他们参与到洗脸的过程中来,这有助于培养他们的自理能力。

(2)　准备工作

包括湿毛巾、洗脸盆和婴幼儿护肤品。

(3)　清洁步骤

擦洗的基本步骤按照从内眼角—外眼角—前额—脸颊—鼻孔下方—口周—下巴—脖子及耳朵的顺序进行。

(4)　注意事项

①　请在洗脸前告知婴幼儿,尤其是当婴幼儿正在专注玩耍时,避免突然打断他们,以减少排斥和抗拒行为。

②　确保洗脸水温适宜,避免水温过凉或过热,以减少对婴幼儿皮肤的刺激和不适。

③　请轻柔地擦洗婴幼儿的面部,避免使用较干、较硬的毛巾或搓揉过重,以保护婴幼儿柔嫩的皮肤,并避免造成疼痛或呼吸不畅的不适感。

④　当发现婴幼儿皮肤存在皮疹时,请特别小心地在洗脸时避免触摸皮疹,以减少疼痛和不适,并考虑暂时避免洗脸或沐浴,直到皮疹消退。

4. 手部清洁

(1)　组织原则

①　照护者须熟知洗手规则与流程,并明确分工,确保洗手过程有序且安全。

②　及时处理地面上的积水,防止滑倒。

(2)　准备工作

①　照护者准备:照护者自身先洗净双手。

②　物品准备:洗手液、流动温水、有婴幼儿个人标识的专用擦手巾、表面干燥整洁的脚踩凳等,专用毛巾架置放于洗手台附近。

③　婴幼儿准备:照护人员引导婴幼儿理解"为什么要洗手",也可在洗手前组织婴幼儿在座椅上进行绘本、手指谣等与洗手相关的活动等。

视频

照护人员
七步洗手法

（3）清洁步骤

年龄较小不能独立站立的婴幼儿，由照护者抱着完成；能独立站立，但年龄较小的幼儿（1岁左右），可在照护者的帮助下完成；较大幼儿可以在照护者的协助或指导下完成。基本步骤如下：

① 用温水湿润双手。

② 涂抹适量的洗手液或肥皂，确保双手和手腕都被覆盖。

③ 按照"七步洗手法"进行洗手：清洗手掌、手背、指缝、指背、拇指、指尖和手腕。具体步骤可以简化为：掌心对掌心搓洗、掌心对掌背搓洗、手指交叉搓洗、指尖在掌心旋转搓洗、握住大拇指旋转搓洗、指尖在掌心旋转搓洗、手腕和手臂的清洗。

课外链接
组织婴幼儿
洗手的步骤

④ 洗手时间应持续15—20秒，确保彻底清洁。

（4）注意事项

① 根据年龄大小、个体能力情况判断照护者帮助的程度。例如：1岁左右的婴幼儿由照护者全程帮助完成，1岁半以上的幼儿由照护者协助完成，2岁以上的幼儿由照护者根据情况协助将袖子挽至胳膊肘处，防止溅湿衣袖。

视频
婴幼儿六
步洗手法

② 增强婴幼儿洗手活动的趣味性，可适当加入儿歌，边念儿歌边完成。

③ 密切关注每个婴幼儿的洗手过程，对搓洗不仔细、冲洗不干净等行为，照护者要耐心地给予动作示范和语言提示。

④ 帮助婴幼儿洗完手后用正确的方法擦干双手，将衣袖放下，整理平整。

⑤ 婴幼儿洗手结束后，及时用干拖把擦干地面上的水，等最后一个婴幼儿洗完手后再离开洗手台。

⑥ 及时鼓励婴幼儿洗手过程中的良好表现。

⑦ 进餐前、便前便后、活动后、手脏时，都要及时帮助或指导婴幼儿洗干净双手。

5. 身体清洁

（1）组织原则

① 回应性照护：在整个洗澡过程中，要时刻观察婴幼儿的情绪反应，根据他们的反应调整洗澡的方式和速度。

视频
婴幼儿沐浴

② 安全第一：确保洗澡环境安全，避免滑倒、烫伤等意外发生。

③ 有序进行：按照准备、洗澡、清洁、整理的顺序进行，确保每个步骤都井然有序。

（2）准备工作

① 准备洗澡用品：婴幼儿专用的洗澡用品，如浴盆、浴巾、婴儿洗发水、沐浴露等。

② 调整水温：使用水温计测试水温，确保水温在37—40℃之间，避免烫伤婴幼儿。

③ 检查洗澡环境：确保洗澡区域干燥、整洁，没有尖锐物品或易滑倒的地方。同时，可以播放一些轻柔的音乐，营造舒适的洗澡氛围。

④ 预热浴室：在洗澡前预热浴室，减少婴幼儿在洗澡过程中的不适感。

（3）清洁步骤

① 脱衣：轻轻地与婴幼儿互动，引导他们配合脱衣。可以边脱衣边与他们交流，让他们感到放松和愉悦。

② 放入浴盆：将婴幼儿放入已调整好水温的浴盆中。如果是新生儿，可以用浴巾轻轻托住他们，并轻声安抚。

③ 身体清洁的顺序：总体按照从上到下的顺序，如头部—颈部—前胸—上肢—腹部—腹股沟—会阴—下肢—后背—臀部—肛门。

④ 冲洗：用清水将婴幼儿的身体冲洗干净，确保没有残留的沐浴露或洗发水。同时，观察他们的反应，确保他们感到舒适。

⑤ 抱出浴盆：用浴巾轻轻地将婴幼儿从浴盆中抱出，并放在干燥的地方。同时，用温暖的毛巾包裹他们，避免着凉。

（4）注意事项

① 水温控制：水温不能过高也不能过低，要保持在适宜的范围内。同时，要根据婴幼儿的反应及时调

整水温。

② 防滑:洗澡时要确保地面干燥,避免婴幼儿滑倒。可以使用防滑垫等辅助工具。

③ 避免感染:避免使用刺激性强的化学清洁剂,确保洗澡用品干净卫生。同时,要定期为婴幼儿修剪指甲,避免划伤皮肤。

④ 注意保暖:洗澡后要立即为婴幼儿穿上衣服,避免着凉。可以使用温暖的毛巾包裹他们,帮助他们保持体温。

⑤ 观察反应:在洗澡过程中要密切关注婴幼儿的反应,如出现哭闹、抗拒等异常情况要及时处理。同时,要根据他们的反应调整洗澡的方式和速度。

⑥ 鼓励与互动:在洗澡过程中可以与婴幼儿进行互动,如唱歌、讲故事等,以增加洗澡的乐趣和亲子关系。同时,也要给予他们及时的鼓励和表扬,增强他们的自信心和安全感。

6. 臀部清洁

(1) 组织原则

① 安全第一:确保过程的安全、舒适和有效。

② 关注情感需求:在整个过程中,注意婴幼儿的情感反应,用温柔的语言和动作安抚他们,让他们感到安全和舒适。

(2) 准备工作

① 准备清洁用品:确保手边有柔软的湿巾、温水、专用清洁盆或容器,以及必要的换洗衣物和尿布。

② 检查环境:确保清洁区域温暖、干燥,并准备好干净的毛巾或毯子供婴幼儿躺卧。

(3) 清洁步骤

① 脱下尿布或裤子:轻轻脱下婴幼儿的尿布,注意动作要轻柔,避免突然的动作使他们受到惊吓。

② 清洁臀部:用柔软的湿巾或毛巾蘸取温水,从前往后轻轻擦拭婴幼儿的臀部,确保彻底清除尿液和粪便。

③ 晾干或轻拍:用干净的毛巾轻轻拍干或让臀部自然晾干,确保没有残留的水分。

④ 换上新尿布或提起裤子:为婴幼儿换上干净、舒适的尿布或裤子,并确保松紧适宜,不会勒到他们。

(4) 注意事项

① 水温控制:确保清洁用的水温适宜,避免过烫或过凉,以免刺激婴幼儿的皮肤。

② 避免过度清洁:不要过度擦拭婴幼儿的皮肤,以免破坏其天然油脂层,导致皮肤干燥。臀部擦洗干净后建议涂抹适量护臀霜。

③ 注意清洁顺序:从前往后清洁,避免将肛门周围的细菌带到尿道口,引发感染。

④ 观察皮肤状况:在清洁过程中,注意观察婴幼儿的皮肤状况,如有红肿、皮疹等异常情况,应及时就医。

问题探索 2　婴幼儿如厕环节的回应性照护

0—3 岁婴幼儿正处于生命的起步阶段,生长发育十分迅速,但身心发育还不完善。大小便是婴幼儿每日的基本生理需要,排便和生长发育密切相关,养成规律的排便习惯有助于婴幼儿的健康成长。照护者通过观察婴幼儿的大小便,可以识别婴幼儿某些疾病的发生。

❓ 问题:

1. 婴幼儿各年龄段的大小便有什么不一样的特点?

2. 婴幼儿每天的大小便正常情况下各有几次?

3. 婴幼儿期可以"戒"纸尿裤吗?

4. 3 岁婴幼儿晚上尿床正常吗?需要怎么干预?

学习支持

```
                                    ┌─ 神经系统未发育完善
                                    ├─ 膀胱容量较小
                                    ├─ 尿道较短
                    婴幼儿如厕能力的发展特征 ─┼─ 吃完就拉
                                    ├─ 大便的颜色、次数、气味和形
                                    │  状因喂养方式不同而有差别
                                    └─ 婴幼儿对小便的控制晚于对大
                                       便的控制

                                    ┌─ 观察婴幼儿的大小便
                    婴幼儿如厕环节的回应性照护内容 ─┼─ 使用纸尿裤
                                    └─ 开展如厕训练

   婴幼儿如厕环节的
   回应性照护        婴幼儿如厕环节回应性照护的组织与实施 ─┬─ 如厕环节照护的原则
                                    └─ 如厕环节的组织流程

                                    ┌─ 如何判断6—12月龄婴儿是否要更换纸尿裤?
                                    ├─ 如何应对13—24月龄幼儿配合度差且经常尿裤子?
                                    ├─ 如何处理25—36月龄幼儿如厕时打闹和如厕能力倒退的行为?
                    婴幼儿如厕环节常见问题及回应策略 ─┼─ 大小便训练越早越好吗?
                                    ├─ 如何看待婴幼儿不让"把便""把尿"?
                                    ├─ 如何看待穿开裆裤方便训练大小便的言论?
                                    ├─ 如何看待在婴幼儿如厕训练时进行惩罚?
                                    ├─ 夏天比冬天更适合进行如厕训练吗?
                                    └─ 如何看待3岁以下的婴幼儿夜间尿床?
```

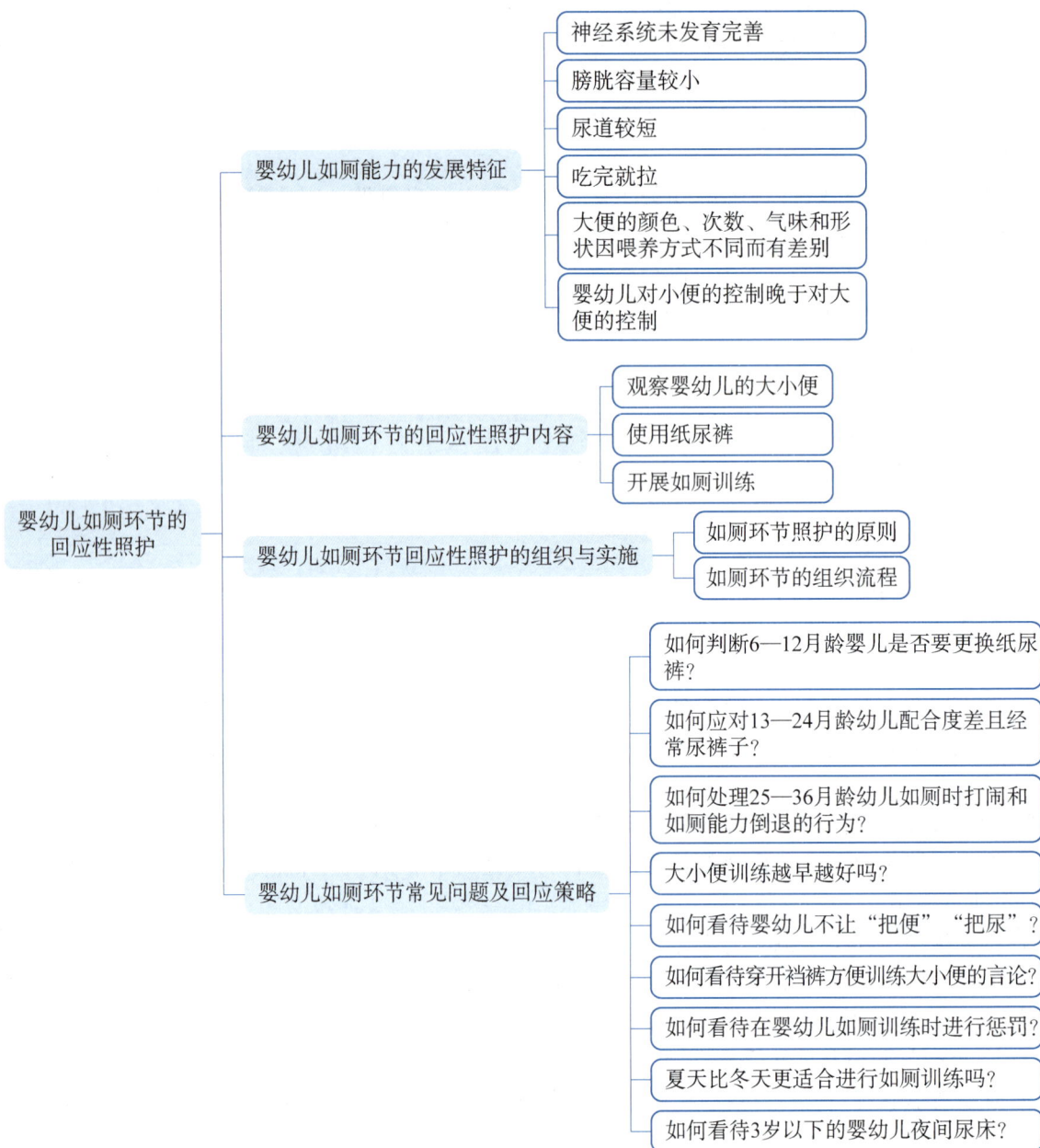

一、婴幼儿如厕能力的发展特征

(一)神经系统未发育完善

由于婴幼儿神经系统发育尚未完善,对排尿尚无约束能力,主动排尿的意识仍未完全形成,易出现遗尿现象。随着排尿中枢和周围神经系统逐渐发育成熟,第一次有意识地自主排尿通常在1—2岁发生,在2—3岁时,出现更为自主的排尿控制方式。

(二)膀胱容量较小

婴幼儿膀胱容量较小,贮存尿液的功能较差,年龄越小排尿次数越多,新生儿每天排尿20—25次,1岁时每天排尿15—16次,2—3岁时每天排尿10次左右。

(三)尿道较短

婴幼儿的尿道较成人的短,生长速度缓慢,若不注意清洁卫生,尿液中及尿道口的细菌容易经尿道进入泌尿系统,发生上行性泌尿道感染、膀胱炎等。

（四）吃完就拉

吃完就拉是婴幼儿期大便的一个典型特点,由于人体存在胃结肠反射,婴幼儿在吃奶后胃部充盈刺激到结肠,结肠开始蠕动,这时就容易出现排便。另外,刚出生的婴幼儿消化系统发育不成熟,胃肠功能不健全,而且胃容量比较小,进食都属于液体成分,胃的排空相对比较快。

（五）大便的颜色、次数、气味和形状因喂养方式不同而有差别

母乳喂养的孩子,大便黄色或金黄色,呈膏状,略带难闻的酸性气味。在出生头几周每天大便数次,甚至每次吃奶后都要大便一次,之后大便的次数逐渐减少为每天 2—4 次。

食用奶粉的婴幼儿,大便比较干燥,常有少量奶瓣,呈淡黄或棕黄色,有一种腐臭味。起初一天大便1—4 次,随着婴幼儿的发育成长,大便次数会减少到每天 1—2 次。

母乳与配方奶混合喂养的婴幼儿,大便与成人的相仿,呈暗褐色,臭气较重,形状与次数多介于母乳喂养与奶粉喂养之间,每天 1—2 次。

（六）婴幼儿对小便的控制晚于对大便的控制

婴幼儿对大小便的控制与神经系统的发育有关,一般情况下,一岁半到两岁,幼儿大小便时会主动叫人,但真正控制大小便要到 2 岁半以后。每个婴幼儿的发育情况并不相同,但多数情况下婴幼儿先能控制大便,以后逐渐能控制白天的小便,然后才能控制夜间小便。

二便培养时间

0—6 月龄及时更换尿布

2 月龄以后,定时喂养,逐渐形成排便规律

7 月龄以后尝试大便坐盆,注意观察大便规律与动作表达

18 月龄开始逐渐有自控能力,培养主动坐盆意识

24—36 月龄会主动脱裤子,并开始练习擦屁股

二、婴幼儿如厕环节的回应性照护内容

（一）观察婴幼儿的大小便

人体排便的间隔时间受年龄、饮水量、环境等多种因素影响,一般情况下,年龄越小,每日排便次数越多。了解婴幼儿排便规律与特点,有助于更好地、专业地、及时地进行回应性照护,也能有效帮助婴幼儿从小建立良好的排便习惯。

1. 大便的观察

婴幼儿粪便的次数和性质常反映胃肠道的生理与病理状态,故观察大便非常重要。

（1）正常大便（表 5 - 2）

表 5 - 2　大便的形状对比

大便性状	母乳喂养	人工喂养	添加辅食后
形状	软膏样、软硬均匀	较硬,偶有奶瓣	成型
颜色	黄色、金黄色	淡黄色、土灰色	颜色与食物有关
气味	略酸、但不臭	略臭	有臭味

（2）异常大便

① 蛋花汤样大便:每天大便 5—10 次,可含有奶块,表示消化不良,可适当减少每次的喂奶量而增加喂奶次数。

② 绿色稀便：多在天气变化着凉或吃了难以消化的食物后发生，次数多，如为母乳喂养的新生儿，大便呈深绿色黏液状；也可表示母乳不足，婴幼儿处于半饥饿状态，需增加母奶量。

③ 水样便：多见于秋季和冬季，多由肠道病毒感染引起，呈水样，量较多。婴幼儿丢失水分多时，常出现脱水，表现如口唇干燥，眼窝凹陷，眼泪少或无眼泪，小便少或无，皮肤弹性差等。应及早就诊。

④ 黏液或脓血便：多见于夏季等天气较热时，常为细菌感染引起，应及早就诊。

⑤ 深棕色泡沫状便：多见于喝奶粉的婴幼儿，由于配方奶中糖分过多等导致，通过适当调整饮食或更换配方奶后多可恢复正常。

⑥ 油性大便：粪便呈淡黄色，液状，量多，像油一样发亮，在尿布上或便盆中如油珠一样可以滑动，这表示食物中的脂肪过多，多见于喝配方奶的婴幼儿。

⑦ 灰色、质硬、较臭大便：多因食物中蛋白质过多而碳水过少。

2. 小便的观察

（1）正常的小便

新生儿出生后头几天尿液颜色深，略浑浊，数日后转淡，尿液呈淡黄色且透明。出汗多、喝水少时尿液会变深。正常新鲜尿液无气味，若未及时更换尿布，放置一段时间后尿中的尿素分解为氨，出现明显氨臭味。

（2）排尿频率（表5-3）

表5-3 不同月龄婴幼儿排尿频率

月龄	排尿次数/天	排尿量/天
1—3 天	4—5 次	0—80 mL
4—10 天	20—30 次	30—300 mL
11 天—2 个月	20—25 次	120—450 mL
3—6 个月	15—20 次	200—450 mL
7—12 个月	15—16 次	400—500 mL
13—36 个月	10 次左右	500—600 mL

（3）小便异常情况

① 小便次数较多，每次尿量少，小便时疼痛哭闹，可能尿道有炎症。

② 小便呈金黄色或橘黄色，可能受 B 族维生素等药物的影响。

③ 小便棕黄色或浓茶色，摇晃尿液时，有黄色沾在便盆上，多见于黄疸性肝炎。

④ 小便发红，眼睑浮肿，并伴有精神烦躁、血压增高，做尿常规化验检查时发现尿液中有大量红细胞，可能患了急性肾小球肾炎。

3. 做好婴幼儿大小便的记录

婴幼儿的大小便反映了婴幼儿的健康状况、饮食情况、营养情况、消化情况等，观察婴幼儿大小便的情况，包括时间、次数、颜色、形状、气味等，同时做好记录，可以及时了解到婴幼儿的健康情况，便于根据情况做好回应性照护。

（二）使用纸尿裤

1. 纸尿裤的好处

（1）干净卫生

纸尿裤能为婴幼儿提供一个更加卫生的生长环境，因为它比传统尿布更能减少粪便中细菌的传播和污染，相关调查结果显示使用纸尿裤时，婴幼儿的玩具和生活用品中，粪便细菌比使用传统尿布的婴幼儿的要少得多。

（2）节省精力和时间

传统尿布更换频繁，也容易将衣服裤子弄湿，不及时更换，婴幼儿容易生病。另外，使用纸尿裤还可以减少外出时携带大量更换衣物，也节省了照料者在大小便照料上所需花费的时间和精力。

（3）保证睡眠质量

为了婴幼儿和照料者能有更好的休息时间，尿不湿可以在睡觉期间使用，不仅可以降低婴幼儿醒来的频率，还对婴幼儿的睡眠质量有帮助。

2. 纸尿裤使用注意事项

① 婴幼儿年龄越小，排尿次数越频繁，但每次的尿量不一定很多，建议每隔3—4小时观察是否有更换的需求，避免让婴幼儿的臀部长时间浸润在湿的尿布中，容易产生尿布疹。

② 随着婴幼儿体型增长及体重增加，应替婴幼儿更换纸尿裤型号。

③ 要注意选择安全、舒适的操作地点进行更换。

④ 更换前先将所需的用品准备妥当，并置于随手可得之处，换下来的纸尿裤务必卷好，丢进有盖子的垃圾桶内。

⑤ 完成后应将操作地点及垫子用消毒液擦拭，可减少细菌滋生。

3. 操作方法

（1）步骤1：取下已使用过的纸尿裤（图5-1）

打开纸尿裤要将粘扣反折，避免伤及婴幼儿皮肤。

视频

更换纸尿裤

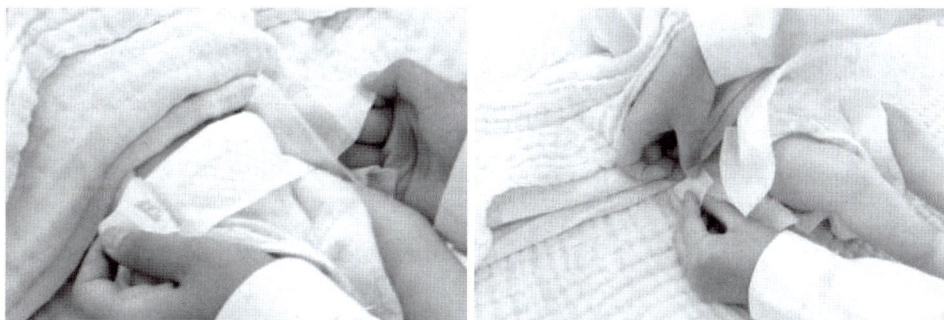

图5-1　打开纸尿裤

（2）步骤2：清洁臀部（图5-2）

将婴幼儿双腿抬起，用纸尿裤的上面部分由上至下擦拭外阴部位，并将上面部分暂时垫入臀部下面，以免在操作过程还没结束时婴幼儿再次排便，取干净纸巾由上至下擦拭外阴及臀部，保持干燥（若有大便，应用流动水进行清洁后擦干并使用护臀霜）。

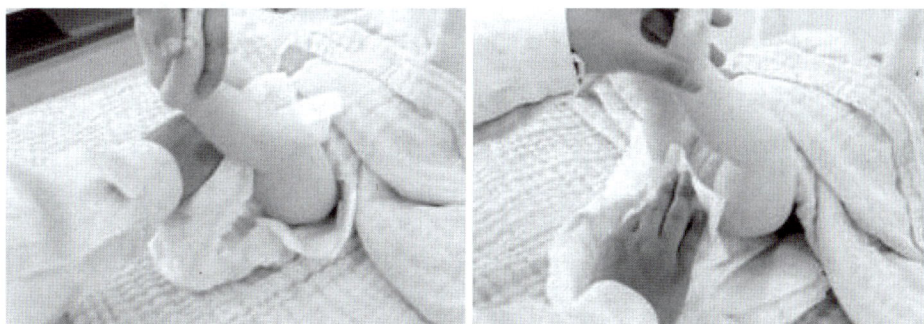

图5-2　清洁臀部

（3）步骤3：取下需更换的纸尿裤（图5-3）

将食指与中指放在婴幼儿两脚中间，用拇指和无名指轻轻夹住婴幼儿的脚踝，以抓提方式提起婴幼儿脚踝，使屁股略微抬高，将使用过的纸尿裤抽出并卷起丢入垃圾桶。

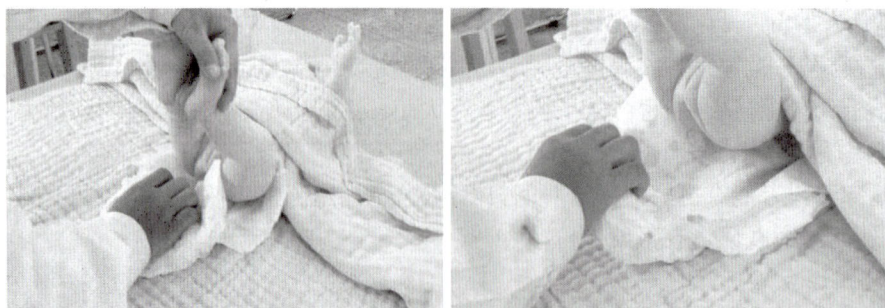

图5-3 取下需更换的纸尿裤

（4）步骤4：垫上新的纸尿裤（图5-4）

以抓提方式提起婴幼儿脚踝，使屁股略微抬高，把新的纸尿裤垫在宝宝臀部下，有胶带部分朝向腰部方向，后面边缘齐腰，前面露出肚脐。

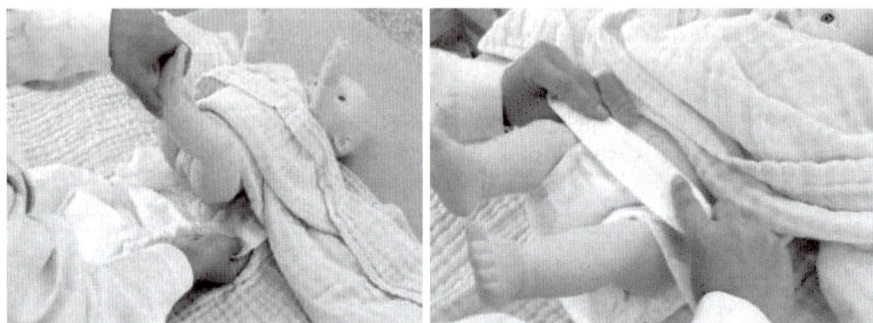

图5-4 垫上新的纸尿裤

（5）步骤5：粘贴胶纸（图5-5）

一手按住纸尿裤，另一手将胶纸打开，粘贴在前面，用同样的方法将另一侧粘贴好。

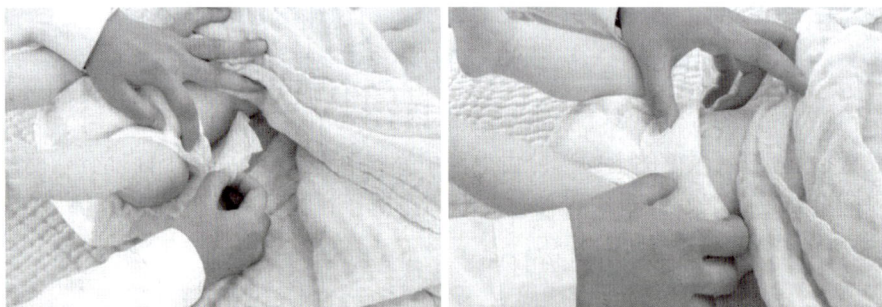

图5-5 粘贴胶纸

（6）步骤6：整理、调整舒适性（图5-6）

确认纸尿裤腰围及腿围的松紧度均为一指宽，拉好腹股沟的防漏折边，避免渗漏。

课外链接

正确选择及
使用纸尿裤

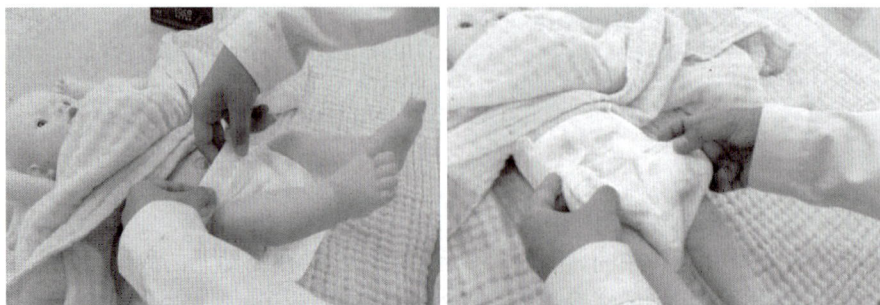

图5-6 整理、调整舒适性

（三）开展如厕训练

如厕训练指通过有计划、有目的的系统训练后让婴幼儿在有尿意或便意时，自己主动到卫生间，脱下裤子，独立完成上厕所的各个环节的过程。顺利如厕不仅是婴幼儿获得的一项技能，更是其能力发展道路上一次重大跨越。如厕训练是婴幼儿初次发现性别的意义，开始建立对身体的自控能力。如何掌握婴幼儿的大小便规律，培养婴幼儿从小养成良好的排便习惯，完成如厕训练，是0—3岁期间非常重要的一项生活照护的内容。

1. 如厕训练开展的信号

① 一般情况下婴幼儿月龄达到24个月。

② 具有一定的控制排便能力。

③ 已经有意识向照料者反馈排便的行为。

④ 更换尿不湿的时间变长或有了相对固定的排便时间规律。

2. 如厕训练前的准备

（1）掌握排便习惯或规律

如厕训练前先记录婴幼儿每天大约什么时间排便，两次排便之间的间隔时间是多少。到了这个时间，就要格外注意，可以把婴幼儿抱到便盆前，并用"嘘嘘"或"嗯嗯"的发音使婴幼儿形成条件反射，久而久之婴幼儿一到固定的时间就会有便意了。

（2）观察排便的信号

仔细观察，注意婴幼儿在排便前可能发出的特殊信号，例如：弯腰蹲下来，面部涨红，全身用力；目光呆滞，表情慢慢变化；压住大腿或捂住下体部位；发出奇怪的"咕哝"声；紧抓自己的尿布。

一旦发现信号，应温柔地将婴幼儿引导到便盆前对他（她）说："要小便吗？坐在便盆上吧！"当婴幼儿及时主动发出了排便信号并完成排便后一定要及时表扬，这样婴幼儿就会将坐便盆与得到爱抚和奖赏联系起来。反复多次后，婴幼儿就会在排便前主动向照料者发出信号。

（3）用物准备

① 便盆：选购一个合适的便盆，要安全、舒适，容易清洗，盆底宽阔，高度适中，一般选用塑料制品。若款式、图案太花哨，易导致婴幼儿分心，而不利于大小便训练的顺利进行。

② 衣物：给婴幼儿选择的裤子要宽松，便于自己穿脱。棉质、宽松、吸水性强、易于清洗。要避免内裤太紧，以免刺激婴幼儿诱发神经性尿频。

3. 如厕训练的方法

（1）训练时间与频率

建议在早上起床后或进餐后进行如厕训练，因为这是婴幼儿自然的排便时间。训练的频率可以从每天一次逐渐增加到多次，以帮助婴幼儿适应并建立起规律。

（2）尊重婴幼儿的专注力

在婴幼儿玩耍或专注于某一事物时，应避免打扰他们进行如厕训练，这样可以保护他们的专注力和兴趣。

（3）逐渐减少纸尿裤的使用

随着婴幼儿逐渐适应如厕训练，纸尿裤的更换时间间隔可以逐渐变长。在用餐、出行或参加重要活动时，为了安全和便利，仍建议使用纸尿裤。

（4）夜间训练

夜间如厕训练应在白天训练的基础上进行。如果婴幼儿在白天过于兴奋或受到惊吓，夜间建议使用纸尿裤以确保他们的舒适和安全。睡前限制饮水和引导幼儿排尿是预防夜间尿床的有效方法。

（5）环境选择

如厕训练最好在温度较高的夏季或室温恒定的专业教室中进行，以确保婴幼儿的舒适。

（6）灵活应对不配合与反复

如果婴幼儿不配合训练，可以适当推迟，并让他们多观察、多体验。此外，如厕训练可能会出现反复的情况,这需要家长或照护者保持耐心,避免急于求成,也不应与其他婴幼儿进行不必要的比较。

三、婴幼儿如厕环节回应性照护的组织与实施

如厕环节与婴幼儿生活自理能力、卫生习惯培养、性别教育等息息相关,它蕴含着很多有价值的教育细节,如厕环节组织是否到位,直接关系到婴幼儿情绪是否愉快,也是培养婴幼儿自理能力的重要契机。此时照护者应对婴幼儿进行悉心、细致的照料,以帮助婴幼儿平稳、顺利地度过转折期,养成健康的生活习惯,逐渐适应托育园集体生活。照护者除了进行主题教育活动外,还可以通过图册示意图、粘贴小脚丫等方式让婴幼儿通过观察,自主进行学习,了解正确的如厕方式,增强婴幼儿的自理能力。

(一) 如厕环节照护的原则

1. 积极情绪传递

每个婴幼儿都有自己的生长节奏,用自然而豁达的态度对待婴幼儿在如厕训练时的差异,这是每一个婴幼儿成长过程中的必经阶段,积极情绪的传递,让婴幼儿感受到来自照护者的鼓励和积极态度时,婴幼儿更容易掌握一项新技能。

2. 表扬到位

准确描述婴幼儿做得好的地方,让他知道自己因为做了什么得到表扬,怎么做才是对的,比如"然然,你表现得非常棒"可更改为"然然,你今天能够自己把裤子提起来,有了很大进步!"

3. 持续观察婴幼儿的变化,注意回应

行为、需求、能力变化,都是观察的内容,可能会有行为退化等,但找到问题点及原因,也是照料者的职责所在。

婴幼儿如厕时,照料者陪伴如厕,帮助幼儿前应与幼儿进行沟通,得到幼儿的肯定与信任,同时也可让幼儿尝试表达他需要什么样的帮助。当婴幼儿达到预期目标时,一定要注意及时鼓励与表扬,让婴幼儿感受到成功的喜悦与自信。

4. 做好如厕环节计划

在一日活动中,建议每隔25分钟左右安排一次如厕活动,例如,活动前、活动后定时组织幼儿如厕。在组织过程中,应分组进行,避免拥挤。如厕时,照护者应该陪伴、照顾、帮助幼儿,指导婴幼儿学会使用马桶、蹲便池等,学习脱裤子、提裤子、便后擦屁股,学习洗手的正确方法。在日常的教学活动中,也可以有针对性地开展如厕动作的训练,例如,怎样擦屁股等活动。

5. 环境及衣服的调整

为婴幼儿选择适宜的便盆,便盆旁可添加扶手增加安全感。与家长沟通,为婴幼儿准备容易穿脱的裤子。

根据实际情况,在卫生间附近进行环境创设,粘贴提裤子的方法步骤、擦屁股的流程图,在便池旁边粘贴小脚印等等,引导婴幼儿正确、有序如厕。

6. 享受成长的快乐

对于婴幼儿来说,成长的每一步都应该是快乐的,不要因为达不到预期的目标而让幼儿备感焦虑和恐惧。照料者一个肯定的眼神、一句温柔的提醒都会给婴幼儿增添无穷的勇气。

(二) 如厕环节的组织流程

1. 如厕前的准备

(1) 环境准备与安全性

① 保持厕所环境通风、整洁、干燥,确保地面无污渍、积水,防滑,以维护婴幼儿如厕的安全。

② 便池要及时冲洗,保持无污垢、臭味,为幼儿提供一个舒适的如厕环境。

(2) 卫生设备与用品

① 为幼儿准备敞开式、清洁卫生、安全且符合幼儿特点的盥洗和如厕设备。

② 提供充足、裁好的手纸,并根据幼儿的年龄指导并检查其使用情况。

2. 如厕中的回应(表5-4)

表5-4 如厕中的回应

对婴幼儿的要求			如厕回应要点		
1岁前	1—2岁	2—3岁	1岁前	1—2岁	2—3岁
愿意配合更换纸尿裤	1. 主动配合更换纸尿裤 2. 逐渐培养排便规律 3. 有便意时,能用自己的方式告诉照护者	1. 有便意时,能主动告诉老师或照料者 2. 能安静、有序如厕,不在厕所逗留 3. 便后知道请求照护者的帮助,整理好衣裤 4. 在照护者的提醒下,知道便后洗手 5. 初步学习擦屁股的正确方法	1. 不强迫婴儿,动作轻柔 2. 操作过程中注意与婴儿交流 3. 根据每个婴儿情况及时更换纸尿裤	1. 更换纸尿裤时能根据每个幼儿情况调整时间 2. 在幼儿不配合或哭闹时,能进行安抚与采用适宜的方法	1. 允许幼儿按需要随时大小便,饭前、外出、入睡前提醒幼儿如厕 2. 掌握幼儿排便规律,及时帮助尿床、尿裤子的幼儿 3. 帮助穿脱衣服困难的幼儿 4. 引导幼儿学习擦屁股的正确方法

3. 如厕后的回应

如厕后注意检查婴幼儿的衣物情况,若有弄湿,应及时帮婴幼儿更换。另外,每次使用便盆或马桶后,照护者应及时进行清洗与消毒。同时做好排便记录,对异常情况及时告知保健医生进一步处理。

四、婴幼儿如厕环节常见问题及回应策略

(一) 如何判断6—12月龄婴儿是否要更换纸尿裤?

一片纸尿裤在白天使用一般不要超过4个小时。在无法确定的情况下,要注意以下几个时间:

① 在每次喂奶15—30分钟后,婴儿的尿液就有可能排出。

② 在睡觉之前,要查看婴儿的纸尿裤是否干爽。

③ 在婴儿睡醒后,一般会排尿。

④ 外出前,也应再检查一次。

(二) 如何应对13—24月龄幼儿配合度差且经常尿裤子?

① 参观熟悉厕所环境。带幼儿参观、熟悉、认识厕所环境,介绍如厕方式,并示范。

② 环境创设。可安装穿衣镜,或张贴正确的步骤示意图,让幼儿按图示并对着镜子操作。保教人员细心照顾。

③ 耐心引导,边帮边教。每次幼儿如厕时保证有一名保教人员在旁看护,随时帮助有困难的幼儿。

(三) 如何处理25—36月龄幼儿如厕时打闹和如厕能力倒退的行为?

① 制定"文明如厕公约","约定"面前不能过于严厉,但应一起遵守,不能一直退让。

② 控制自己的情绪并疏导婴幼儿的情绪,不要带给婴幼儿额外的压力;找到能力倒退的原因,并告诉他一些可以避免尿裤子的方法,比如有尿意及时与照护者打招呼,随时想上厕所都可以示意等。

③ 及时评价婴幼儿在如厕中的表现,并正确引导。

(四) 大小便训练越早越好吗?

① 婴幼儿的肌肉必须发育到足够结实和协调,才能有意识地控制排便。在他们能够自主排便之前,训练只能起辅助作用,关键还需等待生理发育的成熟。

② 过早进行大小便训练(如在婴儿5月龄以前开始)可能需要长达10个月才能成功。相对较晚开始训练(如在幼儿20月龄以后)可能只需约5个月的时间即可成功。这表明大小便训练并非越早越好。

③ 1岁以内的婴儿对大小便的控制处于完全无意识状态,也不具备控制能力。大多数婴幼儿要到1

岁半到2岁才能开始表现出这种控制能力,部分婴幼儿甚至要到2岁以后。

④ 训练时应根据婴幼儿的实际情况和反应进行,如果婴幼儿适应良好,可以提前训练;如果出现反抗情绪,则应避免操之过急。

(五)如何看待婴幼儿不让"把便""把尿"?

① 婴幼儿的时候,年龄越小,膀胱贮尿的能力越差,小便次数多,所以每次把尿基本都有尿液排出。随着婴幼儿月龄的增加,膀胱贮尿量增大,小便次数也没有那么多,而且变得有规律。如果频繁地"把尿",婴幼儿没有尿意自然会不愿意配合或抗拒,这些行为都属于正常现象。如果照护者不能理解和认识,斥责或者强行"把便"反而会加重婴幼儿对排大小便的焦虑情绪。

② 照护者应尊重婴幼儿的情绪反应,当出现拒绝时,应该停止"把便"。如果婴幼儿年龄尚小,可以穿上纸尿裤,让婴幼儿自由排便。也可以给婴幼儿准备专属的小马桶,在早上起床以后、饭后、睡前让婴幼儿去小马桶上坐一会。

③ 婴幼儿在照护者的指导下顺利大小便后,记得要夸一夸。

(六)如何看待穿开裆裤方便训练大小便的言论?

① 穿开裆裤作为中国传统的育儿方式有着深刻的历史背景。开裆裤在训练婴幼儿大小便过程中,的确省了穿脱裤子的麻烦。但是天冷时穿开裆裤不利于婴幼儿保暖,容易着凉生病。而且婴幼儿喜欢随时坐在地上玩,穿开裆裤不利于卫生,容易造成泌尿系统感染等疾病。

② 建议给婴幼儿穿闭裆裤,尤其是一岁多的幼儿具有自我意识以后,有利于婴幼儿从小树立隐私意识和自我保护意识。

(七)如何看待在婴幼儿如厕训练时进行惩罚?

① 当婴幼儿对如厕训练不感兴趣、不愿意坐在便盆上、出了点小意外或碰到其他如厕训练的常见问题时,对婴幼儿发火或惩罚既没有作用,反而还会让婴幼儿感到害怕甚至恐惧。

② 婴幼儿有时会出现退步也是很正常的,训斥、责备等只会让婴幼儿对训练更无兴趣,他们会害怕犯更多错误让照护者更加生气,也有可能开始憋住大便,甚至引起便秘。

(八)夏天比冬天更适合进行如厕训练吗?

① 决定何时进行如厕训练的主要因素是室内温度而不是季节。

② 如厕训练时,需要为婴幼儿频繁地穿脱和更换衣服,如果是在室内温暖、温度相对恒定的条件下,如厕训练会相对更轻松,穿脱衣服的数量与时间相对较少,可避免感冒等问题。

③ 如果冬天婴幼儿的生活环境也非常暖和、温度恒定,那么也同样是可以进行如厕训练的。

(九)如何看待3岁以下的婴幼儿夜间尿床?

① 遗尿问题主要是指5岁以上的幼儿在夜间不能自主控制排尿,常常在夜间睡觉时出现排尿现象。

② 3岁以内的婴幼儿由于年龄较小,大脑皮层发育不成熟,同时没有养成排尿的习惯,夜间有尿意但是自己不能察觉或者控制,可能在睡眠中排尿,这都是正常现象。

③ 若睡前饮水过多,也容易导致夜间遗尿。建议在睡前一小时,或者更早的时间内,让婴幼儿完成喝奶、喝水的步骤,从而避免影响睡眠质量。

④ 也可以在睡前引导婴幼儿上一次厕所,建立睡前排便的习惯。

问题探索 3 ┊ **婴幼儿穿脱衣物的回应性照护**

婴幼儿穿脱衣物的回应性照护包括照护者对婴幼儿衣物的选择、穿脱方式,以及引导、教会婴幼儿自己穿脱衣物,是婴幼儿早期自理能力培养的内容之一。

❓ 问题：

1. 婴幼儿多大会自己穿脱衣服？
2. 如何为婴幼儿选择合适的衣物？
3. 如何指导、教会婴幼儿自己穿脱衣物？

学习支持

婴幼儿穿脱衣物的回应性照护

- 婴幼儿衣物的选择依据
  - 婴幼儿皮肤发育的特点
  - 婴幼儿衣物的选择原则
- 婴幼儿穿脱衣物的回应性照护内容
  - 不同月龄婴幼儿衣物的选择
  - 协助婴幼儿穿脱衣物的方法
- 婴幼儿穿脱衣物环节回应性照护的组织与实施
  - 指导婴幼儿穿脱衣物的步骤
  - 指导婴幼儿穿脱衣物的方法
- 婴幼儿穿脱衣物常见问题与回应策略
  - 如何判断婴幼儿是冷还是热？
  - 早晚温差大时怎样给婴幼儿穿衣服？
  - 婴幼儿什么时候开始穿鞋？
  - 婴幼儿为什么害怕穿套头衣？
  - 为什么不建议给婴儿包"蜡烛包"？
  - 为什么不要给婴幼儿穿过多的衣服？
  - 为什么不建议长时间给婴幼儿穿长筒袜？

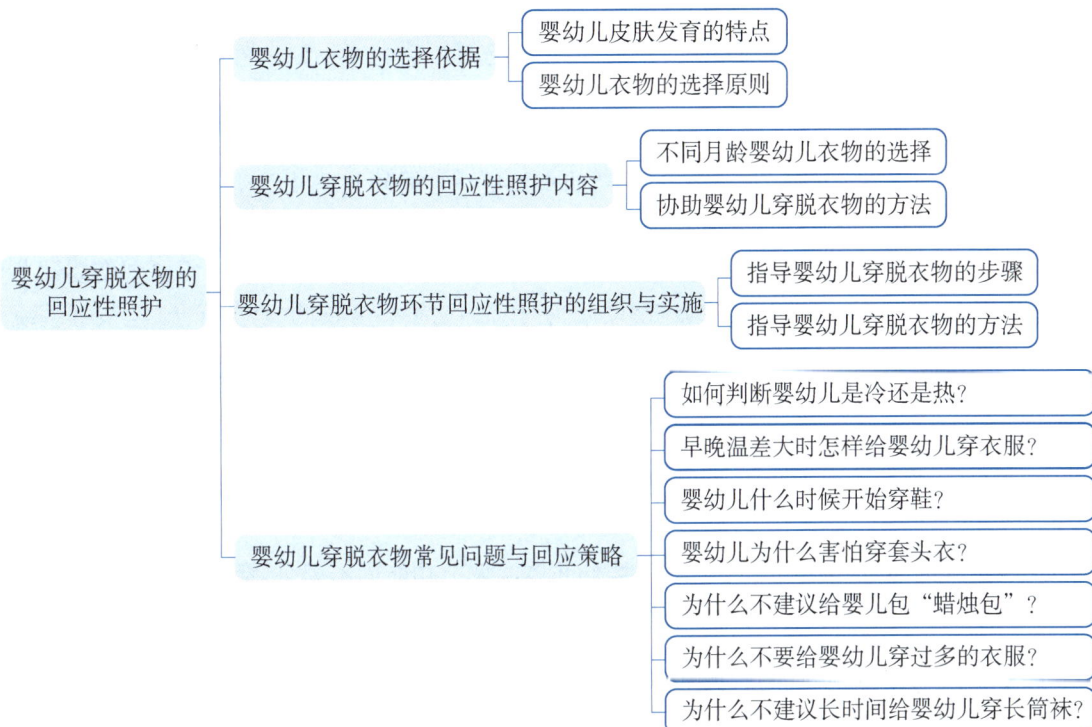

一、婴幼儿衣物的选择依据

为婴幼儿选择衣物时，应充分考虑其皮肤特点和生长发育需求，选择柔软、舒适、安全且适宜的衣物。

（一）婴幼儿皮肤发育的特点

1. 皮肤敏感

婴幼儿皮肤薄且易受损，对外部刺激反应敏感，因此衣物材质需柔软、不刺激。

2. 对紫外线防护能力弱

婴幼儿皮肤色素层薄，对紫外线防护能力弱，外出时注意防晒。

3. 体温调节能力差

婴幼儿体温易受外界温度影响，衣物需保暖且透气。

4. 皮肤易破损和感染

婴幼儿皮肤娇嫩，易破损和感染，衣物需舒适、无刺激。

5. 酸碱调节能力差

婴幼儿皮肤对酸碱度调节能力弱，应避免使用碱性过强的洗涤用品。

6. 出汗多

婴幼儿新陈代谢旺盛，易出汗，衣物需吸汗性好。

(二)婴幼儿衣物的选择原则

1. 材质以纯棉为主

新生儿新陈代谢旺盛,经常出汗,如果衣服质地不好,吸汗性和透气性都太差,很容易刺激皮肤,影响健康。选择内衣材质以纯棉织品为宜,可选购印有"A类"标识的产品。选择棉毛织品时注意柔软、不掉毛、不起静电。夏天衣物材质注重通风、吸汗。冬季注重保暖、轻巧,便于活动。

2. 色彩以浅色为主

色调艳丽的面料通常都带有许多有机化学上色残余,容易造成皮肤过敏。婴幼儿的衣物应选用单色或浅色,而且不易褪色的材质。特别是贴身的内衣,尽量选择不含色素的原白色为佳。与此同时,也应注意一些过度泛白的面料可能存在荧光剂。

3. 款式简单

婴幼儿的骨骼尚未发育成熟,款式简单、轻巧的衣物更适合婴幼儿四肢活动。另外,不宜有过多装饰物或小配件。如果有扣子、拉链等,要注意检查,若有松动,及时固定。婴幼儿活泼好动,好奇心强,要防止配饰脱落误入婴幼儿口、鼻中导致气道堵塞。若有其他金属装饰物,注意穿脱时不要划伤婴幼儿皮肤。尽量不选择有长绳子、花边、蕾丝边的衣服,婴幼儿自身对感觉敏感度较低,以免绳子、丝线等缠绕手指、脚趾的意外发生。

4. 大小适宜

婴幼儿生长发育旺盛,身高、体重增长较快,婴幼儿的衣物大小要适中,偏宽松,容易穿脱,忌穿紧身衣裤。若衣物过小,会影响血液循环,活动受限;过大,则不便四肢活动。

5. 厚薄适中

注意保暖透气的同时,也不宜穿着过多。婴幼儿体温调节功能尚不健全,穿着过厚、过多都会影响到婴幼儿皮肤的散热,导致体温过高、体能消耗、大量出汗等。

二、婴幼儿穿脱衣物的回应性照护内容

(一)不同月龄婴幼儿衣物的选择

1. 0—6月龄婴儿

(1)特点

身体柔软,大部分时间都在睡眠中度过,新陈代谢旺盛,容易出汗,且大小便频繁。

(2)衣物选择

① 材质:应选择纯棉、柔软、透气的衣物,以减少对新生儿皮肤的刺激。

② 款式:和尚服、连体衣(图5-7)易于穿脱,是首选,方便频繁更换尿布和擦洗。避免选择有多余装饰品的衣物,以防婴儿误吞或划伤。

③ 颜色:浅色为主,便于观察污渍,且减少化学残留。

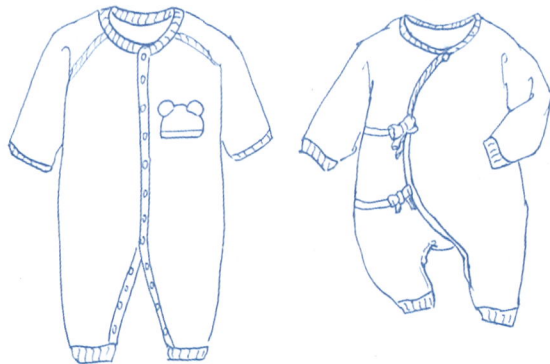

连体衣　　　　　　　和尚服

图5-7　婴幼儿衣服示意图

④ 大小：选择稍微宽松一些的衣物，以适应婴儿的快速生长。

2. 7—12 月龄婴儿

（1）特点

婴儿开始练习爬行，需要更多活动空间。

（2）衣物选择

① 轻便性：选择轻便的衣物，避免厚重材质限制婴儿爬行。

② 耐磨性：由于爬行活动增多，衣物应具有一定耐磨性。

③ 款式：除了连体衣外，可逐渐过渡到包屁衣、分体衣裤等。套头上衣最好选择带有肩扣的款式，方便穿脱。

④ 安全性：确保所有纽扣、拉链等部件牢固，以防婴儿误吞或受伤。

3. 13—36 月龄幼儿

（1）特点

13 月龄以后的幼儿逐渐会走、会跑，衣物的选择考虑舒适，方便运动。

（2）衣物选择

① 实用性：考虑采用"洋葱穿搭法"，便于根据气温变化增减衣物。选择易于穿脱的款式，如带有肩扣或拉链的衣物，方便家长操作。

② 尺码与成长预留：购买衣物时预留一定的成长空间，避免过于紧身或过大。定期检查幼儿的衣物尺寸，随着成长及时更新。

③ 季节性调整：夏季可选择轻薄、透气的短袖短裤；冬季则注重保暖性，可加穿厚外套和棉裤。原则是衣物数量可以比大人少穿一件为宜。具体可以通过摸幼儿的颈背部，来判断穿衣是否合适。一般颈背部温热、干燥，说明穿衣正好。

（二）协助婴幼儿穿脱衣物的方法

婴幼儿期身体柔软，对成人的语言尚无理解能力，所以不能主动配合照护者完成，操作时应注意动作轻柔、缓慢，更加耐心细致，要顺着其肢体弯曲和活动的方向进行，不能生拉硬拽，从而伤到婴幼儿。另外，当婴幼儿还不能独坐、站立时，穿脱衣物尽量躺着完成，好动幼儿可以抱着完成。

1. 穿衣服

（1）套头衫

第一步：套头。把上衣沿着领口折叠成圆圈状，将两个手指从中间伸进去把上衣领口撑开，然后从婴幼儿的头部穿过。为了避免套头时婴幼儿因被遮住视线而恐惧，照护者可以边说话边进行。

第二步：穿袖子。先把一只袖子沿袖口折叠成圆圈形，照护者的手从圆圈中间穿过去后握住婴幼儿的手腕从袖圈中轻轻拉过，顺势把衣袖套在婴幼儿的手臂上，然后以同样的方式穿另一只衣袖。

第三步：整理。一只手轻轻把婴幼儿的手臂抬起，另一只手把上衣拉下去。

（2）前开襟衣服

解开纽扣或拉链，先穿一只袖子，再穿另一只袖子，整理后背，最后扣纽扣、系带或拉链。较小的婴幼儿建议躺着穿衣服，穿好一只袖子后，从婴幼儿的后背处穿过另一只袖子。

（3）连体衣

应先把所有的扣子、系带、拉链都解开，让婴幼儿平躺在衣服上，脖子对准衣领的位置，然后用和上面同样的方式把袖子、裤腿分别套入婴幼儿的手臂和腿。

（4）裤子

第一步：先把裤腿折叠成圆圈形，照护者一只手从圆圈中穿过后握住婴幼儿的足腕，将脚轻轻地拉过去。

第二步：穿好两只裤腿之后抬起婴幼儿的腿，把裤子拉直。

第三步：抱起婴幼儿把裤腰提上去包住上衣，并把衣服整理平整。

2. 脱衣服

总体原则为先脱裤子再脱衣服,以免婴幼儿受凉。

(1) 脱套头衫

脱上衣:先把衣服从腰部上卷到胸前,然后握住宝宝肘部,把袖口卷成圆圈,把胳膊从中拉出。最后把领口撑开,小心地从头上取下。

(2) 脱前开襟衣服

第一步:解开纽扣或拉链,一只手握住婴幼儿的手臂上方,另一只手拉出衣袖,将袖子脱掉。

第二步:较小的婴幼儿,可躺着脱下一只袖子后,将婴幼儿侧身,将已脱掉的袖子穿过婴幼儿背部,移到婴幼儿的另一边,然后再将另一边的袖子脱掉即可完成。

(3) 脱连体衣

第一步:解开所有纽扣、系带或拉链,先脱上身部分,照护者一只手握住婴幼儿肩膀处,另一只手拉住袖口往外,再换另一只袖子。

第二步:脱下身部分。照护者一只手塞进裤腿中握住婴幼儿膝盖,另一只手拉住裤腿口,将婴幼儿腿拉出,另一侧同样方法拉出。

(4) 脱裤子

第一步:脱裤腰。先让婴幼儿躺在安全舒适的地方,一只手轻轻抬起婴幼儿的臀部,另一只手将裤腰脱至膝盖处。

第二步:脱裤腿。用一只手抓住裤口,另一只手轻握膝盖,将腿顺势拉出,另一只裤腿采用相同的做法。

三、婴幼儿穿脱衣物环节回应性照护的组织与实施

(一) 指导婴幼儿穿脱衣物的步骤

婴幼儿时期大肌肉动作和小肌肉动作发展还不完善,为了增强婴幼儿的自理能力,逐渐培养自我服务的能力,可以从生活中的点点滴滴做起。关于穿脱衣服,可以从简单的脱鞋子、脱袜子开始,根据婴幼儿动作能力、语言理解能力的发展,逐渐尝试穿鞋子、穿袜子、提裤子等,从简单动作,慢慢过渡到复杂动作。每个婴幼儿都有自己的成长轨迹,不要对此操之过急,也不要与他人对比。

1. 认识衣物

学会穿脱衣物之前,最重要的是知道衣物的名称,无论是衣物、裙子、裤子,还是袖子、衣领、裤腰、裤腿等等词语在日常照料中可以边操作边讲解,时间久了,既能让婴幼儿熟知操作步骤,又能记住关于衣物的名词,为日后自己穿脱衣物奠定基础。

2. 知道正反左右

在穿脱衣物的过程中,对于很多婴幼儿来说最难的就是分清鞋子的左右,裤子、衣服的正反面。平时在帮助婴幼儿穿衣物时,可以有意识地强调正反面的区别,反复多次练习,鼓励婴幼儿在错误中找到原因,逐渐知道、分清正反面。

3. 注意顺序

穿衣服时先解开扣子再穿手袖,套头可以先套头再穿手袖,午睡时,先脱鞋袜,再脱衣裤。天冷时,可先脱外裤,盖上被窝,再脱外套。起床时,先穿上衣再穿裤子。掌握穿脱顺序,还能避免受凉感冒。

4. 掌握要领

利用儿歌的形式让婴幼儿掌握动作要领,例如:抓住领子,盖座房子,抓住袖子,钻进洞子(图5-8和图5-9)。先记住动作要领,再在反复多次的练习中熟练。

5. 学会整理

学会穿衣后,还要逐步学会整理,拉拉衣角,整理衣领,内衣塞进裤子里,睡觉时把衣物叠放整齐放到规定地方,从小培养良好的生活习惯。

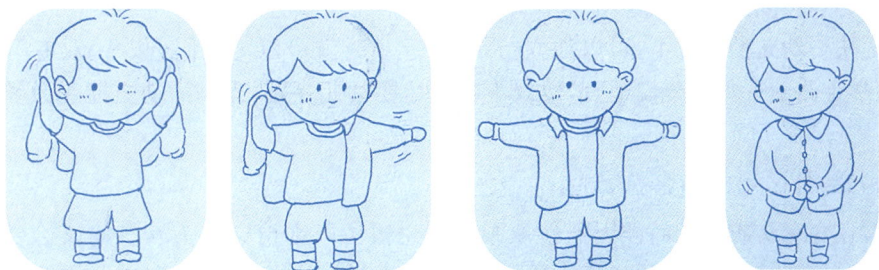

1. 抓住领子盖房子　　2. 左手伸进小洞洞　　3. 右手伸进小洞洞　　4. 关上大门就完工

图 5-8 穿开衫

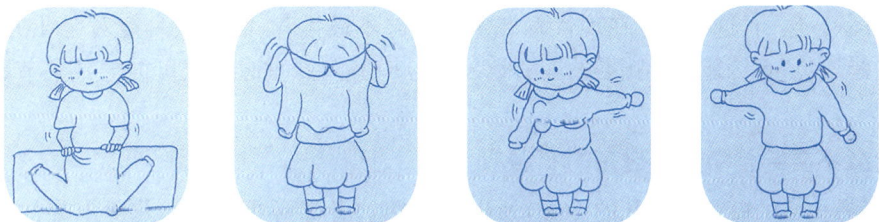

1. 抓好底边找山洞　　2. 一头钻进大山洞　　3. 左手钻出左洞洞　　4. 右手钻出左洞洞

图 5-9 穿套头衫

（二）指导婴幼儿穿脱衣物的方法

1. 游戏法

游戏法是指照护者借助游戏进行教学,从而完成教学任务的一种方法。在游戏的过程中,既可利用游戏的口吻,也可用有规则的游戏组织教学。例如,借助口诀、儿歌等形式,边念边做,既熟悉了操作的语言表达流程,又在游戏反复多次的练习中掌握了动作要领,是婴幼儿教学活动中最常用的方式之一。

2. 模拟示范法

照护者创设某教学情境,例如,让婴幼儿从毛绒玩具、仿真娃娃等穿衣服开始练习,这样既能让婴幼儿熟悉穿衣服的步骤,也能培养他们的动手能力。婴幼儿每完成一步都要适时地表扬,如果做错了就耐心地给提示,让他们在多次练习中逐渐学会。

四、婴幼儿穿脱衣物常见问题与回应策略

（一）如何判断婴幼儿是冷还是热？

一般判断婴幼儿的冷热可以通过面色、是否出汗、手心温度、后颈温度等方面进行判断。

一个月以内的新生儿体内的脂肪比较少,睡眠时间较长,活动较少,当室温低于 24℃ 时,就应注意保暖,穿衣时参照成人或略比成人多穿 1 件即可。

1—12 月龄内的婴儿新陈代谢比较快,体温调节能力差,四肢末梢血液循环不够畅通,比较缓慢,造成手脚冰凉。所以可以通过摸后颈来判断冷热最佳。照护者可用温暖的手,摸摸婴幼儿的后颈,如果是温暖干燥不出汗,就说明衣服穿得比较合适。1 岁后可以通过触摸幼儿的手心、后颈,及时调整穿衣。

（二）早晚温差大时怎样给婴幼儿穿衣服？

很多地区早晚温差较大,中午温度高,早晚温度低,这时也可以使用"洋葱式穿衣法"。即:多几层、薄一点、易穿脱。内层以轻薄透气棉质内衣为主,保证贴身衣服的舒适度;中层以保暖为主,可根据情况添加马甲、背心等;最外层根据气温的高低选择不同厚度的外套,也可以兼具防风或防水功能,这样便于随时可以根据天气、温度的变化增减衣物。

课外链接

穿脱衣物口诀

（三）婴幼儿什么时候开始穿鞋？

一般在不搀扶婴幼儿的情况下，可以独立行走5—6步时就可以为他们选购一双专门用来走路的学步鞋。当然，在学走路前。如果气温适宜，建议不着急让婴幼儿穿鞋，光脚活动更能刺激婴幼儿运动和神经系统的发育。

（四）婴幼儿为什么害怕穿套头衣？

婴幼儿常常在穿套头衣服的时候因蒙住双眼感觉恐惧所以害怕穿套头衣。建议给婴幼儿购买衣服时以开衫为主，购买套头衫时注意领口大小适宜，穿脱套头衫时注意动作要温柔，不要生拉硬拽。在穿脱衣物前应该与婴幼儿简要沟通并取得回应后再进行。

（五）为什么不建议给婴儿包"蜡烛包"？

"蜡烛包"是一种传统的包裹婴幼儿的方式，其中婴儿的四肢被紧紧包裹，使整个身体保持绷直状态，类似于蜡烛的形状。然而，这种方式在现代育儿实践中并不被推荐，因为它可能对婴儿的健康和发展产生不利影响。"蜡烛包"有可能会影响婴幼儿骨骼发育、肺功能，严重时甚至可能导致关节脱位、影响婴幼儿食欲等。

（六）为什么不要给婴幼儿穿过多的衣服？

作为照护者最担心的就是婴幼儿的冷暖，所以很多照护者都喜欢往婴幼儿身上多加一件衣服，生怕冷到。其实，给婴幼儿穿太多衣服，反而不利于婴幼儿的健康。

首先，给婴幼儿穿太多衣服会让身体过度发热，出汗量大，容易导致脱水和中暑。

其次，过度保暖让婴幼儿的皮肤长时间处于潮湿状态，容易滋生细菌，引起感染和疾病，也会减弱婴幼儿的免疫力。另外，穿太多衣服会使婴幼儿感觉呼吸不畅，严重时导致氧气供应不足，具体表现为心跳加速、胸闷、失眠等不适症状。

最后，过多的衣物还可能限制婴幼儿的活动自由，影响他们的运动发育。婴幼儿期是身体发育的关键时期，他们需要自由地爬行、翻滚等活动来锻炼肌肉和协调能力。过重的衣物会妨碍这些活动的进行，不利于婴幼儿的全面发展。

（七）为什么不建议长时间给婴幼儿穿长筒袜？

长筒袜是指长度达到大腿的且厚的长裤，长筒袜对婴幼儿的生长发育和睡眠都不利。因为大部分的长筒袜弹性度都不太大，在穿戴时可能会勒住婴幼儿的皮肤，导致局部血液循环不通畅，就会影响到下肢肢体的生长发育。可以偶尔给婴幼儿穿一下长筒袜，但是应避免穿着时间过长。

另外婴幼儿穿长筒袜可能会使局部皮肤感觉不适，影响舒适度，也有可能会影响婴幼儿膝关节、踝关节等关节部位的屈伸以及活动范围，还有可能会造成皮肤不透气、干燥等，进而影响睡眠。婴幼儿的袜子应选择薄厚适中、纯棉、贴合度好、长短适宜的袜子，并且注意袜口不要太紧。

▶ 课证融合

1＋X 幼儿照护职业技能考核案例

【题目】贝贝，2岁，男，因爸妈工作安排，需要白天在托育机构进行生活，也玩得特别开心，但是老师发现贝贝不喜欢喝水，询问后才知道他不愿意在学校上厕所，因为跟家里的不一样，多喝水就会多上厕所，耐心解释后也没有好转，老师很是焦虑。

【任务】作为照护者，请完成正确如厕的指导。

一、活动准备

1. 照护者准备

照护者着装整齐，已清洗双手、修剪指甲，具备指导幼儿如厕的操作技能。

2. 环境准备

环境干净、整洁、安全、温湿度适宜。

3. 用物准备

便盆 1 个；干湿纸巾各一包；幼儿仿真模型无损坏、松动。签字笔 1 支；记录本 1 本；手消毒剂；小内裤 1 条；长裤 1 条。

二、幼儿评估

2 岁的男宝宝贝贝因爸爸妈妈工作忙，白天需要在托幼园进行生活。虽然贝贝每天玩得特别开心，但是贝贝因为不愿意在托育园上厕所，所以白天不喝水，以减少上厕所的次数。目前贝贝情绪稳定，无焦虑。

三、操作计划

指导幼儿在托育园中身心舒适地如厕。

四、操作实施

1. 如厕前准备

大多数幼儿在 2 岁左右就开始进行如厕训练，但因为个体差异，也有幼儿要到 3 岁才能开始，所以作为照护者要能理解幼儿的差异。为了让幼儿乐意接受如厕训练，在日常活动中可带幼儿观看相关如厕训练的图画或绘本，或借助游戏模拟的方式认识坐便器，不仅能激起幼儿对坐便器的兴趣和好奇心，还能让幼儿认识到坐便器是用来大小便的如厕训练工具。

2. 如厕训练

① 观察排便信号。

② 耐心询问、及时指导。

③ 加强示范。

④ 分步骤进行。

⑤ 鼓励、表扬幼儿。

3. 整理记录

整理物品，将所有物品原位摆放。检查地面是否干净、清洁、无积水。采用七步洗手法清洁双手，记录幼儿如厕情况并在离园时告知家长。

考点练习

课外链接

考点练习

一、单选题

1. 在婴幼儿清洁与卫生活动中最频繁的活动为（　　　）

A. 沐浴　　　　　　　B. 修剪指甲　　　　　　C. 洗手　　　　　　D. 洗脸

2. 不属于婴幼儿洗手步骤的是（　　　）。

A. 挽起小袖子　　　　B. 打开水龙头　　　　　C. 系好小裤子　　　　D. 清水冲一冲

3. 婴幼儿沐浴操作顺序不正确的是（　　　）

A. 总体按照由上向下的顺序

B. 前身依次清洗颈下、胸部、腋下、上肢、腹部、下肢

C. 前身依次清洗上肢、下肢、颈下、胸部、腹部、腋下、腹股沟、会阴

D. 后背依次清洗后颈、背部、下肢、肛门

4. 指导婴幼儿开展如厕训练前不需要评估（　　　）

A. 语言能力　　　　　B. 照护者的意愿　　　　C. 排便排尿规律　　　D. 月龄

5. 关于婴幼儿一般开展如厕训练的月龄描述正确的是（　　　）

A. 48 月龄　　　　　　B. 12 月龄　　　　　　　C. 24 月龄　　　　　D. 6 月龄

二、判断题

1. 婴幼儿洗手只需将手心手背手指洗干净。　　　　　　　　　　　　　　　　　（　　　）

2. 婴幼儿的便盆应每天清洁及消毒。　　　　　　　　　　　　　　　　　　　　（　　　）

3. 婴幼儿会坐以后就可以进行如厕训练。 （   ）

4. 清洁地板时抹布不用拧干擦拭。 （   ）

5. 托育园中应根据婴幼儿的情况开展饭后漱口活动。 （   ）

三、案例分析

1. 某一机构中,一位照护者和婴幼儿进行游戏互动时,给他们准备了很多不同种类和材质的玩具。婴幼儿与照护者互动得十分开心,一会玩玩这个玩具,一会玩玩那个玩具。游戏互动结束时,玩具弄得满地都是,照护者没有把玩具整理好就直接离开了。

你认为照护者对玩具管理的做法对吗?为什么?如果是你作为照护者,你会怎么做?

2. 皮皮是一个2岁的小男孩,经常出现尿裤子和把大便拉在裤子上的现象。皮皮每一次尿裤子的时候都特别紧张和焦虑,家长对皮皮的这种情况十分烦恼。

请你结合已学内容帮助皮皮养成良好的排便规律。

🗲 赛项引领

视频

桌面清洁与消毒

婴幼儿保教技能岗位大练兵——卫生与消毒

卫生与消毒工作是托育机构减少疾病发生和防治传染病的有效措施,为入园的婴幼儿提供整洁、安全、舒适的环境,有效地促进婴幼儿健康成长。为了进一步提高学生的实践操作能力,提高卫生保育水平,将开展"卫生与消毒"岗位大练兵技能竞赛。

比赛内容:桌面卫生与预防性消毒、地面卫生与传染病后消毒。

题目一:餐后桌面清洁与预防性消毒

准备工具:桌子、椅子、抹布、洗洁精、胶手套、消毒片、消毒水配比桶、盆等。

要求:

1. 桌面进行两遍清洁一遍消毒工作。

2. 操作规范,不漏擦、不花擦。

3. 毛巾的每一面不重复使用。

题目二:地面清洁与消毒

准备工具:拖布、洗洁精、胶手套、一次性医用口罩、消毒片、消毒水配比桶、盆等。

要求(评分标准见表5-5):

1. 地面进行两遍清洁一遍消毒工作。

2. 操作规范,无污渍、积水。

表5-5 评分标准

项目	细则	分值	桌面清洁与消毒	地面清洁与消毒
操作准备	个人状态准备符合操作项目需求	3		
	物料准备充分,无遗漏	5		
	消毒液配比规范	5		
操作流程	流程执行完整,无遗漏	10		
	操作过程有序,无慌乱	5		
操作手法	遵循要求,无增减,无错误	20		
	操作手势正确,无隐患	20		
	充分理解注意事项禁止出现重大事故	5		

（续表）

项目	细则	分值	桌面清洁与消毒	地面清洁与消毒
	物品摆放方法正确,不随意	5		
操作时间	在规定时间内完成	10		
语言表达	语言表达清晰、准确,语速适中	12		
总分		100		

任务六 婴幼儿动作发展的回应性照护

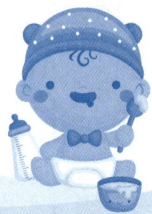

情境案例

情境一：东东已经一周岁了，可还是不会爬行，东东奶奶说："没事，这是遗传他爸爸，他爸爸小时候也不会爬。"东东是父母眼里的宝贝儿，捧在手里怕摔了，含在嘴里怕化了，当东东有一点地上爬的举动，父母和爷爷奶奶就会立刻停止，把东东抱到怀里哄着。

情境二："我家宝宝8个月就会走了，我家宝宝没爬直接走路的"，说这话的妈妈、奶奶往往一脸骄傲，感觉自家宝贝聪明极了。

情境三：有的幼儿上了幼儿园却还用不好勺子；有的幼儿爱玩洋娃娃，把娃娃拆得乱糟糟却怎么也安装不到原样；有的幼儿上了小学，学了写字却没有人能看懂他到底写的什么……

问题：

1. 案例中照护者存在哪些问题？

2. 在婴幼儿日常照护中，对于粗大动作和精细动作发展，照护者需要注意哪些问题？

3. 请结合表6-1，结合所学的知识，依据婴幼儿动作发展特点，设计相应的互动行为和环境刺激要点。

课外链接

婴幼儿互动行为对照表

表6-1 婴幼儿常见动作发展问题及回应措施

月龄段	婴幼儿表现	婴幼儿需求信号	回应	环境刺激

岗位学习

学习导图

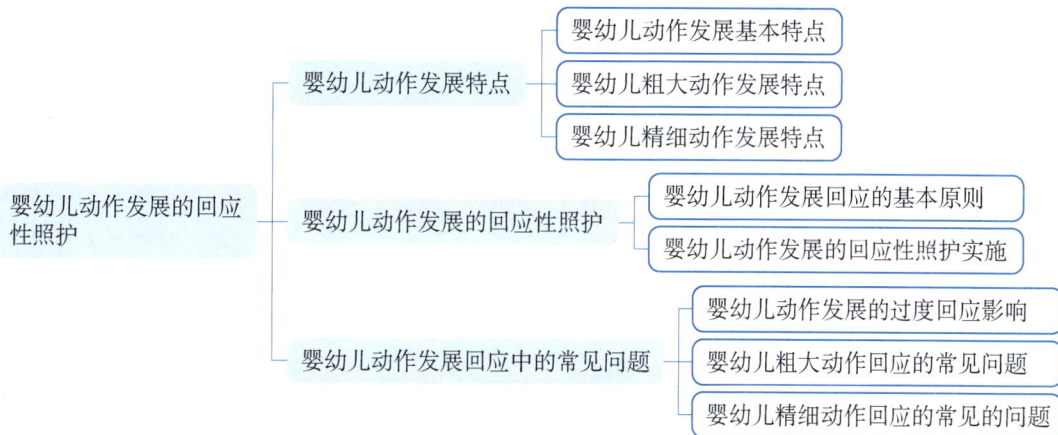

学习目标

▶**知识目标**

1. 明确婴幼儿动作发展的特点及规律。
2. 熟悉婴幼儿粗大动作、精细动作发展的常见信号。
3. 掌握婴幼儿动作发展常见的回应性照护方法。

▶**能力目标**

1. 熟练掌握婴幼儿动作发展回应策略。
2. 能识别婴幼儿粗大动作和精细动作发展中的信号需求,并给予正确、及时的回应。
3. 能指导婴幼儿粗大动作训练、精细动作训练,促进婴幼儿大脑发育。

▶**素养目标**

1. 认识婴幼儿动作发展的重要性,积极促进婴幼儿动作发展水平。
2. 培养细心观察、用心照护的职业素养。
3. 掌握婴幼儿发展需求,建立正确的育儿观和教育观。

思政融合

> **遵循规律,科学养育**
>
> 国家卫生健康委办公厅印发《3岁以下婴幼儿健康养育照护指南(试行)》提出提升儿童健康水平,促进儿童早期发展,并加强婴幼儿养育照护指导。该《指南》聚焦于0至3岁婴幼儿的关键成长阶段,强调医疗机构通过养育风险筛查、咨询指导、父母课堂、亲子活动和随访等形式,指导养育人掌握科学育儿理念和知识。《指南》中明确了养育人应定期带婴幼儿接受国家基本公共卫生服务项目0至6岁儿童健康检查,并接受儿童保健人员的指导。同时,强调养育人要学习并掌握养育照护和健康管理的各种技能和方法,以促进婴幼儿全面发展。

课程内容

问题探索 1 婴幼儿动作发展特点

动作是人类最重要、最基本的能力,也是个体思维活动及实践活动不可缺少的重要元素。动作的发展是婴幼儿活动、运动能力和思维发展的重要前提,是婴幼儿重要的发展里程碑。婴幼儿动作技能的发展包括粗大动作技能和精细动作技能两方面。

? 问题:

1. 婴幼儿什么时候会翻身?
2. 婴幼儿什么时候能独立坐起?
3. 婴幼儿还不会翻身能不能先开始学坐呢?
4. 婴幼儿先学"坐"? 还是先学"爬"?
5. 光脚走路对婴幼儿有伤害吗?

学习支持

```
                                    ┌─ 婴幼儿动作发展基本特点 ─┬─ 动作发展的定义
                                    │                        └─ 动作发展的基本规律
                                    │
                                    │                        ┌─ 抬头
                                    │                        ├─ 翻身
婴幼儿动作发展特点 ──────────────────┼─ 婴幼儿粗大动作发展特点 ─┼─ 坐立
                                    │                        ├─ 爬行
                                    │                        └─ 站立、独立行走、跳跃
                                    │
                                    └─ 婴幼儿精细动作发展特点
```

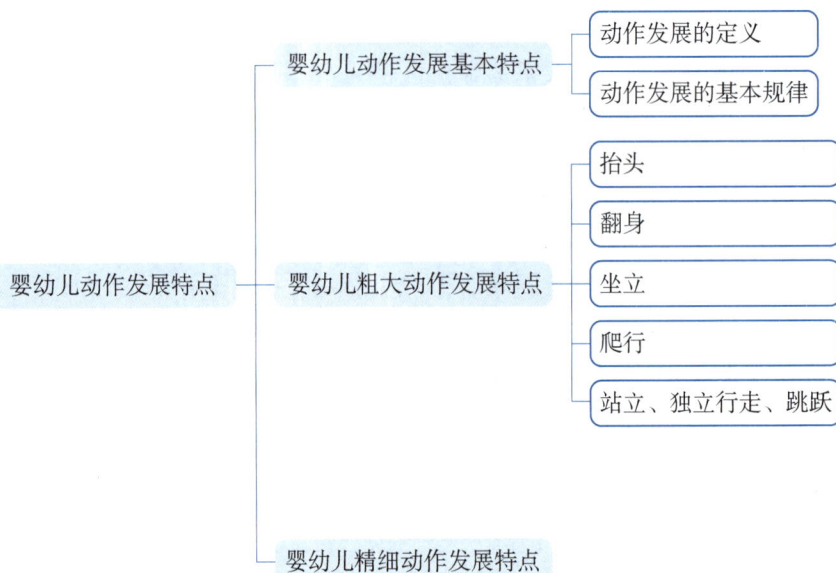

一、婴幼儿动作发展基本特点

(一) 动作发展的定义

婴幼儿运动的发育包括粗大动作和精细动作,其中粗大动作涉及全身大肌肉群的活动,对婴幼儿的身体协调性、平衡感和力量控制至关重要。精细动作涉及手部小肌肉群的活动,对婴幼儿的手眼协调能力、注意力和创造力有重要影响。

(二) 动作发展的基本规律

婴幼儿动作发展是循序渐进的,与大脑、脊髓和肌肉的发育有着密切的关系,运动发展遵循一定的规律。

1. 头尾规律

婴幼儿动作的发育自上而下(从头到脚)的顺序,最早发展的动作是头部动作,其次是躯干部动作,最后是脚的动作。

2. 由近及远

从身体躯干(近处)的肌肉先发育,逐渐向外和向下(远处)发展,如先抬肩,然后手指取物。

3. 从无意动作到有意动作

婴幼儿动作的发展受到心理、意识的支配,呈现从无意动作向有意动作发展的趋势。

4. 由泛化到集中

出生后的动作发展从泛化的全身性动作向集中的专门化动作,由不协调到协调。

5. 正向动作先于反向动作

先抓后放,走路时先向前正向走再后退倒着走。

二、婴幼儿粗大动作发展特点

粗大动作的发育先于精细动作的发育。粗大动作发展是婴幼儿大脑成熟的一项重要指标,对个体的健康、学习和生活质量有着深远的影响。粗大动作技能的提高有助于增强心肺功能、肌肉力量和耐力。研究表明,粗大动作技能的发展与认知功能,特别是注意力、记忆力和执行功能的改善有关。许多日常活动,如骑自行车、游泳或做家务,都需要一定的粗大动作技能,这些技能对于提高生活质量和自理能力非常重要。

婴幼儿粗大动作发展是一个连续且逐渐复杂化的过程,每个阶段都是后续技能发展的基础。粗大动作发展是指全身大肌肉活动的大运动动作,如抬头、翻身、坐、爬、站、走、跳等。粗大动作发展阶段可见表6-2。

表6-2　0—36月龄婴幼儿粗大动作发展阶段及特点

月龄	动作发展阶段	动作特点
0—6个月	原始反射支配时期	移动运动为主:仰卧、侧卧、俯卧、翻身、抱坐、扶坐等
7—12个月	步行前时期	移动运动为主:包括独坐、爬行、扶站、姿势转换、花样爬(障碍爬)、扶走等
13—18个月	步行时期	行走平衡感发展为主:包括站立、独立走(向不同方向走、直线走、曲线走、侧身走、倒退走)、攀登、掌握平衡等
19—36个月	基本运动技能时期	技能运动为主:包括跑(追逐跑、障碍跑),跳(原地向上跳、向前跳),投掷(投远、投向目标),单脚站立、翻滚,走平衡木,抛物接物,坐滑梯,荡秋千,蹬童车等

(一) 抬头

抬头是婴幼儿最先学会的粗大动作技能,抬头动作主要是依靠颈部肌肉力量完成稳定抬头动作。新生儿的脊柱和颈部肌肉尚未完全发育,俯卧时头不能抬起;到2—3月龄时,婴儿能俯卧抬头45°,头左右转动,胸部逐渐离开床面,到4—5月龄时可以自主将头竖起。

(二) 翻身

翻身是一种全身运动,翻身动作要借助头部、胸部、四肢肌肉力量,将身体翻转。同时翻身动作为下一步爬行、站立、行走等动作奠定基础。婴儿上半身会先从仰卧翻到侧卧,再从侧卧翻到俯卧。到4月龄左右,婴儿能逐步学会翻身技能,从仰卧位变为俯卧位。

(三) 坐立

坐立是婴幼儿视觉发育的基础,也是语言和身体发育的重要基础。婴幼儿的坐姿发展是身体协调性和肌肉力量增长的一个重要标志。婴幼儿坐立发育经过以下五个阶段：

1. 新生儿期（0—2 月龄）

新生儿通常无法自己坐立，呈现躯干前倾紧贴下肢的全前倾姿势。

2. 抬头期（3—4 月龄）

婴儿开始能够抬起头和胸部，躯干慢慢直立稍离开下肢，可以进行所谓的"爬行俯卧撑"。

3. 学坐期（5—6 月龄）

婴儿开始尝试用双手支撑身体，在照护者的支持下可扶腰坐，他们可能会经历所谓的"三脚架坐姿"，即用两手和两脚作为支撑点。

4. 独立坐姿期（7—8 月龄）

婴儿开始能自己坐稳几分钟，不再需要手部支撑，有的可直腰坐，8 个月可以扭身坐，拿身体侧方玩具。

5. 稳定坐姿期（9—12 月龄）

婴儿可以独立坐更长的时间，甚至能够在没有支持的情况下从坐到躺，再从躺到坐变换姿势。婴儿也开始探索周围环境，会边坐边玩耍。坐立稳定及平衡发育充分后，婴幼儿就具备了站立行走的条件，活动范围就更进一步扩大，感知觉就会得到质的飞跃。

（四）爬行

爬行在婴幼儿动作发展中很重要，爬行不仅可促进全身动作的协调发展，锻炼肌力，为直立行走打下基础，而且可较早地正面面对世界，增加空间的搜寻，主动接近和认识事物，促进婴幼儿认识能力的发展。国外研究还发现，爬行对婴幼儿情感的发展也有益处。爬行缺失会影响手眼协调性、前庭功能、平衡能力、空间意识、触觉以及躯干肌力的发展。婴幼儿爬行的过程是一个逐渐发展的阶段，这个过程可以分为五个阶段。

1. 腹部滑行（6—7 月龄）

婴儿用腹部滑行，使用手臂推动身体前进，这是爬行的初级阶段。

2. 坐立支撑（8 月龄）

这个时期婴儿能够坐得更稳，并开始尝试用手和膝盖支撑身体，为爬行做准备。

3. 手腿协调爬行（9—10 月龄）

婴儿开始尝试同时使用手和膝盖进行爬行，但动作可能还不够协调。

4. 四足爬行（11—12 月龄）

婴儿能够熟练地使用双手和双脚进行爬行，手脚协调，能向前、向后和侧向移动。

5. 过渡到站立（13—15 月龄）

随着爬行技能的提高，幼儿开始尝试站立，并能扶着家具或其他物体的情况下走动。

在整个爬行过程中，婴幼儿的肌肉力量、协调性、平衡感和空间感知能力都在不断发展。照护者应为婴幼儿提供一个安全的环境，鼓励他们自由探索和移动，同时在必要时给予适当的支持和引导。

（五）站立、独立行走、跳跃

1. 站立

站立是走的前奏，是要求下肢支撑身体，随之直腰、挺胸抬头，使身体保持稳定与平衡。站立能力的发展过程如下。

① 支撑站立：婴幼儿首先会尝试用手或其他物体作为支撑来站立。这个阶段，婴幼儿的腿部肌肉正在发展，但还不足以完全支撑身体的重量。

② 无支撑站立：随着腿部肌肉力量的增强，婴幼儿开始尝试在没有任何辅助的情况下站立。起初，站立不太稳，需要多次尝试和练习。

③ 短暂站立：婴幼儿逐渐能够在不借助外力的情况下站立一段短暂的时间。在这个阶段，婴幼儿的平衡能力和肌肉控制正在提高。

④ 站立和移动：婴幼儿在站立的同时开始尝试移动，通过左右摇摆身体来前进，或者尝试迈步。

2. 行走

独立行走是婴幼儿发展的重要发展里程碑。婴幼儿的身体运动由被动变为主动，使活动具有一定的主动性；主动步行可以扩大认知范围，增加了与周围人互动的机会。婴幼儿行走能力的发展过程如下。

① 行走练习：婴幼儿在能够独立站立后不久，通常会开始尝试迈步和行走，扶着家具或照护者的双手进行。

② 行走辅助：在 12—18 月龄，幼儿开始尝试放开手行走，但初期需要照护者的辅助或鼓励。

③ 独立行走：在 19—24 月龄，幼儿能够更加自如地行走，步伐更加稳健，能够转弯和停下来。

3. 跳跃

① 蹲跳练习：婴幼儿在学会行走之后，通常会开始练习蹲跳动作。起初，婴幼儿在照护者的帮助下从蹲姿跳起。

② 单腿站立：在 25—36 月龄，幼儿开始能够单腿站立，这是跳跃技能发展的一个重要步骤。

③ 独立跳跃：随着肌肉力量和协调性的增强，37—48 月龄的幼儿可以独立地跳跃，包括原地跳和向前跳。

④ 连续跳跃：随着年龄的增长和技能的提升，幼儿能够进行连续跳跃，如跳台阶或跳绳。

三、婴幼儿精细动作发展特点

手的使用和制作工具在人类种系发展中具有重要意义，个体发展中手的动作发展是个体心理发展的一个重要组成部分。精细动作是手部小肌肉或肌肉群产生的动作，包括手指动作、双手协作、手眼协调、抓握力量，以及手腕灵活及稳定，如抓握、拧、扯、捏、撕等活动。精细动作是婴幼儿智能的重要组成部分，是神经系统发育的一个重要指标，不仅是个体早期发展的重要方面，而且是个体其他方面发展的重要基础。精细动作的发展使得婴幼儿可以够拿物品、书写、艺术创作以及生活自理等。

婴幼儿精细动作的发展建立在大运动发展的基础上。婴幼儿精细动作发展的顺序是：从满手抓握到用拇指与其他四指对握，再到食指与拇指对捏。婴幼儿 1 岁以后的书写、翻书、搭积木、串珠子等更复杂的自理活动能力都是在 1 岁前基本精细动作发育完善的基础上发展的。

婴幼儿精细动作发展的七个关键特点：

1. 抓握反射（新生儿期）

出生后不久，新生儿会表现出抓握反射，当触摸掌心时，会本能地紧握。

2. 目标导向的抓握（3—4 月龄）

婴儿开始尝试用手去触碰并抓握悬挂或放置在眼前的物体。

3. 精确抓握（6—7 月龄）

手眼协调能力提升，能更准确地抓取小物体，并能将物体从一只手转移到另一只手。

4. 捏取动作（8—9 月龄）

开始使用拇指和食指进行捏取动作，能更精细地操控小物件。

5. 自我喂食（10—12 月龄）

开始尝试使用勺子和杯子进行自我喂食，这标志着手部协调和控制能力的显著提升。

6. 涂鸦和绘画（13—24 月龄）

开始用手指或蜡笔在纸上涂鸦，这有助于进一步发展手部精细动作和创造力。

7. 拼插和搭建（25—36 月龄）

能够进行更复杂的拼插活动，如拼图，以及搭建积木，开始尝试使用剪刀剪纸，以及用笔进行简单的书写和绘画，提高手眼协调和手部控制和精细动作能力。

整个精细动作发展过程中，照护者应提供丰富的刺激和支持，鼓励婴幼儿探索和实践，同时注意安全，避免婴幼儿接触危险物品。每个婴幼儿的发展进程不同，因此应根据个体差异调整指导方式和活动难度。

婴幼儿动作发展的回应性照护指的是在婴幼儿成长过程中,照护者根据婴幼儿的动作发展需求和特点,提供及时、恰当、敏感的回应和关注。这种照护方式的核心在于观察和理解婴幼儿通过动作、声音、表情等发出的信号,并解读其背后的需求,以提供满足婴幼儿生理和心理需求的照护环境。

问题:

1. 过早学坐立对婴幼儿的身体有影响吗?
2. 怎么引导和辅助婴幼儿爬行?
3. 婴幼儿走路爱摔跤怎么办?
4. 发展婴幼儿手部精细动作方法有哪些?

学习支持

```
                                              ┌─ 尊重婴幼儿的个体发展
                                              ├─ 积极回应和互动
                          婴幼儿动作发展回应的基本原则 ├─ 提供适宜的环境和刺激
                                              ├─ 敏感观察和记录
                                              ├─ 促进全面发展
婴幼儿动作发展的回应性照护 ─┤                    └─ 保持耐心和爱心

                          婴幼儿动作发展的回应性照护实施 ┌─ 粗大动作发展回应性照护
                                                    └─ 精细动作发展回应性照护
```

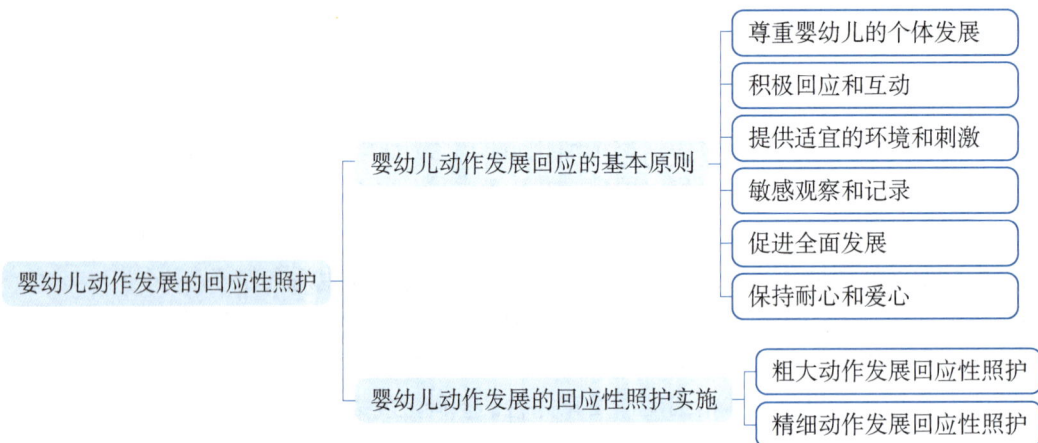

一、婴幼儿动作发展回应的基本原则

回应性照护的核心是敏锐发现婴幼儿的互动信号,正确识别其需求,并给予及时且恰当的回应。如果婴幼儿释放出的信号需求都能被照护者积极回应,就会形成健康的良性互动。每个婴幼儿都是独立的个体,有各自的生长发育特点,照护者需要认真观察、用心了解、尊重和接纳,有策略地引导,才能更好地促进婴幼儿的健康发展。

(一) 尊重婴幼儿的个体发展

(1) 照护者应将婴幼儿视为值得尊重的个体,充分信任他们的能力。

(2) 了解并尊重婴幼儿动作发展的自然进程和个体差异。

(二) 积极回应和互动

(1) 照护者需要密切关注婴幼儿的需求,并通过语言、身体动作等及时回应。

(2) 当婴幼儿表现出对某种动作或活动的兴趣时,照护者应积极参与并提供必要的支持和引导。

(三) 提供适宜的环境和刺激

(1) 根据婴幼儿动作发展的需要,创设安全、舒适且富有探索性的环境。

(2) 提供多样化的玩具和活动材料,以激发婴幼儿的兴趣和好奇心。

（四）敏感观察和记录

（1）照护者要细心观察婴幼儿的动作表现，及时捕捉其发展的关键时刻。

（2）记录婴幼儿的成长进步，以便更好地了解其个性特点和发展需求。

（五）促进全面发展

（1）回应性照护不仅关注婴幼儿的动作发展，还要注重其认知、情感和社会性的培养。

（2）通过综合性的活动和互动，促进婴幼儿在各个领域的均衡发展。

（六）保持耐心和爱心

（1）在回应性照护过程中，照护者需要保持足够的耐心和爱心。

（2）鼓励婴幼儿进行尝试和探索，给予他们足够的支持和鼓励。

二、婴幼儿动作发展的回应性照护实施

在婴幼儿动作发展的过程中，照护者需要细心观察婴幼儿的表现，准确捕捉他们的需求信号。当婴幼儿通过动作、表情或声音表达出某种需求时，照护者应立即给予回应，提供必要的情感支持和实际帮助。例如，当8月龄的婴儿试图抓取玩具却屡试屡败时，照护者可以轻轻辅助他们完成动作，同时用温柔的语言给予鼓励和肯定。

（一）粗大动作发展回应性照护

1. 抬头

抬头是早期发展中的一个重要信号，标志着婴儿颈部和上半身肌肉力量的增加。抬头能帮助提高身体的肌肉力量，增加肺活量，促进身体的血液循环，有效预防呼吸道疾病。随着头部的转动可以扩大婴儿活动视野范围，从不同的角度来观察事物，有利于手眼协调能力发展，促进婴幼儿视觉刺激、智力的发展。

（1）识别抬头信号

① 颈部肌肉发展和头部控制：2月龄左右，婴儿的颈部肌肉开始变得更强壮，把头抬离床面很短的时间，头部也能跟随视线转动。

② 视觉追踪能力：随着抬头的能力增强，婴儿开始用眼睛追踪移动的物体，还能够稳定头部，使其保持在正中位置。

③ 翻身尝试：在抬头的同时，婴儿可能尝试进行翻身动作，这是上半身肌肉力量增强的迹象。

④ 坐姿尝试：随着颈部和上半身肌肉力量的进一步增强，婴儿会尝试坐起来，最初可能需要成人辅助，之后婴儿能够在多种体位下（如坐着或躺着）控制头部，无须额外的支撑。

（2）抬头训练指导

① 选择适当的时间：在婴儿清醒、心情愉快的时候进行训练，避免在饥饿、疲倦或不舒服的时候进行。

② 采用正确的姿势：确保婴儿躺在平坦、坚实的表面上，头部的位置稍微高于胸部。在不同的时间和地点进行俯卧时间，比如在喂奶后、更换尿布时或在户外。

③ 循序渐进：随着婴儿头部力量的加强，可以尝试让婴儿抬起更高的头部，甚至用手臂支撑上半身，最终能够用手肘支撑。定期进行抬头训练，保持一致性，有助于婴儿肌肉力量的持续发展。

④ 鼓励与支持：用玩具或声音吸引婴儿的注意力，鼓励他们抬头。可以使用专为抬头设计的玩具或支持垫，增加训练的趣味性。

⑤ 安全第一：确保在训练期间始终有照护者在场监督，防止婴儿翻身后无法自行翻身回来而发生窒息的风险。

2. 翻身

（1）识别翻身信号

翻身是婴儿粗大动作发展的重要阶段，婴儿能够自主翻身通常意味着他们的肌肉和神经系统发展良好。照护者需细心观察，识别婴儿翻身信号，及时给予早期翻身训练。

① 头部自由转动：当2—3月龄的婴儿仰卧位时不仅头部可以转动自如，肩部和胸部也可以转动，说明婴儿可以从仰卧位变为侧卧位，这个时候是可以练习翻身的。

② 身体变换姿势：4月龄左右婴儿在仰卧玩耍时，逐渐挪动着身体，眼睛不断东张西望，一旦发现身旁有自己喜欢的鲜艳玩具时，势必要想方设法拿到它。婴儿身体不断变换着姿势，不知不觉中就将身体趴到了床上。

③ 仰卧抬脚摇晃：婴儿仰卧时脚向上扬，或者总是抬起脚摇晃。有时候婴儿在翻身时会把一只手臂压在身体下面，这时照护者可以帮助婴儿拿出手臂或者帮助他选择最好和最舒服的姿势翻身，可以练习左右翻身，使他从翻身运动中体会乐趣。

（2）翻身训练指导

① 提供适当的环境：在婴儿的床上或地板上铺设柔软的垫子，确保翻身时不会受伤。同时，也要确保周围没有危险的物品，以免影响翻身练习。

② 适当的支持：当婴儿表现出翻身的信号时，照护者可以轻轻地给予支持，如轻拍婴儿的手臂或背部，帮助他找到翻身的动力和方向。

③ 及时鼓励：当婴儿成功翻身时，照护者应该给予积极的鼓励和肯定，让他感到自豪和愉快，从而增强其学习新技能的信心。

课外链接
翻身训练方法

3. 坐立

随着婴儿的身体发育，一般7—8月龄的婴儿可以开始能够独立坐立。婴儿坐立玩耍时，双手更好地解放出来，能更自由地进行手眼协调练习，婴儿会慢慢地探索出两手有许多新用途，身体可以转来转去，俯身去捡东西，再把东西往下扔，在不断地重复中体会着新技能的乐趣。婴儿在发展坐立技能时会发出多种信号，表明他们已经准备好尝试或已经掌握了这项技能。

（1）坐立的信号

① 尝试坐起：婴儿会用手撑着身体试图从仰卧或侧卧的位置坐起来。

② 靠坐稳定性：当婴儿能够靠着物体（如枕头、椅子或成人的腿）稳定地坐着时，这表示他们正在发展坐立的能力。

③ 自由坐立：婴儿开始能不用靠任何物体自由地坐立，即使在没有支撑的情况下也能保持一定时间的坐姿。

④ 从坐到趴或站的动作：婴儿能够从坐姿顺利地转换到趴姿或尝试站立，这显示了他们身体控制能力的增强。

⑤ 平衡感的发展：婴儿坐立时能够保持身体的平衡，不容易倒下，这是坐立技能成熟的标志。

⑥ 使用手臂和手：婴儿能够使用手臂和手进行各种活动，如拿玩具、抓东西，这表明他们坐立时有足够的稳定性。

（2）坐立训练指导

① 提供支撑：在婴儿试图坐起来时，照护者可以提供一些支撑，用手扶持婴儿的背部或提供一个坚固的靠垫，确保坐立时不会摔倒。现在有一种带孩神器"腰凳"，绑在照护者腰上的凳子，婴儿可以在上面坐或者站。不过建议不要过早使用腰凳，因为婴儿还没有学会坐之前，他的腰部、背部、胯部肌肉都没发育好，过早让婴儿坐"腰凳"容易使他的脊柱变形，影响生长发育，建议6月龄以后再使用。

课外链接
坐立训练方法

② 提供适当的玩具：在婴儿坐立时，可以给一些适当的玩具，让他专注于玩耍，同时也可以锻炼坐立能力。

③ 鼓励和表扬：当婴儿试图坐立或者成功坐立时，照护者给予积极的鼓励和表扬，让他感受到自己的努力得到认可。

④ 保证安全：学习坐立时，照护者需要确保周围环境的安全，周围要有柔软的保护物，如沙发、被子等，避开墙、柜子等地方，避免坐立时摔倒或受伤。

4. 爬行

爬行能力的发展是婴儿运动发育的一个里程碑，标志着他们四肢协调能力和肌肉力量的增强。大多数婴儿在7—8月龄时开始爬行。

（1）识别爬行信号

① 腹部肌肉力量增强：婴儿开始能够抬起头部和胸部，用手臂支撑体重，这是准备爬行的一个重要信号。

② 腿部运动：婴儿的腿部开始出现踢蹬动作，趴在床上或者地上的时候，四肢不断地滑动，这表示他们的下肢肌肉正在发育，为爬行做准备。

③ 尝试向前移动：当婴儿对周围的玩具或物体产生兴趣时，他们可能会尝试爬行去接近这些物品，会尝试用手臂和膝盖推动身体向前移动，即使最初的动作略带笨拙。当婴儿开始主动尝试爬行，而不是仅仅在照护者推动下移动时，这说明他们已经准备好进行自主爬行。

④ 坐立和翻身的能力增强：想要往前或者翻身，有时靠翻身完成前进的动作，能够自如地坐立和翻身是爬行前的重要过程，这些技能表明婴儿的身体控制能力已经足够支撑爬行。

⑤ 协调性的提高：随着婴儿手部和腿部协调性的提高，他们能够更有效地协调动作，进行有目的的爬行。

照护者应细心观察以上爬行信号，并在安全的环境中鼓励和支持婴幼儿的爬行尝试。通过爬行，婴儿可以加强肌肉力量，提高协调性，促进大脑发展，并探索周围的环境。

（2）爬行训练指导

① 创造安全的爬行环境：确保婴儿爬行的地方没有尖锐的物品或危险的边缘，可以在地板上铺设柔软的垫子，以防止婴儿摔倒时受伤。

② 提供足够的爬行时间：让婴儿有足够的时间在地板上爬行，可以在婴儿周围放置一些有趣的玩具，以吸引他们的注意力，让婴儿愿意爬行。

③ 鼓励爬行：当婴儿试图爬行时，用玩具或食物来引导其爬行。

④ 亲自示范：照护者亲自示范爬行动作，让婴儿看到爬行是一件有趣的事情，也会激发他们爬行的兴趣。

⑤ 慢慢引导：如婴儿还不太会爬行，可以轻轻地把婴儿的手放在地板上，让他感受到爬行的动作，慢慢引导爬行练习。如果婴儿到9—10月龄仍然不会爬行，照护者也不必过于担心。每个婴儿的发育速度都是不同的，重要的是观察他们的整体发育情况。

6. 站立、独立行走、跳跃

婴幼儿学习站立和独立行走不仅标志着运动技能的发展，而且对婴幼儿的整体发展具有深远的意义。

① 自主性的体现。当婴幼儿能够自己站立和独立行走时，他们能够更加自由地探索周围的世界，这有助于培养好奇心和独立性。站立和行走是婴幼儿自我效能感的来源，当婴幼儿成功完成这些挑战时，他们会感到自豪和满足，这有助于建立自信和积极的自我形象。

② 促进认知发展。在尝试站立和行走的过程中，婴幼儿必须协调他们的感官输入（如视觉和平衡感）和运动输出（如肌肉控制）。这种协调能力的提高有助于婴幼儿更好地理解和预测物理环境中的事件，从而增强他们的认知能力。

③ 发展身体平衡性和协调性。行走有助于加强腿部和核心肌肉，提高身体的整体协调性和平衡感，为以后参与更复杂运动技能的奠定基础。

④ 促进社会和情感发展。当婴幼儿看到他们喜欢的照护者时，会尝试走向他们，促进社交互动和情感联系的形成。

（1）识别站立、独立行走、跳跃信号

① 站立信号：6—8月龄时，婴儿开始利用物体帮助站立。9月龄时，开始尝试独自站立几秒钟。当婴幼儿开始尝试蹲下拾取物品后再站起，这是腿部肌肉力量和协调性发展的体现。

② 独立行走信号：10—12月龄时，婴儿开始借助物体或人手移动。13—15月龄时，幼儿会开始尝试迈出步伐，会开始独自走几步，然后逐渐增加步数，直至能够持续走路。

③ 跳跃信号：婴幼儿在熟练掌握行走后，会开始尝试原地跳跃或向前跳跃。

视频

婴儿爬行练习

课外链接

爬行训练方法

（2）站立训练指导

① 提供稳固支撑：在婴幼儿学习站立时，照护者用手轻轻地支撑婴幼儿的腋下。确保周围环境安全，无跌落风险，没有尖锐的角落、滑动的表面或小物件，可以采取防护措施，如地垫，减少受伤的可能性。

② 鼓励自主性：婴幼儿在学习站立和走路时可能会跌倒或失去平衡，照护者要保持耐心和陪伴，鼓励婴幼儿尝试自主站立和走路。

③ 逐步增加难度：随着婴幼儿动作技能的提高，逐渐减少支持，增加挑战，如可以从手扶行走逐渐过渡到完全自主行走。

④ 使用辅助工具：可以使用推车、玩具汽车或其他稳定的物体，让婴幼儿抓住并借此练习站立和走路。

⑤ 强化积极行为：当婴幼儿取得进步时，给予积极的反馈，如表扬或奖励，以增强他们的自信心和学习动力。

⑥ 注意个体差异：定期监测婴幼儿动作技能的进展，确保动作训练计划的适宜性和有效性。每个婴幼儿的发展速度不同，不要过分比较或施加压力。如婴幼儿在某个阶段遇到困难，需要专业的评估和干预。

（3）行走训练指导

① 四肢肌肉力量训练：让婴幼儿四肢撑地，照护者趴在婴幼儿的身后，在他的腿后轻轻地叫"喵"或者婴幼儿的名字，吸引他的注意。

② 扶站训练：刚开始时，照护者可用双手扶着婴幼儿腋下练习站立，站立比较稳定后，可让婴幼儿扶着小车栏杆、沙发及床栏杆等站立，照护者可用玩具吸引婴幼儿的注意力，延长其站立时间。在以上练习完成较好的基础上，可让婴幼儿不扶物独站片刻。

③ 迈步训练：扶住婴幼儿臀部站立，把一侧腿轻轻向后拉，拉直身体，将被后拉的腿迈向前，然后再做另一侧。开始可以使用学步带固定婴幼儿腋下，辅助婴幼儿练习站立和迈步。确保学步带稳固且在安全的监护下使用。

④ 平衡训练：婴幼儿坐在垫子上，照护者轻轻提拉婴幼儿的双腿，让他试着竖起身体并向前靠拢照护者，此时将婴幼儿的双腿略微提高，他会尝试着将双臂撑于身后来支撑自己；还可以放置一条平衡木或稳定的木板，鼓励婴幼儿沿着它走，提高他们的平衡感和协调性。

⑤ 推小车走训练：利用学步用的推车，协助婴幼儿学习行走。

⑥ 独走训练：在床上或草地上让婴幼儿练习独立行走，开始时，照护者在两边短距离接应，慢慢延长距离，使婴幼儿学会独行，也可从拉着手走到逐渐松手让婴幼儿练习自由行走。

（4）跑跳训练指导

① 跳跃活动：在柔软的垫子或草地上的沙坑中，鼓励婴幼儿尝试从垫子上往下跳或从低矮的台阶上跳下来。

② 跑步游戏：在安全的区域内，比如操场或家里的走廊，和婴幼儿一起跑步。

③ 障碍跑：设置简单的障碍物，如圆环、小型平衡木或软垫，让婴幼儿在跑步时越过或绕过这些障碍。

④ 投掷和接球：使用轻质的球，教婴幼儿如何投掷和接球。这项活动有助于提高手臂力量和手眼协调。

⑤ 模仿动物动作：模仿动物的跑跳动作是一种有趣的方法，比如学兔子跳或企鹅走路，激发想象力和创造力。

⑥ 户外探索：带婴幼儿去公园或自然环境中，鼓励他们自由奔跑和探索，提高探索欲和对自然的认识。

（二）精细动作发展回应性照护

精细动作技能是婴幼儿全面发展的重要组成部分。精细动作是指使用手指和手的技能，如抓握、书写、绘画、缝纫、打字等。精细动作技能与阅读、写作和数学等学科紧密相关,也是完成日常任务,如穿衣、吃饭和使用卫生用品的基础。某些精细动作发展问题可能是更广泛的发展问题的早期迹象,如感觉处理障碍或神经发育障碍,早期识别可以及时提供干预,帮助婴幼儿克服发展障碍,避免未来的学习困难和日常生活技能的问题。

1. 识别精细动作发展信号

抓握动作是个体最初的和最基本的精细动作,在此基础上又发展起写字、绘画和生活自理动作技巧。通过日常的观察发现,从3月龄起,婴儿开始了一种不随意的手的抚摸动作,经常无意地抚摸被褥、亲人或玩具。到第5月龄,婴儿开始发展自主随意的抓握动作。6月龄以后,手的动作有了进一步的发展,学会拇指和其余四指对立的抓握动作,抓握动作过程中的手眼逐渐协调,开始学习分析隐藏在物体当中的复杂属性和关系等。抓握动作的发展是逐渐由最初的肩、肘部的活动发展为成熟阶段的指尖活动的过程。精细动作发展信号主要体现在婴幼儿手部技能的增长和进步上。

（1）握持反射减弱

新生儿出生时会有握持反射,但随着年龄增长,这种反射会逐渐减弱,最终被有意的手部动作所取代。

（2）手掌控制

婴幼儿开始能够主动打开手掌并放松手指,而不是始终紧握。

（3）拇指对捏能力

6月龄时,婴儿开始使用拇指和其他手指的对捏动作来抓取小物件。

（4）手眼协调

随着视觉和手部动作的协调性提高,婴幼儿能够更准确地抓取目标物品。

（5）物品转移

婴幼儿学会将物品从一手转移到另一手,这是精细动作技能发展的过程。

（6）手部游戏

能拼插简单的积木或进行基本的建构活动,能操作细小的物品,如穿珠子、系绳子等,手部协调性和手眼协调能力进一步提升。

（7）工具的使用

婴幼儿开始尝试使用蜡笔或其他绘画工具进行涂鸦,随后能进行有控制的涂色;可以尝试使用剪刀,开始时只能进行简单的剪切,但技能会逐渐提高。

2. 精细动作训练指导

（1）抓握训练

抓握动作训练是婴幼儿早期发展中的重要组成部分,有助于增强手部肌肉力量、协调性和精细动作技能。照护者在提供手部动作训练时可以参考:

① 提供多种质地的物品:给予不同质地和大小的玩具或物品,如塑料、木质、软布等,训练婴幼儿对不同材质的反应和抓握技巧。

② 从大到小的递进训练:开始时使用较大的物品,让婴幼儿容易抓握。随着婴幼儿手部能力的提高,逐渐过渡到较小和细小的物品。

③ 使用日常生活物品:利用日常生活中的物品进行训练,比如勺子、杯子、按钮、珠子等,锻炼抓握技能。

④ 简单的手工活动:如夹豆子或串珠子、揉搓泥塑、搭积木、拼图等,提高婴幼儿的手眼协调能力和精细动作技能。

⑤ 鼓励和反馈:在婴幼儿进行抓握训练时,设定可达成的目标,随着动作技能的提升,逐步增加难度,及时给予正面的反馈和鼓励,增强他们的学习动力和自信心。

⑥ 注意安全:在进行抓握动作训练时,确保所有物品安全无害,没有易脱落的小部件以防婴幼儿吞咽。

视频

婴幼儿一日活动——精细动作

（2）手部操作训练

① 穿绳珠子：使用不同大小的珠子和一根线，要求个体用两手配合完成穿珠子的动作。

② 编织练习：进行简单的编织活动，如编织手链或织布，需要两手协同工作。

③ 橡皮泥或黏土塑形：用两手塑造橡皮泥或黏土，可以制作简单的形状或图案。

④ 拼图游戏：完成拼图游戏，这需要双手共同工作以找到正确的拼图块并进行拼接。

⑤ 搭积木：提供大小和颜色各异的积木，鼓励婴幼儿搭建结构，提高婴幼儿的精细动作技能和视觉判断力。

（3）工具使用训练

① 剪刀使用：剪纸活动需要两手合作控制剪刀的方向和力度。

② 画画和涂色：提供蜡笔、彩色笔或指画颜料，让婴幼儿在纸上自由绘画或涂色。这不仅锻炼了手部控制，也促进了创造力和表达能力。

③ 玩具整理：提供适合年龄段的玩具，让婴幼儿按照类别或颜色将玩具分好。

④ 食物处理：在照护者的监督下，让婴幼儿参与简单的食物处理活动，如将水果切片或用模具压出不同形状的食物。

⑤ 模仿游戏：进行简单的模仿游戏，如模仿动物的动作或日常家务活动，这有助于婴幼儿学习观察和复制动作。

⑥ 日常任务：鼓励婴幼儿在日常生活中进行简单的任务，如扣纽扣、拉拉链或使用筷子进食，锻炼手眼协调能力。

问题探索 3　婴幼儿动作发展回应中的常见问题

乐乐 15 月龄，父母很溺爱她，一切事情都由父母包办，乐乐一哭妈妈就赶紧抱着，吃饭、穿衣服都是妈妈一手操办。学习走路的时候，父母怕乐乐摔跤，买了学步鞋给乐乐穿上，刚开始，乐乐一穿上鞋就摔倒，妈妈干脆就不让乐乐学走路了。然后买了学步车让乐乐自己玩。用了学步车后，乐乐玩得很开心，但用了一段时间后，妈妈发现乐乐的腿型有点变样，很着急，不知道该怎么办。

❓ 问题：

1. 在这个案例中，照护者的过度回应表现在哪些方面，对婴幼儿的动作发展会有什么影响？

2. 在这个案例中，学步车的使用是否恰当？

3. 如果你是乐乐的老师，你会给乐乐的家长提供哪些建议来促进乐乐的发展？

学习支持

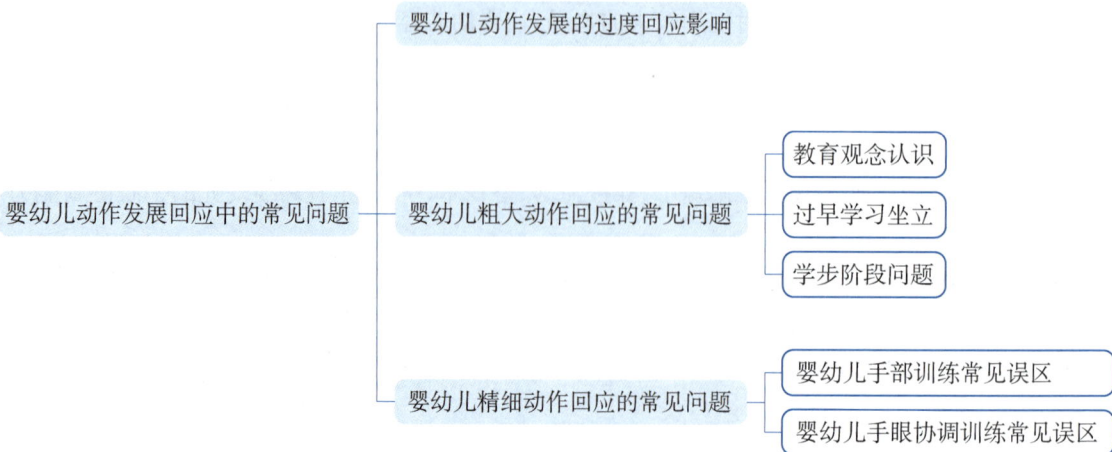

一、婴幼儿动作发展的过度回应影响

为了促进婴幼儿健康的动作发展,照护者应提供一个安全的环境,鼓励婴幼儿自由探索,并在必要时提供适当的指导和支持,而不是立即代劳或过度干预,这样才能帮助婴幼儿建立自信,学习独立解决问题,并促进其整体发展。过度回应、包办代办对婴幼儿的动作发展会产生以下不良影响:

1. 阻碍自主性发展

当婴幼儿尝试进行某项动作时,照护者立即代劳或提供过多帮助,会导致婴幼儿依赖成人,难以发展独立解决问题的能力。

2. 限制探索和学习

婴幼儿通过不断尝试和错误来学习新技能,过度干预会减少他们的探索机会,影响他们对动作技能的掌握。

3. 影响自信心和成就感

当婴幼儿自己成功完成动作时,会感到自豪和满足。如照护者总是立即介入,会削弱婴幼儿的自信心和成就感。

4. 延缓动作技能发展

婴幼儿需要时间来练习和完善动作技能。如果照护者不允许他们有足够的实践机会,会导致动作发展迟缓。

5. 影响社交技能

婴幼儿通过与同伴的互动学习社交规则和技能。如果照护者过度介入,会阻碍他们学习如何与他人合作和交流。

二、婴幼儿粗大动作回应的常见问题

（一）教育观念认识

1. 完全放任

在婴幼儿的成长过程中,"顺其自然"是一个常被提及的理念,但这个观念理解不当,会导致一些误区,认为不需要对婴幼儿的成长进行任何干预或指导,让其自由发展。然而,适当的引导和刺激是促进婴幼儿动作、认知、社交和情感发展的重要因素。

2. 忽视个体差异

每个婴幼儿的成长速度、水平和心理特质都有所不同。因此,照护者在回应过程中不能忽略婴幼儿的个体差异,而是要根据婴幼儿的特点提供适宜的支持和鼓励。

3. 未设定界限

在日常照护中,适度的规则和界限对婴幼儿的行为规范和自我控制能力的培养是必要的。完全放任会导致婴幼儿缺乏自律和尊重他人的行为。

（二）过早学习坐立

婴幼儿开始学习"坐"的信号,先是依赖外力,呈现半躺坐的姿势,然后身体会微微向前倾,凭借双手在身体两侧,慢慢坐立起来,动作的发展是循序渐进的。过早学坐会对婴幼儿的身体发展和运动技能产生一些不利影响。以下是一些潜在的影响:

1. 脊椎和骨骼压力

婴幼儿的脊椎尚未完全发育,身体结构在出生后的几个月内还不足以支撑独立的坐姿,过早学坐会导致不必要的压力,影响脊椎的自然生长和发育。

2. 肌肉发展不均衡

婴幼儿的肌肉力量和协调性还在逐步建立之中,过早坐立会导致肌肉发展不均衡,影响身体的整体协调性和平衡感。核心肌肉群对于身体的稳定性和运动非常重要。过早学坐不利于婴幼儿核心肌肉群

的充分发展。

3. 运动技能发展受阻

爬行是重要的运动技能发展阶段，有助于加强肌肉、改善协调性和平衡感。过早学坐会使婴幼儿错过爬行的学习阶段，进而影响后续的运动技能发展。

4. 自信心和探索欲受损

婴幼儿在爬行过程中学习如何独立移动和探索世界，过早学坐会限制这一探索过程，影响婴幼儿的自信心和好奇心。

因此，建议让婴幼儿自然地按照他们自己的发展节奏来学习坐立，而不是强迫他们过早地完成这一动作。照护者可以通过提供各种适合年龄的游戏和活动来促进婴幼儿的运动技能发展。

（三）学步阶段问题

照护者在婴幼儿学步阶段可能会陷入一些误区，这些误区包括以下五个方面。

1. 过早或过晚开始学步训练

每个婴幼儿的发展节奏不同，学步的最佳时间因人而异。过早强迫婴幼儿站立或走路会对骨骼和肌肉造成压力，而过晚开始则会错失最佳的学习时机。

2. 过早使用学步车

学步车会阻碍婴幼儿自然学步的过程，会使婴幼儿依赖于辅助工具，而不是自己的腿部力量，延缓学步的进程，甚至导致腿部骨骼发育问题。

3. 过分保护或干预

照护者会过度保护婴幼儿，不让他们摔倒或遇到挑战，这实际上会限制婴幼儿学步时的探索和自我纠正能力。

4. 忽视个人兴趣

照护者会根据自己的期望或其他婴幼儿的进展来推动学步，而不是根据婴幼儿自身的兴趣和准备程度。

5. 忽视安全措施

学步期间，婴幼儿会到处探索，这意味着照护者需要确保家中的环境安全，移除潜在的危险物品和尖锐边角，以防跌倒受伤。

课外链接

学步阶段
问题

三、婴幼儿精细动作回应的常见问题

（一）婴幼儿手部训练常见误区

1. 过早强调精细动作

婴幼儿的手部力量和协调性发展需要时间发展。过早强迫他们进行精细的手部活动，如过早用筷子、写字，会影响婴幼儿对这些活动的兴趣，产生挫败感。

2. 忽视粗大动作的发展

手部力量和协调性的基础是粗大动作技能，如爬行、抓握和投掷。忽视粗大动作基本技能的发展，直接进行精细动作训练，不利于手部能力的全面提升。

3. 过度使用电子产品

长时间让婴幼儿玩平板电脑或手机等电子设备上的游戏，会限制他们手部运动的多样性，影响手部力量和协调性的发展。

4. 缺乏足够的探索机会

手部力量的增强来自不断地探索和尝试。如限制婴幼儿接触各种不同的物体和材料，就会减少他们练习和提高手部技能的机会。

5. 忽略个体差异

每个婴幼儿的发展速度和兴趣都不尽相同。照护者应该根据婴幼儿的实际情况调整训练计划，而不是盲目跟随普适标准或比较不同婴幼儿的进度。

6. 忽视安全因素

在进行手部训练时,应确保婴幼儿所接触的环境和物品安全无害,避免尖锐、小件或易碎物品造成伤害。

照护者应根据婴幼儿的年龄和发展阶段,逐步提供适合他们能力的手部训练活动,同时保持耐心和鼓励的态度,让婴幼儿在玩耍和探索中自然而然地发展手部力量和协调性。

(二)婴幼儿手眼协调训练常见误区

手眼协调是指眼睛和手部动作之间的协同工作能力,对于婴幼儿的发展至关重要。在进行手眼协调训练时,存在一些误区,这些误区会影响训练效果,对婴幼儿的发展产生不利影响。以下是一些常见的手眼协调训练误区。

1. 忽视年龄适宜性

不同年龄段的婴幼儿手眼协调能力发展水平不同。训练应当符合婴幼儿的发展阶段,过难或过于简单的活动都会影响训练效果。

2. 单一训练方式

手眼协调的训练应该多样化,包括抓握、投掷、拼图、绘画等多种活动。单一的训练方式会使婴幼儿感到乏味,减少他们的参与度。

3. 忽视基础能力的培养

在进行手眼协调训练之前,应当确保婴幼儿具备了一定的粗大运动技能和精细运动技能,如平衡、握力和手指灵活性等。

4. 过度强调速度

训练中应注重动作的准确性而非仅仅追求速度。过早强调速度会导致婴幼儿忽视动作的精确性,反而影响手眼协调的发展。

5. 忽视反馈和鼓励

在训练中,及时地反馈和鼓励对婴幼儿来说非常重要。缺少正面反馈可能会使婴幼儿失去信心,降低训练的积极性。

为了有效地进行手眼协调训练,照护者应根据婴幼儿的具体情况,设计合适的训练计划,提供丰富多样的活动,并在安全的环境中进行指导和鼓励。通过这样的方式,可以促进婴幼儿手眼协调能力的全面发展。

课证融合

1＋X幼儿照护职业技能考核案例

【题目】西西在一所托育机构上班,今年晋升为主班。他所在的葡萄班的年龄均是31—36月龄段的幼儿,这周的教研会议已经确定了本周的教学主题为动物,需要主班老师依此主题给在班幼儿设计某个领域活动并实施活动。

【任务】请你作为照护者,给葡萄班的幼儿依照教研确定的主题设计并实施某个领域活动。

一、活动设计意图

依据《托育机构保育指导大纲(试行)》,针对31—36月龄幼儿粗大动作发展情况来设计活动,这一阶段的幼儿喜欢蹦跳、奔跑等运动。活动通过认知袋鼠形象、模仿袋鼠原地双脚跳,丰富大动作经验,发展幼儿跳跃技能和身体协调能力,感受运动的快乐。

二、活动设计

1. 活动目标

① 认知目标:认识袋鼠形象,学习袋鼠双脚跳的动作。

② 能力目标:能够在照护者的带领下连续双脚并跳3步。

③ 情感目标:感受运动的快乐。

2. 活动重难点

① 重点:原地双脚跳。

② 难点:连续双脚并跳3步。

3. 活动准备

① 物品准备:障碍圈、袋鼠图片。选用材料环保、安全、卫生、无毒无味。

② 学情分析及经验准备:幼儿身体协调能力好,能听懂简单的指令,好模仿,部分幼儿已经认识袋鼠形象。

③ 环境准备:干净整洁,温湿度适宜、光线适宜、环境安全,地板防滑。

三、活动过程

1. 导入活动

① 音乐律动《运动操》,带领幼儿一起进入活动状态。

② 材料导入:照护者展示袋鼠图片,可爱的袋鼠有一双强壮的大腿,身后有一条长长的尾巴,袋鼠最特别的是肚子上有个毛茸茸的大口袋。

2. 游戏活动

① 袋鼠跳一跳:在照护者的示范和引导下,幼儿完成袋鼠跳的动作,并留有时间,让幼儿实践操作,照护者针对有困难的幼儿进行个别指导。

② 个别指导:照护者双手托着幼儿手以支撑,练习几次,协调后再放手。

③ 放松:放松一下身体,幼儿相互捏捏手、捶捶腿、揉揉肩。整理收拾好教具。

四、活动延伸

利用纸杯或者套圈设置障碍,引导幼儿双脚跳,锻炼身体协调能力;带领幼儿到动物园去看真正的袋鼠,观察袋鼠形态、饮食;一起阅读有关袋鼠的绘本。

五、活动评析

① 设计符合幼儿身心发展规律,锻炼幼儿双腿肌肉,发展身体协调性。

② 引导幼儿进一步认知袋鼠的动物形象。

③ 与认知、语言多个功能区结合,提高幼儿的能力。

视频
宝宝丛林
探险记(一)

视频
宝宝丛林
探险记(二)

课外链接
考点练习

考点练习

一、单选题

1. 抓握、手眼协调配合,拇指与食指对捏这一类动作属于( )。

A. 粗大动作

B. 精细动作

C. 遗传动作

D. 手部动作

2. 婴幼儿动作的发展,先从上部动作开始,然后到下部动作,这体现的是哪一个动作发展规律( )。

A. 头尾规律

B. 大小规律

C. 无有规律

D. 泛化集中规律

3. 根据婴幼儿动作发展的规律,下列选项正确的是( )。

A. 翻身-抬头-坐-爬-站-行走

B. 抬头-翻身-坐-爬-站-行走

C. 翻身-抬头-爬-坐-站-行走

D. 抬头-翻身-爬-坐-站-行走

4. 婴幼儿动作发展的规律是( )。

A. 从上部动作到下部动作 　　　　B. 从下部动作到上部动作

C. 从四肢动作到躯干动作 　　　　D. 从躯干动作到头部动作

5. 关于婴幼儿动作发展的描述,错误的是( )。

A. 婴幼儿各种运动、动作的发展是其活动发展的直接前提

B. 婴幼儿各种运动、动作的发展是其心理发展的外在表现

C. 胎儿期的胎动和一些反射活动是最早产生的两种动作

D. 婴幼儿的动作最早发生在新生儿期

赛项引领

婴儿被动操

婴儿被动操适用于 6 月龄以下的婴儿,根据月龄和体质,循序渐进,每天可做 1—2 次,在睡醒或洗完澡时,婴儿心情愉快的状态下进行。做时少穿些衣服,所着衣服要宽松、质地柔软,使婴幼儿在全身肌肉放松。操作时动作要轻柔而有节律,可配上音乐。婴儿被动操共 8 节。

一、操作准备

1. 环境准备

室温控制在 26—28℃,湿度在 50%—60%。确保操作区域干净、安全,没有尖锐的家具角落或容易造成窒息的小物件。播放轻松舒缓的音乐。

2. 操作者准备

着装规范,扎起头发,未佩戴首饰,不留指甲;七步洗手法洗净双手,避免细菌或病毒的传播。确保手部温暖,以免冷手刺激婴儿。

3. 婴儿准备

婴儿不饿、不疲倦、清醒、情绪稳定、心情愉悦,将婴儿放在柔软的垫子或毯子上,脱去包被,穿宽松轻便的衣服。每次操作时间控制在 15—20 分钟以内,根据婴儿的反应适时调整。

4. 用物准备

大浴巾、护理垫、衣服(备用)、纸尿裤、柔湿巾、护臀膏(润肤霜)、棉签。

5. 沟通准备

如果是非父母操作,照护者需提前与父母沟通,了解婴儿的健康状况和特殊需求,确保操作符合婴儿的实际情况。

二、操作步骤(表 6-3)

表 6-3 操作步骤

名称	预备姿势	动作	注意事项
第 1 节:双臂胸前交叉	婴儿仰卧,照护者双手握在婴儿双手,把拇指放在婴儿手掌内,让婴儿握拳	1. 将两手向外平展与身体成 90°,掌心向上 2. 两臂向胸前交叉每个动作为 1 拍,重复共 2 个 8 拍	两臂平展时可帮助婴儿稍用力,两臂向胸前交叉动作应轻柔
第 2 节:伸屈肘关节	婴儿仰卧,照护者双手握住婴儿双手,把拇指放在婴儿手掌内,两臂放于身体两侧	1. 向上弯曲左臂肘关节 2. 还原 3. 向上弯曲右臂肘关节 4. 还原 每个动作为 1 拍,左右交替轮换一共 2 个 8 拍	屈肘关节时手触婴儿肩,伸直时不要用力

(续表)

名称	预备姿势	动作	注意事项
第3节:肩关节运动	照护者两手握住婴儿的腕部,让婴儿握住成人大拇指,两臂放于身体两侧	1. 握住婴儿左手由内向外做圆形的旋转肩关节动作 2. 握住婴儿右手,做与左手相同动作 每个动作为1拍,左右交替轮换一共2个8拍	动作必须轻柔,切不可用力拉婴儿两臂勉强做动作,以免损伤关节及韧带
第4节:伸展上肢运动	照护者两手握住婴儿的腕部,让婴儿握住成人大拇指,两臂放于身体两侧	1. 双手向外展平 2. 双手前平举,掌心相对,距离与肩同宽 3. 双手胸前交叉 4. 双手向上举过头顶,掌心向上 每个动作为1拍,重复共2个8拍	动作轻柔
第5节:伸屈踝关节	婴儿仰卧,照护者用左手握住婴儿脚踝,右手握住婴儿脚掌,左拇指放在婴儿脚背上	1. 向上屈伸左侧踝关节 2. 向下还原 每个动作为1拍,左脚先做1个8拍,右脚再做1个8拍,一共2个8拍	伸屈时动作要求自然,切勿用力过猛
第6节:两腿轮换伸屈	婴儿仰卧,照护者双手握住婴儿两条腿	1. 左腿屈缩至腹部 2. 还原 3. 右腿屈缩至腹部 4. 还原 每个动作为1拍,左右交替轮换一共2个8拍	屈膝时稍帮助婴儿用力,伸直时动作放松
第7节:下肢伸直上举	婴儿仰卧,两腿伸直平放,照护者双手掌心向下握住婴儿两膝关节	1. 将两腿伸直上举90° 2. 慢慢放下还原 每个动作为1拍,一共2个8拍	两下肢伸直上举时臀部不离开桌(床)面,动作轻缓
第8节:转体翻身运动	婴儿仰卧,照护者一手扶住婴儿腿部,一手垫在婴儿背部	1. 从仰卧位转为侧卧 2. 从侧卧转为俯卧 3. 从俯卧转为侧卧 4. 从侧卧转为仰卧 每个动作为1拍,一共2个8拍	仰卧时宝宝的两臂自然地放在胸前,使头抬高

三、注意事项

① 操作者要动作轻柔,两眼注视婴儿,态度和蔼。

② 操作者边做边和婴儿交流,使婴儿身心愉悦。

③ 婴儿饥饿或进食后不宜做,建议放在两餐之间。

④ 婴儿不配合、不愿做时不要勉强。

⑤ 婴儿患病时不做。

任务七　婴幼儿语言发展的回应性照护

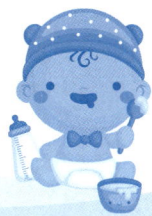

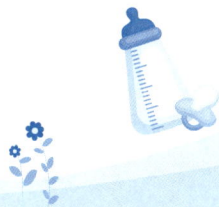

情境案例

2岁半的蓉蓉和琪琪正在户外玩耍,蓉蓉拿着一根棒棒糖说:"这是我爸爸买给我的棒棒糖,不给你吃。"琪琪就生气地对蓉蓉说:"小气鬼,喝凉水。"晚上回家后蓉蓉想要妈妈手里的手机,妈妈说这是大人的,不能给小孩,蓉蓉生气地对妈妈说:"小气鬼,喝凉水。"妈妈非常惊讶,宝宝之前没有说过这样的语言,怎么突然就学会了呢。了解后才知道是其他小朋友说的,蓉蓉在模仿其他小朋友,妈妈很担心蓉蓉养成坏习惯,以后无法改正。

? 问题:

1. 婴幼儿语言发展有什么特点? 案例中蓉蓉妈妈的焦虑正常吗?

2. 作为照护者,针对不同月龄阶段的婴幼儿应如何引导并回应其语言能力的发展? 学完本任务七后,可将内容填写在表7-1中。

表7-1　婴幼儿语言发展的常见问题及回应措施

月龄段	婴幼儿表现	婴幼儿需求信号	回应措施

岗位学习

学习导图

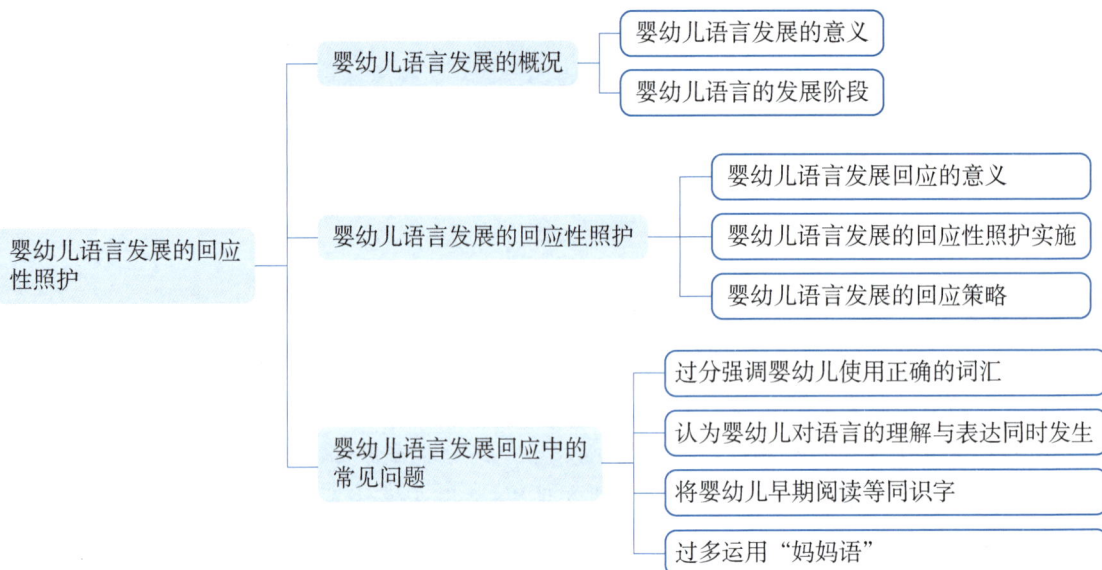

婴幼儿语言发展的回应性照护
- 婴幼儿语言发展的概况
  - 婴幼儿语言发展的意义
  - 婴幼儿语言的发展阶段
- 婴幼儿语言发展的回应性照护
  - 婴幼儿语言发展回应的意义
  - 婴幼儿语言发展的回应性照护实施
  - 婴幼儿语言发展的回应策略
- 婴幼儿语言发展回应中的常见问题
  - 过分强调婴幼儿使用正确的词汇
  - 认为婴幼儿对语言的理解与表达同时发生
  - 将婴幼儿早期阅读等同识字
  - 过多运用"妈妈语"

学习目标

▶知识目标

1. 掌握婴幼儿语言发展的特点和阶段。
2. 掌握婴幼儿语言发展回应的具体内容。
3. 明确婴幼儿语言发展照护者的工作要求。

▶能力目标

1. 熟练掌握婴幼儿语言发展的回应策略。
2. 掌握婴幼儿阅读能力培养的方法。

▶素养目标

1. 培养细心观察、耐心指导的职业素养。
2. 深化婴幼儿托育职业理想和职业道德教育。
3. 掌握婴幼儿语言发展需求,建立正确的儿童观和教师观。

思政融合

语言美,培养婴幼儿美好的心灵

婴幼儿时期是语言发展的关键阶段,也是塑造个体价值观和道德观念的重要时期。当婴幼儿开始牙牙学语,他们不仅在学习表达自我,也在感知和理解周围的世界。在这个过程中,婴幼儿照护者的言传身教至关重要。如果用温暖、积极的语言与婴幼儿交流,传递的就不仅是词汇和语法,更是关爱、尊重和责任。

同时,社会语言环境也对婴幼儿的语言发展和个人成长产生影响。例如,优质的儿童节目、绘本等,通过生动有趣的故事和形象,向婴幼儿们传递着友善、互助、诚实等美好品德。

课程内容

问题探索 1　婴幼儿语言发展的概况

贝贝 25 月龄了,周围同月龄幼儿能与爸妈简单对话,可是贝贝只会用肢体语言或是"嗯嗯""啊啊"的声音来表达自己的意思,贝贝妈妈非常着急,打算对贝贝进行专门的语言训练,但是爸爸认为贝贝各方面都是正常的,问她问题也会有反应,不用进行训练。

问题:

1. 案例中贝贝的语言能力发展正常吗? 如果你是照护者,针对这种情况会如何做?

2. 在日常生活中,照护者应该如何引导婴幼儿语言能力的发展呢?

学习支持

```
                          ┌─ 婴幼儿语言发展的意义
婴幼儿语言发展的概况 ─┤
                          └─ 婴幼儿语言发展的阶段 ─┬─ 前语言阶段（0—12月龄）
                                                    └─ 语言发生阶段（13—36月龄）
```

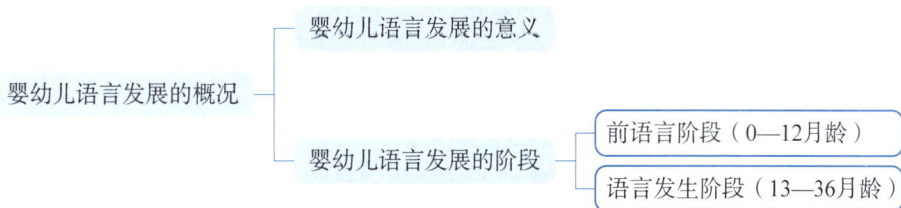

一、婴幼儿语言发展的意义

语言是人类用来将复杂的经验和深刻的感受转化为具体、可传达的抽象符号和词语的表达工具。婴幼儿天生就具有与人沟通的能力,但语言不是与生俱来的,是通过后天与照护者的交往和学习获得的技能,这是语言发展的关键部分。

语言作为一种认识世界和交际沟通的工具,既能帮助婴幼儿表达自己的思想和情感,又能帮助他们理解成人的意图,通过成人的语言调节自己的行动。

语言是思维的工具,在进行抽象思维时,婴幼儿需要从直接的感知、表象进入分析、综合、判断、推理、概括等过程,而语言在这一过程中起到了特别重要的作用。

二、婴幼儿语言发展的阶段

照护者从照护新生儿开始就使用语言与婴幼儿交流,以此来促进婴幼儿的语言发展。使用真实的、成人的语言与婴幼儿谈话,并且把他们吸引到谈话中是促进婴幼儿语言发展的基本要点,婴幼儿最初通过咿咿呀呀和肢体动作来与照护者互动,他们的语音、语调、语感会在与照护者互动中模仿习得。婴幼儿语言发展主要经历前语言阶段、语言发生阶段和语言理解三个阶段,0—36 月龄婴幼儿的语言发展主要有前语言阶段和语言发生阶段。

（一）前言语阶段(0—12 月龄)

前语言阶段也称为言语发生的准备阶段,婴儿主要通过声音、哭闹、面部表情、手势、等其他非语言的方式交流,也为之后的说话做准备。

1. 简单发音阶段(0—3 月龄)

其中表现最明显的是牙牙学语,即婴儿发出类似言语但没有意义的声音,可以发出 a、o、e 等音(表 7-2)。3 月龄能发出连续两个音,如"啊呜""啊啊"等,此时发声更加自如,开始与人交流。同时该时期婴儿听觉较敏感,具有一定的辨音水平,能辨别妈妈和其他人的声音,听到成人说话的声音也会转头寻找。

表 7-2　2 月龄婴儿的发音①

a	ai	e
ei	hai	ou
ai-i	hai-i	u-e

2. 连续音节阶段(4—8 月龄)

在 4—6 月龄,婴儿可能会发出一些简单的辅音,如"b""p""d""n""g"和"k"等。这些辅音通常与元音结合,形成如"ba-ba""da-da"等重复音节。

到 7 月龄时,婴儿开始发出更连续的音节,形成更长的语音序列,并出现"语音玩弄"的现象,如:不停地叫着"妈妈妈妈妈"。在这个阶段,婴儿开始懂得简单的词、手势和命令,如听到"妈妈"的声音时会看向妈妈,听到"奶奶"的声音会看向奶奶,听到再见会摆手,听到欢迎会拍手等回应性动作。

3. 说话萌芽阶段(9—12 月龄)

在这个阶段,婴儿开始理解某些单词,照护者可以利用这个机会,通过言语标识婴儿正在看或正在做的事情来帮助他们建立语言和现实世界之间的联系。12 月龄的婴儿开始出现语音和语调的哑语。如婴儿发出"aaa"的声音,妈妈也发"aaa"的声音进行回应,婴儿继续重复这个声音,然后引发妈妈再重复几次,这就是婴儿在与妈妈进行非正式的语言交流,"a"声虽然没有特殊意义,但这种交流需要双方参与、轮流进行,这种互动可以鼓励婴儿继续发声并尝试新的声音。

除了语言理解和表达外,12 月龄左右的婴幼儿还能够遵循简单的指令。当照护者招手说"过来"时,他们会走向照护者;当听到"坐好"时,他们会端正坐姿。这种对简单指令的回应进一步展示了他们的语言理解和沟通能力。

(二) 语言发生阶段(13—36 月龄)

1. 理解语言迅速发展阶段(13—18 月龄)

尽管语言学家对婴幼儿第一个单词发出的确切时间意见不一致,但他们一致认为一旦婴幼儿开始生成语言,词汇量就会快速增长。速度是每个月 1—3 个词,15 月龄时幼儿可平均掌握 10 个单词。这个数字是平均值,实际上每个婴幼儿的语言发展速度都会有所不同。

2. 积极说话阶段(19—36 月龄)

在 19—24 月龄时,通常会发生语言的爆发期,幼儿每周增加 10—20 个新词,幼儿掌握的词汇量从大约 50 个扩展到 400 个。并且,幼儿开始将两个词语结合起来使用,将单个的单词连成句子来表达一种想法,如"妈妈饭""拿鞋鞋",因为这些词句与电报类似,集中于重要内容的单词,省去不太重要的词,所以这些词句被称为"电报句"。"电报句"是幼儿语言发展过程中的一个正常阶段,反映了他们正在学习如何组织语言来表达更复杂的想法。12 月龄后幼儿口头语言发展经历了单词句—双词句—简单句—复杂句的阶段,如"奶—喝奶—宝宝喝奶—我要喝这个奶"。36 月龄左右的幼儿基本掌握了口语,可以用语言与其他人进行日常交流。

<table><tr><td>课外链接
[QR code]
婴幼儿语言
发育滞后的
原因</td></tr></table>

问题探索 2　婴幼儿语言发展的回应性照护

15 月龄的佳佳跟妈妈说:"妈妈,饭饭。"妈妈认为佳佳要吃饭,妈妈端饭正要喂给佳佳时,佳佳在一旁

----

① 邵小佩,邹霞.0～3 岁婴幼儿保育与教育[M].北京:人民邮电出版社,2021.

大哭起来,指着桌子上的玩具狗,妈妈把小狗抱给她,只见佳佳把狗丢到一边,还把碗也打翻了,自己躺在地上哭了起来,一旁的妈妈大声地呵斥着佳佳:"你这孩子一点都不听话,你好好说你要干什么? 你再哭我就把你的饭丢到垃圾桶。"

❓ 问题:

1. 佳佳的行为背后,要表达的需求有哪些?
2. 妈妈在和佳佳互动中存在什么问题? 作为照护者,应如何正确回应佳佳的需求?

学习支持

婴幼儿语言发展的回应性照护
- 婴幼儿语言发展回应的意义
- 婴幼儿语言发展的回应性照护实施
  - 听话活动中的回应性照护
  - 说话活动中的回应性照护
  - 早期阅读活动中的回应性照护
- 婴幼儿语言发展的回应策略
  - 一般情况的回应
  - 特殊情况的回应

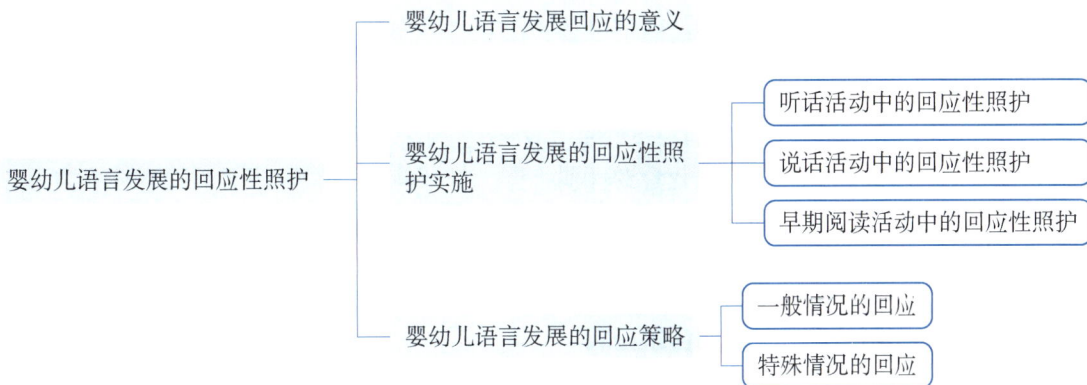

一、婴幼儿语言发展回应的意义

婴幼儿天生具有与人沟通的能力,但并非生来就掌握语言。在0—36月龄阶段,是语言发展的关键期,从语言准备期到语言发生期的转变,离不开照护者与之交流和互动,离不开照护者在日常生活中给予婴幼儿大量丰富又具体的语言刺激,婴幼儿在与照护者交流和互动中不断模仿成人的发音和语调,这种大量的语言输入和互相模仿是语言发展的开始。

同时,照护者的积极回应能够有效促进婴幼儿双向交流能力的发展,为婴幼儿语言和社会性的发展奠定良好的基础。这种交流不仅限于言语,还包括肢体手势交流和神情目光交流等多种形式。

照护者的积极回应可以增强婴幼儿与照护者之间的情感联系,使婴幼儿感到被理解和支持,从而更愿意尝试表达自己的想法和感受。

通过积极回应婴幼儿的语言尝试,照护者可以激发婴幼儿对语言学习的兴趣,促进他们主动探索和模仿。这种学习兴趣将为婴幼儿后续的学习生涯奠定坚实的基础。

二、婴幼儿语言发展的回应性照护实施

(一) 听话活动中的回应性照护

1. 听话活动的概述

在人类的语言交流中,听话活动是交流双方有效地获取对方需要交流的信息的最重要途径。听话不仅是对信息的被动接受,更是理解、分析乃至回应说话者意图的重要步骤。同时,听话活动也是婴幼儿语言教育的重要活动形式和内容。听话活动使婴幼儿能够获取来自照护者的信息,这些信息可能是知识、观点、情感等。通过听话,个体能够解读说话者的意图,进而做出相应的回应。在交流中,听话活动有助于建立和维护人际关系,增强情感连接。

2. 听话能力发展特征及回应策略(表7-3)

表7-3 0—36月龄婴幼儿听话能力发展特征及回应策略

月龄	听话能力发展特征	回应策略
胎儿期	6—7个月时,胎儿的听觉感受器已基本成熟,对声音刺激有眨眼反应	挑选舒缓的音乐、故事播放给胎儿听,声音的音量要适宜,切忌声音过大
0—3个月	对声音的反应灵敏,对不同的声音做出不同的反应	提供发声的拨浪鼓、摇铃,照护者在婴儿耳边摇动,锻炼他们的听觉能力,也可使他们自己抓握摇动,促进他们的抓握能力
4—6个月	婴儿能够分清父母的声音和别人的声音。对熟悉的声音会回头,对不熟悉或新奇的声音会明显地转过脸去	父母和主要照顾者多与婴儿进行语言交流,讲述正在发生的事情,描述物品等,为婴儿提供丰富的语言刺激和模仿机会
7—12个月	能区分自己发出的声音和别人发出的声音,开始懂得说话人声音中表达的意思	照护者在生活中多与婴儿进行语言交流,发出简单的命令,锻炼他们的听话和执行能力
13—36个月	注意倾听的能力发展得较好,能较为持久、专注地倾听感兴趣的声音	幼儿能安静听5—10分钟绘本故事,锻炼婴幼儿听话和理解能力

3. 听话活动开展的基本方法

(1) 创设多元的交流场景

在生活活动的不同环节照护者可以自然地和婴幼儿交流,提高交流的频率和质量,如洗澡时、哺乳前后、哄睡前、进餐前后。例如,进餐前照护者可以说:"宝宝,现在我们要吃饭咯,我们先洗一下手,洗完手我们戴口水兜,妈妈今天给你做的是胡萝卜鸡丝面。"进餐时可以说:"宝宝,盘子里黄色的蔬菜是胡萝卜,你喜不喜欢吃呀?"等。尽可能地重复说话内容,语速缓慢柔和,运用不同的语调,发音清晰、准确,将脸正对婴幼儿以便利于婴幼儿观察大人的表情和口型。

(2) 提供丰富的声音刺激

为婴幼儿提供不同的、适宜的声音刺激,提高其识别周围环境中不同声音的能力。如在日常生活中带领婴幼儿认识不同动物的叫声、风声、雨声、汽车鸣笛声等,还可以模仿这些声音的发音,锻炼婴幼儿的听音能力。

(二) 说话活动中的回应性照护

1. 说话活动的概念

说话是指用语言与人交流、沟通。沟通是建立人际关系的桥梁,对于婴幼儿的成长至关重要。说话活动是一种有目的、有计划地组织婴幼儿学说语言的教育活动,这种活动常以听说结合及游戏的方式进行。

2. 说话能力发展特征及回应策略(表7-4)

表7-4 0—36月龄婴幼儿说话能力发展特征及回应策略

月龄	说话能力发展特征	回应策略
0—8个月	这个阶段属于前语言阶段,婴儿只能发出一些简单音节,还不能理解语言的意义	1. 提供语言刺激,重复婴儿的发音,如:咯咯咯、啊咿呀等等,激发婴儿发音的兴趣 2. 加入语言游戏或者顺口溜,让婴儿感知语言的韵律
9—12个月	该阶段婴儿开始模仿别人发音,能听懂大部分的简单口语,开始理解成人的语言	1. 用多种语音和声音来刺激婴幼儿,提高听觉的敏感性 2. 用动作、实物配合法,建立语音和实体之间的联系

(续表)

月龄	说话能力发展特征	回应策略
13—24个月	幼儿理解能力增强,开始用语言表达自己的情绪,说话时以简单句为主	照护者应创造语言交流的环境,让幼儿随时随地学习语言
25—36个月	开始出现一定的简单修饰语,词汇量大大增加	增加亲子阅读的机会,设置简单的问题,引导幼儿回答

3. 说话活动开展的基本方法

(1)游戏法

游戏是婴幼儿活动的重要形式,也是婴幼儿最喜欢的活动,根据脑科学的"优势兴奋"原则,如果婴幼儿的认知活动在良好的情绪状态和愉悦的游戏氛围中进行,婴幼儿就更擅长表达自己的想法。

① 问答游戏:

在日常照护中,以问答形式开展游戏,如小鸟怎么叫? (叽叽叽)小猫怎么叫? (喵喵喵)小狗怎么叫? (汪汪汪)随着月龄增长,可以增加难度,如在耳熟能详的儿歌中开展:小老鼠(上灯台),偷油吃(下不来),喵喵喵(猫来了),叽里咕噜滚下来。还可以边说边做动作,增强游戏的愉悦性。

② 角色游戏:

角色游戏是婴幼儿最喜欢的游戏之一,他们喜欢扮演爸爸、妈妈、医生、厨师等等,尽可能给他们提供玩教具,通过照护者的引导,丰富游戏的情节,创设说话的语境,提升表达能力,达到游戏的目的。

游戏名称:娃娃家

游戏目标:锻炼婴幼儿的说话能力

幼儿年龄:24—36月龄

游戏方法:给婴幼儿提供2—3个娃娃,旧衣物、梳子、娃娃家玩教具,让婴幼儿扮演这些角色,照护者可以通过提问促进婴幼儿说话,如:"这个小宝宝在干什么呀? 她的衣服是什么颜色的呢? 今天她吃的是什么?"

(2)绘本阅读法

绘本阅读是说话能力提升的有效方式,在绘本阅读中,引导婴幼儿看图说话、与照护者对话,美国纽约州立大学教授怀特·赫斯特提出指导婴幼儿阅读的方法"对话式阅读",这种阅读方式更关注成人与婴幼儿的"对话"。如在绘本《小熊很忙》中,照护者可以这样回应。

照护者:宝宝,你看,小熊它在干什么呀? (婴幼儿用语言或者动作回应。)

照护者:对的,小熊正在捡鸡蛋。

照护者:除了小熊,你还看到哪些小动物呢? (引导婴幼儿从左边到右边观察。)

照护者:我还看到了很多树,这上面是什么呢? (苹果。)你吃过苹果吗? 是什么味道的呢?

照护者:小熊看起来很忙,它做了哪些事呢? (回忆总结。)

(3)模仿法

婴幼儿学习语言最自然的途径是在日常生活中模仿大人的语言,在照护者的语言环境中学会每一个简单的词汇和句子,照护者在日常生活中应鼓励婴幼儿模仿语言。在语言教育活动中,照护者在示范时应发音标准清晰、词汇恰当丰富、声量适中、语言文明,在发较难的音时,照护者宜采用略带夸张的口型,张大嘴巴,方便婴幼儿看清楚发音的动作过程。

(4)表演练习法

表演法主要是照护者指导婴幼儿扮演文学作品中的人物,通过对话、动作、表情等再现故事人物或情节。观看表演和参与表演能使婴幼儿通过语言模仿和创造促进语言能力发展,体验表演的快乐。在选取表演内容时应选用情节性较适合表演的文学作品,布置表演场景,准备表演道具,让婴幼儿尽快进入角色。

视频
婴幼儿一日活动——语言活动

课外链接
说话活动案例

视频
托大班语言活动

（三）早期阅读活动中的回应性照护

1. 早期阅读的概述

对于 0—36 月龄婴幼儿来说,早期阅读是指凭借变化着的色彩、图像、文字和成人形象地读讲,来理解以图为主的低幼儿童读物内容的活动过程。[①] 早期阅读是婴幼儿成长时必不可少的活动,能够帮助婴幼儿由口头语言向书面语言过渡,理解书面语言和口头语言之间的关系;发展婴幼儿的语言技能,丰富词汇,增强理解能力,促进婴幼儿语言能力的发展;激发婴幼儿的阅读兴趣,培养良好的阅读习惯;培养婴幼儿的审美意识,激发想象力,促进婴幼儿健康发展等。

2. 早期阅读能力发展特征及回应策略(表 7 - 5)

表 7 - 5　0—36 月龄婴幼儿早期阅读能力发展特征及回应策略

月龄	早期阅读能力发展特征	回应策略
0—12 个月	1. 模仿成人表情、动作和声音 2. 指认他们感兴趣的东西,模仿书中人物和动物的行为动作	1. 展示颜色对比明显的视觉刺激物如黑白图片和三色卡 2. 图书选择主角单一、颜色醒目、情节简单的图书 3. 加入语言游戏或者顺口溜,让婴儿感知语言的韵律
13—24 个月	1. 可以安静听照护者讲故事,看到感兴趣的画面会用手指指出来,开始向照护者提问并理解部分故事情节 2. 模仿大人给其他幼儿讲绘本故事	1. 引导幼儿说词语,主要以叠词为主,爸爸、妈妈、婆婆、奶奶、水水、不、拜拜等常见生活中的词语 2. 倾听幼儿问题,积极回应,鼓励婴幼儿语言表达
25—36 个月	1. 1 岁以上的幼儿既会"听",也会阅读,在活动中注意视听结合 2. 可以听篇幅较长的图画书,简单复述故事内容	1. 提供图画书、儿歌、童话等各类认知读物 2. 让幼儿自主阅读,并表演书中的故事,从表情到动作,加深记忆和理解

3. 早期阅读活动开展的基本方法

（1）创设舒适的阅读环境

温馨和谐的阅读环境可帮助婴幼儿形成放松、舒适的心理状态,激发他们的阅读兴趣,让他们积极参与图书建构。首先阅读区应选在光线较充足、安静的地方,可以在地上铺上厚厚的地毯,便于进行共读活动。其次,照护者要有阅读习惯、营造阅读氛围,提供丰富的阅读材料。

（2）选择适合各个年龄阶段的阅读材料

根据婴幼儿月龄和主题选择适合的早期阅读材料,绘本是开展阅读活动的最佳材料,除了绘本以外,卡片、照片也可以作为阅读的内容,根据不同的活动主题,选择合适的绘本内容。

（3）以游戏的方式表现图书内容

游戏在婴幼儿早期阅读中起到非常重要的作用,25—36 月龄的幼儿喜欢角色扮演游戏,让幼儿扮演故事中的角色有利于婴幼儿对图画书内容的理解,增加幼儿阅读的兴趣。应先鼓励幼儿根据自己的喜好选择角色进行扮演,并让他们用自己喜欢的方式表演出来。之后,照护者也参与其中,和幼儿一起做角色扮演游戏,增加照护者和幼儿的感情。

例如,在绘本《猜猜我有多爱你》中,让幼儿选择一个自己喜欢的角色,可以扮演大兔子,也可以扮演小兔子。照护者在阅读和表演中不打断幼儿的游戏,听从幼儿安排,通过游戏阅读让幼儿体验故事内容,提升语言理解和表达能力。

（4）注重阅读的互动性

照护者在早期阅读回应指导中,可以组织一些具体的、有启发性的问题,引导婴幼儿思考和回答,并

视频

早期阅读
故事讲演

---

① 张明红.关于早期阅读的几点思索[J].学前教育研究,2000,(4):17.

对婴幼儿的回答给予积极的回应。在早期阅读中照护者不是一味地讲故事,应该注重与婴幼儿之间的有效互动。例如,在绘本《晚安,宝贝》中,照护者根据绘本内容,可以设置一些具体的问题:绘本中有哪些动物? 它们什么时候要睡觉? 睡觉需要做哪些准备? 通过这个方式帮助他们理解故事情节,并鼓励他们复述绘本内容,提高阅读和互动的有效性。

（5）养成阅读的习惯

照护者应提供丰富的阅读材料,包括故事书、图画书、科学书、洞洞书等书籍,激发婴幼儿对阅读的兴趣。给予充足和固定的阅读时间,鼓励婴幼儿在休闲时间选择绘本阅读。同时,照护者要以身作则,成为婴幼儿阅读的榜样,共享阅读经验,激发婴幼儿的阅读兴趣。

三、婴幼儿语言发展的回应策略

（一）一般情况的回应

1. 创设良好的语言环境

宽松、愉悦的环境能调动婴幼儿的学习兴趣,让婴幼儿变得自信、喜欢探索、乐于交往、身心得到健康发展。首先,照护者要用自己的爱心、耐心及宽容心接纳婴幼儿的忧虑、紧张和不安情绪,建立婴幼儿的安全感和信任感。其次,生活是语言的源泉,照护者需组织丰富多彩的活动,让婴幼儿在操作中认识周围环境,扩大眼界,丰富知识,增长词汇;也可以增加他们和同龄人的交往的机会,关注婴幼儿在交往中用词的准确性以及表达的完整性,鼓励婴幼儿大胆说话,表达自己的感受。

2. 以婴幼儿为本,观察其言行

在日常照护和游戏中,首先,要倾听婴幼儿的想法,观察他们的行为,在此基础上,鼓励婴幼儿多表达自己的意愿,照护者根据婴幼儿的需求和兴趣进行回应,多询问"为什么",给婴幼儿提供组织和表达语言的机会。其次,照护者应尊重婴幼儿的意愿,抓住他们感兴趣的内容对话,如果照护者按照自己的意愿互动,婴幼儿容易分心,达不到回应的效果。照护者应该讲婴幼儿喜欢的故事,唱他们喜欢的儿歌,给他们提供有趣的体验。

3. 做好积极有效回应

婴幼儿还不具有完全行为能力,需要照护者的耐心照护,当有需求时,他们会发出信号,如肚子饿时,他们不一定用语言和照护者沟通,他们会哭闹,照护者应快速识别信号进行积极回应,否则婴幼儿会哭闹得越来越厉害,长此以往,若没有形成彼此间的信任,不利于婴幼儿健康成长。

4. 注重个别教育

婴幼儿由于受个性特征、家庭、性格和环境等因素的影响,他们的语言发展能力和速度都有所不同。在日常活动中,照护者不可忽视对婴幼儿的个别教育,如语言发展较快的婴幼儿,可以设置一定难度的语言交往任务;语言表达能力较差的婴幼儿,照护者应主动亲近和关心他们,有意识地和他们交谈,鼓励他们大胆说话,表达自己的要求、愿望,给予他们更多的语言实践机会,提高他们的语言水平。

5. 照护者是婴幼儿语言发展的榜样

在日常活动中,照护者要坚持说普通话,尽量做到吐字清晰、正确,能潜移默化地影响婴幼儿的语言发展。对于婴幼儿语言中的错误和缺点,照护者不能取笑他们的表现,不要故意重复他们的错误发音,而要给以正确的语言示范,及时加以纠正,如婴幼儿说:"宝宝洗澡澡",照护者应该说"哦,宝宝洗澡了"。引导婴幼儿正确表达,提高他们语言表达能力。

（二）特殊情况的回应

1. 语言发育迟缓

12—36月龄是幼儿智力及语言发育的关键时期,影响幼儿语言发育迟缓的原因主要与其父母文化程度、家庭所在地、玩电子设备时间、使用有声读物、父母陪伴儿童讲故事、主要照护人身份等有关。[①] 当婴

---

① 凌俊,陆明旭.南宁地区1～3岁语言发育迟缓儿童发育商影响因素分析[J].华南预防医学,2023,49(09):1158.

幼儿语言发育迟缓时,照护者不能给她贴上"患病标签",需根据实际情况,综合考虑影响因素,如婴幼儿与照护者之间的交往,家族其他成员是否有相关的问题,婴幼儿的性格是否比较胆怯和内向。照护者应给予更大的耐心和细心,放慢语速,引导婴幼儿多参加各种有趣活动,鼓励他们用语言表达出自己的想法。

2. 发音不准

由于受生理成熟的影响,刚开始说话的婴幼儿不能完全掌握发音部位和发音方法,出现发音困难。照护者要给予更多的耐心,不能斥责和嘲笑他们的发音,及时纠正发错的音,鼓励他们多说话,可以用说儿歌、绕口令等方法引导他们多做发音练习。另外,方言是婴幼儿发音不准的另一原因,在日常活动中,要坚持用普通话交流,为婴幼儿创设良好的语音环境,以促进其语音的良好发展。

3. 口吃

24—36月龄幼儿经常出现口吃现象,主要表现为不可控地拉长声音、重复或阻断声音,既有言语反复犹豫,也会伴有肢体和面部肌肉紧张,影响口吃的因素主要有

① 先天性口吃:部分家庭成员患有口吃。

② 后天性口吃主要有:有意模仿周围的口吃患者;受到惊吓;教育不当,照护者的期望过高,幼儿长期处于压抑、紧张的环境中。

针对口吃的问题,照护者和幼儿说话时要帮助其调整语气和语速,轻柔缓慢,缓解其紧张状态。鼓励幼儿多与同龄婴幼儿接触,表达自己的想法,扩大社交范围,建立自信。

问题探索 3 婴幼儿语言发展回应中的常见问题

36月龄的乐乐喜欢玩枪和坦克,总和其他小朋友分享这些玩具,但是妈妈却很担心,因为乐乐马上要去幼儿园了,之前买给乐乐的书,他一页都没有翻过。乐乐不会主动看书,不认识图画书的内容,以后去读书什么都不会该怎么办呀?妈妈想要乐乐专心地看看书,认识一下文字和数字,乐乐却总是打断妈妈的想法,每天只知道和其他小朋友玩耍。

❓ 问题:

1. 乐乐不爱看书正常吗?

2. 妈妈应如何回应乐乐的行为?

学习支持

婴幼儿语言发展常见问题
- 过分强调婴幼儿使用正确的词汇
- 认为婴幼儿对语言的理解与表达同时发生
- 将婴幼儿早期阅读等同识字
- 过多运用"妈妈语"

一、过分强调婴幼儿使用正确的词汇

照护者在回应时有时会要求过高,希望婴幼儿说对每一个单词,一直在给婴幼儿纠错。虽然婴幼儿的词汇在24—36月龄时会爆发式地增长,但总体而言还是比较贫乏的,在理解和使用上也常常发生错误,出现"造词现象",如将"粉红"说成"小红",把"黑色"说成"小黑"。这是正常的现象,是语言发展的过

渡期,照护者不要太着急纠正这一现象,随着认知范围不断扩大,这一现象逐渐会有所改变。

二、认为婴幼儿对语言的理解与表达同时发生

有的照护者认为只有婴幼儿表达出来,才说明他们了解这一事物,其实在整个婴幼儿期,理解的发展先于说话。例如,在0—36月龄,婴幼儿对单词的理解是以每个月新增22个,而一旦婴幼儿开始说话,单词的生成速度是每个月新增9个左右。从婴幼儿理解50个词到其将这50个词表达出来间隔长达5个月之久。这并不意味着他们的语言发展缓慢,而是因为从理解到表达是一个复杂的过程,需要婴幼儿回忆、提取和组合已经学过的单词和概念。如果我们仅仅关注婴幼儿表达出的内容,那我们将低估他们的语言发展能力。

三、将婴幼儿早期阅读等同识字

0—36月龄婴幼儿早期阅读是主要基于图画书,综合多种信息,调动多重感官的师生或亲子互动过程,是培养他们阅读兴趣的活动。照护者认为婴幼儿阅读,就是让他们多读几本书,多认识几个字,这是照护者急功近利的思想表现,早期阅读不等于认字和识字,照护者应培养婴幼儿的专注力和主动学习的习惯。同时,在早期阅读中应注意阅读技巧,如果照护者采用的阅读方式单一,没有和婴幼儿有效互动,没有刺激婴幼儿语言能力的发展,早期阅读的功能就不能很好发挥出来。

四、过多运用"妈妈语"

很多照护者在和婴幼儿说话时,偏向运用"妈妈语",如使用"车车""鸭鸭""洗脸脸""擦香香""饼饼"等叠词,在婴幼儿刚开始学习语言时,使用叠词和简单的句子是有益的,但随着他们语言能力的提高,照护者应该逐渐引入更为复杂和丰富的词汇和句子结构。这有助于婴幼儿更好地理解和模仿语言,并提高他们的语言运用能力。

📊 课证融合

1+X幼儿照护职业技能考核案例

【题目】西西在一所早教中心上班,今年晋升为主班老师,她所在的草莓班的年龄均是24—36月龄段的幼儿。这周的教研会议已经确定了本周的教学主题为动物,需要主班老师依此主题给在班幼儿设计并实施某个领域活动。

【任务】作为照护者,给草莓班的幼儿设计并实施某个领域活动。

一、活动设计意图

根据《托育机构保育指导大纲》,针对24—36月龄幼儿语言发展特点,词语和说话能力正在爆发期,乐于表达自己的情绪情感,照护者通过绘本阅读,让婴幼儿感知老鼠形象、模仿老鼠叫声,以及学会自己讲述故事,提升幼儿的语言表达能力,感受绘本带来的快乐,乐于表达自己的想法。

二、活动设计

1. 活动名称

语言领域《森林里的小动物》。

2. 活动目标

① 认知目标:通过活动,使幼儿能够认识并模仿不同小动物的叫声。

② 能力目标:鼓励幼儿积极参与,提高语言表达和模仿能力。

③ 情感目标:培养幼儿对动物的喜爱和关爱之情,同时享受与同伴共同游戏的乐趣。

三、活动准备

1. 物资准备

动物卡片(大象、小老鼠、小羊、小猫等),动物叫声录音,音乐播放器,故事背景图。

2. 经验准备

幼儿已对常见动物有基本认识,愿意模仿动物的叫声。

3. 环境准备

活动区域布置成森林音乐会场景,温馨、有趣。

四、活动过程

1. 导入活动

① 通过播放动物的声音,引出故事《森林中的小动物》。

师:请宝贝们听一听,这是什么动物的声音? 你也能试试发出这样的声音吗?

② 伴随声音的播放,请出所有的小动物,展示小动物的图片(大象、小老鼠、小羊、小猫等)。

2. 开展活动

① 边讲故事边出示相应的图片,并引导幼儿简单描述动物的特征。

师:小朋友,你们看,我带来了什么可爱的动物?(大象、小老鼠、小羊、小猫等。)刚刚我们已经知道它们是怎么叫的,现在哪个小朋友能不能模仿描述一下它长得是什么样子?

师:小老鼠的头是尖尖的,眼睛是圆圆的,身体很小,爱吃粮食,它的叫声很尖细,发出"吱吱"的声音,那接下来的这只小动物长得是什么样子呢,让我们接着看下去。

② 请幼儿自愿选择扮演的动物,并分发相应的动物卡片。

师:亲爱的小朋友,我们都认识了故事中的角色,接下来我要请几个小朋友来扮演这些小动物,谁先来表演一下大象的动作?(邀请幼儿一个个领取小动物卡片,并表演动作。)

③ 邀请所有幼儿一起模仿不同动物的叫声和动作,跟随音乐,进行集体表演。

④ 鼓励幼儿相互评价,增强自信心和表达能力。

师:宝贝们越来越棒了,真为你们高兴,你们都长大了,非常好!

⑤ 总结与结束

师:今天我们听了《森林中的小动物》这个故事,和小动物们玩了那么长时间,现在我们听着音乐,用这些小动物的走路姿势将她们送回家吧!

五、活动延伸

① 在家中与父母一起模仿动物叫声,增进亲子关系。

② 创设"动物角",让幼儿随时观察和学习动物知识。

六、活动评价

① 观察幼儿在活动中的参与度和积极性。

② 评估幼儿对动物叫声的模仿能力和语言表达能力。

③ 注意幼儿在活动中的情绪变化,及时调整活动内容和方式。

④ 反思活动设计是否符合幼儿的语言发展特点和兴趣需求,以便进一步完善和优化活动设计。

课外链接

考点练习

考 点 练 习

一、单选题

1. 在语言发展方面,(   )左右的婴幼儿可开始遵循简单的指令。

A. 12 月龄　　　　　B. 6 月龄　　　　　C. 18 月龄　　　　　D. 24 月龄

2. 不属于幼儿口吃诱因的是(   )

A. 模仿　　　　　B. 精神因素　　　　　C. 缺铁　　　　　D. 生理缺陷

3. (   )时,婴幼儿语言中出现了电报句。

A. 1.5—3 岁　　　　　B. 1 岁　　　　　C. 1.5—2 岁　　　　　D. 2 岁

4. 婴幼儿最先掌握的词性为(   )。

A. 名词　　　　　B. 动词　　　　　C. 形容词　　　　　D. 代词

5. 婴幼儿说话时,常常不连续,并伴有各种手势和面部表情,这种言语属于(　　　)。

A. 自言自语　　　　　　　　　　　　B. 问题言语

C. 情境性言语　　　　　　　　　　　D. 游戏言语

二、简答题

1. 0—36 月龄是婴幼儿语言发展的关键期,作为照护者应如何提供婴幼儿语言发展的合理意见。

2. 简述如何在实践中提高婴幼儿的语言能力。

三、活动设计

根据所给材料设计语言活动方案。

要求:

1. 设计符合语言教育目标和婴幼儿年龄发展特点。

2. 方案结构完整,包含活动目标、活动内容、活动准备、活动过程、活动评价。

材料:《小小手》

拍拍手,拉拉手,

我们都有一双手。

穿衣服,扣纽扣,

洗脸、刷牙和梳头。

画画也要用小手。

小小手,小小手。

真是我们的好朋友。

▶ 赛项引领

绘本故事讲演比赛方案

一、比赛目的

为凸显职业教育特点,培养幼儿教育应用型人才,通过绘本故事讲演比赛的形式,考核学生对婴幼儿文学作品的理解力、对语言表达的感受力和掌控力,让学生在实践中体验语言表达的乐趣,提升讲绘本故事的技能。同时,以赛促改、以赛促教、以赛促学,营造良好的竞技尚学氛围。

二、比赛规则

1. 出场顺序

各参赛选手出场顺序按照赛前抽签顺序决定。

2. 评分规则

① 评委按 100 分制打分,现场计分,当场公布。

② 去掉一个最高分和一个最低分后的平均分为选手的最后得分。

③ 若参赛选手的得分相同,则由评委商议后另行投票决定。

④ 评委打分保留小数点后一位数字,最后得分保留小数点后 2 位。

3. 评分细则(总分 100 分)

(1) 主题内容(20 分)

① 绘本内容富有幼儿情趣,适合 0—36 月龄的婴幼儿阅读。

② 内容积极健康,设计构思巧妙,引人入胜。

③ 文字简练流畅,具有较强的趣味性和思想性。

(2) 语言表达(20 分)

① 讲演者普通话语音、语法、词汇运用规范,吐字清晰,声音洪亮圆润。

② 讲演表达准确、流畅、自然。

③ 语言技巧处理得当,语速恰当,语气、语调、音量、节奏张弛符合思想感情的起伏变化。

（3）仪表风范（20分）

① 演讲者仪表端庄，表情自然，衣着得体，形体动作大方，体现朝气蓬勃的精神风貌。

② 精神饱满，能较好地运用姿态、动作、手势、表情，表达对绘本内容的理解。

（4）讲演水平与技巧（20分）

① 节奏处理得当，讲演技巧运用自如，表演自然得体、端正大方。

② 辅助手段得当，有感染力，观赏性较强。

③ 上、下场应致意答谢。

（5）现场感染力（10分）

① 讲演者声情并茂，富有韵味和表现力，具有较强的感染力、吸引力和号召力。

② 气氛活跃，能与观众产生共鸣，营造良好的讲演效果。

（6）时间掌握（10分）

演讲时间控制在4—6分钟之内，缺时、超时酌情扣分（计时从"我讲演的绘本是《……》"开始，到"我的讲演完毕"结束）。

三、比赛流程

① 选手按照抽签顺序依次上台讲演。

② 评委根据评分细则对选手进行打分。

③ 分数汇总并公布结果。

④ 颁奖仪式，表彰获奖选手。

四、奖项设置

① 一等奖：X名，颁发荣誉证书及奖品。

② 二等奖：X名，颁发荣誉证书及奖品。

③ 三等奖：X名，颁发荣誉证书及奖品。

④ 优秀奖：若干名，颁发荣誉证书。

五、后续工作

① 比赛结束后，组织专业评委对比赛进行总结点评，为选手提供改进建议。

② 将比赛优秀视频上传至学校官网或相关平台，供学生学习和交流。

③ 对比赛中的优秀选手进行表彰和奖励，激励更多学生积极参与绘本故事讲演活动。

④ 总结比赛经验，不断完善比赛方案，为今后的比赛提供借鉴和参考。

任务八 婴幼儿认知发展的回应性照护

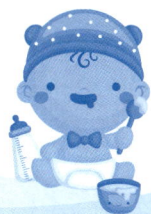

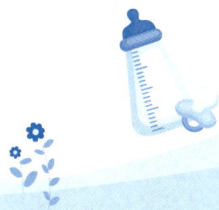

情境案例

情境一：乐乐爸爸自豪地说："我儿子聪明极了,在2岁左右认识100多个国家的国旗,我们天天让他识记背诵,儿子长大后肯定能成才。"很多孩子都有这样的"本事",但是不能持久,长大一些后就都忘记了。

情境二：果果妈妈说："我们周围2岁左右的宝贝都在学习识字、写字、绘画,有的还能背唐诗三百首,我家宝贝也得抓紧学习,不然以后肯定跟不上!"

❓ 问题:

1. 案例中的照护者对婴幼儿的教育方法对吗? 为什么?

2. 在照护过程中,应如何引导并回应婴幼儿认知能力的发展? 学完任务八后,请将内容填写在表8-1中。

表8-1　婴幼儿常见认知发展问题及回应措施

月龄	婴幼儿表现	婴幼儿需求信号	回应措施

岗位学习

学习导图

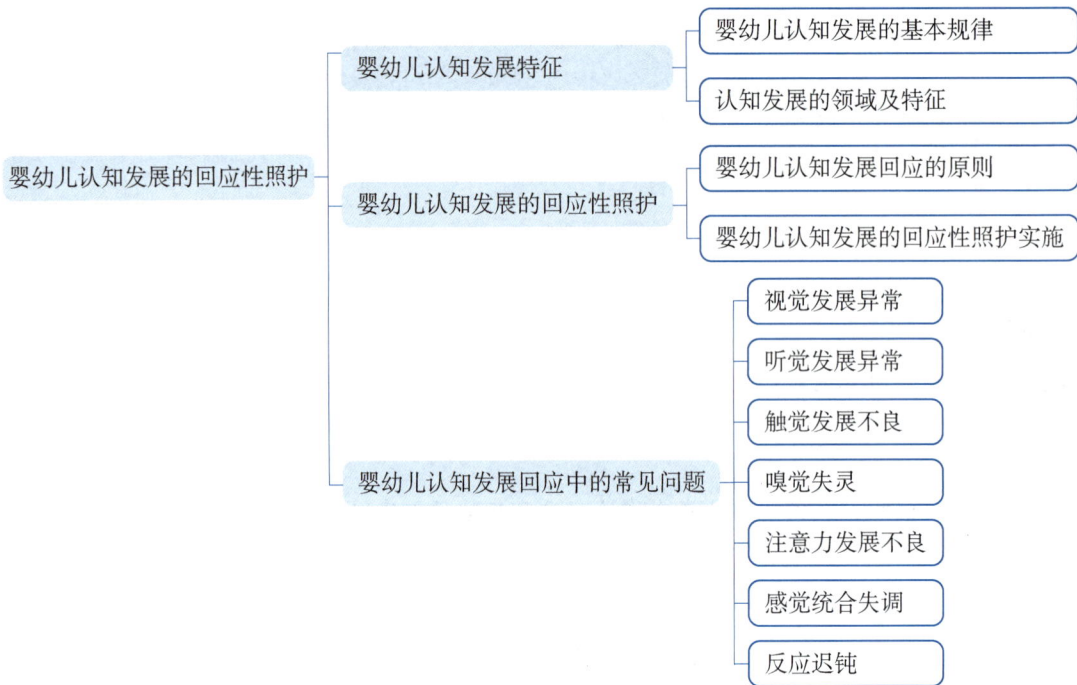

婴幼儿认知发展的回应性照护
- 婴幼儿认知发展特征
  - 婴幼儿认知发展的基本规律
  - 认知发展的领域及特征
- 婴幼儿认知发展的回应性照护
  - 婴幼儿认知发展回应的原则
  - 婴幼儿认知发展的回应性照护实施
- 婴幼儿认知发展回应中的常见问题
  - 视觉发展异常
  - 听觉发展异常
  - 触觉发展不良
  - 嗅觉失灵
  - 注意力发展不良
  - 感觉统合失调
  - 反应迟钝

学习目标

▶**知识目标**

1. 明确婴幼儿认知发展的特点及规律。
2. 掌握婴幼儿认知发展领域中常见的回应性照护方法。

▶**能力目标**

1. 熟练掌握婴幼儿认知发展回应策略。
2. 能识别婴幼儿认知发展中的信号需求,给予合理、正确、及时的回应性照护。
3. 能指导婴幼儿认知,并开展训练,如感知觉、注意力培养,思维训练等。

▶**素养目标**

1. 认识婴幼儿早期教育的重要性,积极促进婴幼儿认知发展的相关内容。
2. 培养细心观察婴幼儿的非言语信号,正确解读其需求和情绪。
3. 掌握婴幼儿认知发展需求,建立正确的育儿观和教育观。

思政融合

传统文化,浸润童心

中国优秀传统文化是中华民族的根和魂,它蕴含着丰富的哲学思想、道德观念和生活智慧。在早期教育中融入传统文化,让婴幼儿感受民族文化的魅力,建立文化自信。

针对婴幼儿认知发展的特点,婴幼儿照护者可以借助生动有趣的中国传统美德故事,以简单易懂的方式,培养他们良好的道德品质,如诚实、勇敢、谦让等。也可以结合传统节日组织婴幼儿参与富有文化意义的实践活动,如春节包饺子、中秋节做月饼、端午节赛龙舟等。通过亲自动手制作传统食品、参与节日游戏,婴幼儿能更直观地体验传统文化的深厚内涵,增进对民族文化的认同感和归属感。

课程内容

问题探索 1　婴幼儿认知发展特征

一个仅仅 3 岁半的小女孩已将一本收有 3 800 多个汉字的《小学生规范字典》上的所有汉字识完。本该上幼儿园的年龄,家长却觉得上幼儿园可惜了;上小学吧,算术跟不上,年龄太小,小学也不收。小女孩该怎么教育,一时难住了家长。

❓ 问题:

1. 如何看待以上案例中家长的做法?

2. 作为照护者,应如何促进婴幼儿认知能力的发展?

学习支持

```
                                              ┌── 认知的概念
                        ┌── 婴幼儿认知发展的基本规律 ──┤
                        │                     └── 认知发展的规律
                        │
婴幼儿认知发展特征 ──────┤                     ┌── 感知觉
                        │                     │
                        │                     ├── 注意
                        └── 认知发展的领域及特征 ──┤
                                              ├── 记忆
                                              │
                                              └── 思维和想象
```

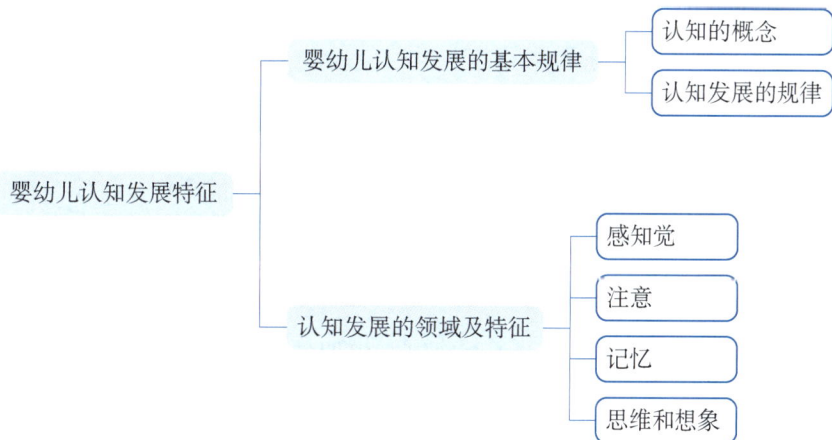

一、婴幼儿认知发展的基本规律

（一）认知的概念

认知是指认识活动或认识过程,是大脑反映客观事物的特征、状态及其相互联系并揭示事物对人的意义与作用的一种高级心理活动。认知发育与脑的形态变化、脑的功能发育有密切关系。

婴幼儿认知发展是指婴幼儿在成长过程中,通过感知、体验和学习,逐步形成对世界的理解和认识的过程。认知发展理论是著名瑞士心理学家让·皮亚杰所提出的,被公认为 20 世纪发展心理学上最权威的理论。皮亚杰把婴幼儿的认知发展分为四个阶段:感知动作阶段、前运算阶段、具体运算阶段、形式运算阶段,见表 8-2。

表 8-2　皮亚杰认知发展的阶段

阶段	年龄	行为特征
感知运动阶段	0—2 岁	主要通过感觉动作来认识外部世界,并逐渐认识到自己与他人不同、自己与物体不同。手的抓取和嘴的吸吮是探索世界的首要手段。在这个阶段,儿童也会逐渐获得客体永恒性的概念,即使物体被遮挡,他们也知道物体仍然存在

(续表)

阶段	年龄	行为特征
前运算阶段	2—7 岁	由于语言的掌握,儿童可以利用表象符号代替外界事物,进行表象思维。同时,儿童思维也具有不可逆性、刻板性,没有守恒概念,只能从一个标准或维度考虑问题
具体运算阶段	7—11 岁	儿童的思维能力得到初步发展,具有可逆性,并形成了守恒观念,可以进行简单的抽象思维
形式运算阶段	11 岁以上至成人	具备抽象和推理的能力,可以处理复杂的逻辑问题。能理解符号的意义,思维接近成人水平

(二) 认知发展的规律

婴幼儿的认知发展是一个复杂而渐进的过程,多种能力相互影响、相互作用,共同推动其全面发展。婴幼儿的认知发展遵循一定的规律,主要可以概括为以下七点。

1. 从具体到抽象

婴幼儿最初通过感官直接感知周围的世界,随着年龄的增长,逐渐能够理解更为抽象的概念和思想。

2. 从自我中心到客观世界

婴幼儿在初期往往以自我为中心,随着认知的发展,他们开始认识到自己与外界是分离的,并逐渐理解他人的观点和感受。

3. 逐步建立分类和排序能力

婴幼儿开始通过观察物体的相似性和差异性来进行分类,比如按颜色、形状或大小将物品分组,这是逻辑思维发展的初步表现。

4. 记忆能力的增强

婴幼儿的记忆能力从简单的图像记忆逐渐发展到能够回忆事件和故事,记忆的持久性和准确性也随之提高。

5. 解决问题的能力

随着认知的成熟,婴幼儿开始能够解决简单的问题,比如找到隐藏的物品或者通过试错来达成目标。

6. 注意力的集中

婴幼儿的注意力集中时间随年龄增长而延长,他们能够越来越好地专注于特定的任务或者游戏。

7. 空间感知能力的发展

婴幼儿对空间关系的理解从最初的上下左右发展到能够理解前后和远近,这对日后的导航和方位感有重要影响。

二、认知发展的领域及特征

婴幼儿的认知能力主要包括感知觉、注意、记忆、思维及想象等方面。

(一) 感知觉

感知觉是人脑对当前作用于感觉器官的客观事物的反映。感觉是对事物个别属性的反映,依赖于个别感觉器官的活动,可分为视觉、听觉、嗅觉、味觉和触觉五种。知觉是人对事物整体属性的综合反映,是在感觉的基础上发展起来的,依赖多种感觉器官。知觉可分为时间知觉、空间知觉和运动知觉。感官器官包括:眼、耳、鼻、皮肤、舌头等。而感官是我们直接获取外界信息的第一通道。感觉是知觉的基础,知觉是对感觉信息的有机整合,是对信息赋予意义的过程。

1. 视觉发展

① 新生儿视力较弱,更擅长感知黑白对比强烈的图案。随着年龄增长,婴幼儿视力会逐渐发展,开始对更复杂的图像和颜色产生兴趣。婴幼儿对人脸特别感兴趣,尤其是对眼睛、鼻子和嘴巴等面部特征的对比图案。

② 3—4 月龄,视觉敏锐度进一步提高,可以分辨红色和绿色。

③ 6—9 月龄,视觉跟踪能力继续增强,婴儿在爬行或移动时更好地导航环境。

④ 12—24 月龄,幼儿的视觉敏锐度和深度感知继续发展,开始模仿写字和绘画。

⑤ 25—36 月龄,已能正确辨别红、黄绿蓝四种基本颜色,并出现双眼视觉。视觉系统功能出生后 3 年内基本发育成熟,但双眼视功能发育还要持续 3—8 年甚至更长时间。

课外链接

婴幼儿视觉与触觉偏好

2. 触觉发展

触觉是人体发展最早、最基本的感觉。触觉在胎儿期已开始发育,新生儿对触觉的敏感度非常高,通过触摸来探索周围的环境。新生儿天生的原始反射,如吸吮反射、抓握反射、防御反射都是触觉的表现。在成长过程中,婴幼儿会逐渐发展出对不同纹理、温度和形状的触觉感知,比如喜欢抓握各种物品、喜欢用手指触摸各种表面。2—3 岁时,幼儿能很好地辨别各种物体的不同属性,如软的、硬的、冷的、热的、粗糙、光滑等。

3. 听觉发展

新生儿听觉系统发育基本成熟,能够识别和反应不同的声音,对人类的声音特别敏感,尤其是母亲的声音。

① 出生后的几个小时内,新生儿就能对突然出现的声音做出眨眼反射。

② 3—4 月龄,开始区分不同的声音,包括人声和环境中的其他声音,对熟悉的声音做出特定的反应,例如,听到自己的名字时会转头。

③ 6 月龄时,婴儿能准确地定位声音,能区分不同的语音和语调,并开始模仿他们听到的声音,这是语言学习的基础。

④ 6—12 月龄,婴儿开始发出辅音和元音的组合,形成简单的词汇,并开始模仿一些简单的声音。

⑤ 12 月龄以后,幼儿的听觉分辨和理解能力继续提升,能够理解更多的语言结构和词汇,并开始形成早期的语言交流能力。婴幼儿的听觉能力直接影响他们的语言理解和表达能力。随着年龄的增长,婴幼儿开始学会保护自己的听力,例如,在嘈杂的环境中用手捂耳。

4. 嗅觉和味觉发展

婴幼儿对嗅觉和味觉的发展是从出生开始逐渐建立的。他们会对母乳或奶粉的味道产生反应,同时也会对一些食物的气味产生兴趣。随着婴幼儿的成长,他们开始能够区分不同的气味,并且对母亲的气味产生熟悉感和偏好。出生时味蕾已发育完全:新生儿能够尝出甜、咸、苦、酸等基本味道,这有助于他们区分有益和有害的食物。研究表明,婴幼儿天生偏好甜味,这可能与母乳的甜味有关,有助于婴幼儿摄取营养。随着年龄的增长,婴幼儿对苦味的敏感性增强,这可能是进化过程中形成的一种保护机制,以免婴幼儿摄入潜在的有毒物质。婴幼儿通过尝试不同的食物,其味觉偏好会逐渐形成和稳定。早期接触多种口味有助于培养他们接受新食物的能力。婴幼儿的嗅觉和味觉是他们感知世界与环境互动的重要方式。这些感官的发展对于食物的选择、营养摄取、情感反应,以及社交互动都有深远的影响。因此,为婴幼儿提供丰富多样的嗅觉和味觉经验是非常重要的。

5. 知觉发展

主要为空间知觉、时间知觉、形状知觉、自我知觉等。婴幼儿的空间知觉包括方位知觉和距离知觉。婴幼儿在 1 岁末开始有浅表的空间知觉,但要到 3—4 岁才能明确辨别上下、前后等方向。到 5 岁左右,他们能够以自身为中心辨别左右。随着婴幼儿的成长,他们对物体距离的判断也逐渐精确。婴幼儿的时间知觉最初是以内部的生理状态来反映的,例如,饿了或困了就会哭闹。随着年龄的增长,他们开始能够区分昨天、今天和明天,以及早晨和晚上等时间概念。婴幼儿的形状知觉发展较快,3—4 岁时可以辨别圆形、方形、三角形;4—5 岁时能把两个三角形拼成一个大三角形,两个半圆拼成一个圆等。自我知觉的发展主要表现为随着年龄的增长,婴幼儿开始形成自我意识,能够感知自己的身体、行为和情感,以及自己在环境中的位置和作用。

(二) 注意

注意是心理活动对一定对象的有选择地集中。它是一种普遍存在的心理现象,伴随着感知、记忆、思维、想象等多种心理过程。注意不是一个独立的心理过程,而是与多种心理过程紧密相关。注意是认知过程的开始,可分为无意注意和有意注意。无意注意自然发生,不需要付出努力,而有意注意是自觉的、有目的的注意,需要一定的努力。注意是人类适应复杂多变环境的重要机制,它使得我们能够有效地处理信息,做出决策,并指导行为。婴幼儿的注意力发展是一个持续的过程,具有以下四个阶段性的特征:

1. 0—3 月龄

新生儿期就有注意,大的声音或者明亮的物体会引起视线的片刻停留,这种无条件定向反射是最原始的初级注意。

2. 3—6 月龄

婴儿开始表现出对有意义的物体的偏好,如母亲、食物或玩具。他们会更多地注视数量多而小的物体,并对更复杂、更细致的物象保持更长的注意时间。

3. 6—12 月龄

婴儿的活动能力增强,注意力不再仅限于视觉方面,而是以更广泛和复杂的形式表现出来,如抓取、吸吮、倾听等。随着活动能力的增强,婴儿开始表现出对新异事物的兴趣和探索性行为,这些都可以视为有意注意的萌芽。

4. 1—3 岁

随着语言能力的增长,幼儿的注意力开始受到言语活动的支配,把注意力集中在成人用词表达的对象上,如听故事、看书和看电视等活动。随着年龄的增长,幼儿的注意力可以逐渐明确,时间也会逐渐延长。

(三) 记忆

记忆是人脑存储、保留和提取信息的能力,主要包括识记、保持、再认和回忆三个过程。这三个过程共同构成了人类记忆的完整循环,每个阶段都可能受到不同因素的影响,从而影响记忆的效果和稳定性。

婴幼儿时期是记忆迅速发展的第一个时期。

1. 0—3 月龄

婴儿的记忆主要以感觉记忆为主,通过听觉、视觉、触觉等感官器官来接受外界的刺激,并在大脑中形成感觉记忆,这种记忆是非常短暂的。

2. 4—8 月龄

婴儿开始发展出运动记忆,能够记住一些简单的动作和重复性的操作。例如,学会抓取、拍手等动作。

3. 1—2 岁

幼儿开始形成更为复杂的事件记忆,能够通过经历和体验来记住一些常见的事件和情节。例如,洗澡、吃饭等,并能够在之后回忆和模仿这些事件。1—3 岁,随着幼儿逐渐进入语言发展的阶段,词汇记忆成为其记忆力发展的一个重要方面。幼儿会通过不断听、说和模仿来记住一些简单的词汇和短语。

总的来说,0—36 月龄阶段,婴幼儿以无意识记忆为主,逐渐发展为有意识记忆。3 月龄时,经过训练的婴儿能够记住特定的物体及其相关的动作,一些记忆可以维持几天到一周。在 24 月龄的时候,幼儿可以识别几周前的事物;在 36 月龄的时候,记忆可以维持几个月。

(四) 思维和想象

思维是人脑对客观事物间接、概括的反映,能够认识事物的本质和事物之间的内在联系,属认知的高级阶段。想象是对已有的表象进行加工改造,形成新形象的过程。思维是想象的基础。婴幼儿的思维和想象之间存在着密切的关系。婴幼儿的想象力是指他们能够通过内心的想象和构想来创造新的情景、形象和概念的能力。通过想象,他们可以模拟各种情境和行为,从而加深对世界的理解和认识。婴幼儿的想象力也对他们的语言发展产生影响。通过想象,婴幼儿可以开始使用符号和象征性的语言,这有助于他们理解和运用语言。总的来说,婴幼儿的想象力对于他们的认知、情感和语言发展都有着重要的促进作用,而这些方面又与他们的思维密切相关。因此,婴幼儿的思维和想象之间存在着紧密的关系。

1. 婴幼儿早期思维能力的发展过程

(1)(0—2岁)直觉行动思维阶段

在这个阶段,婴幼儿的思维主要依赖于他们的动作和感觉经验。他们的思考和行为紧密相连,思维活动离不开婴幼儿自身对物体的感知和自身的动作。例如,当婴幼儿看到桌子上的一个玩具时,他们可能会直接伸手去拿,而不是先思考"我应该怎么拿这个玩具"。

(2)(2—3岁)具体形象思维阶段

① 在这个阶段,婴幼儿能够借助事物的具体形象或表象以及对事物表面特征的具体认识来进行思维。他们的思维活动开始与事物的具体形象相关联,但还离不开对事物的直接感知和动作。

② 婴幼儿开始能够理解和使用简单的符号和概念,如颜色、形状、大小等。此外,婴幼儿还能够进行简单的分类和排序活动,如将相同颜色的物体放在一起,或者按照大小顺序排列物体。

③ 无法理解和处理抽象的概念和关系,如数字、时间、空间等。因此,在教育和引导婴幼儿时,我们需要采用具体、形象、生动的方法,以便他们能够更好地理解和接受。

2. 婴幼儿想象能力的发展过程

① 想象萌芽于幼儿18—24月龄,这个阶段的想象力主要是基于直觉行动思维,通过直观的行动和感知来形成对世界的理解。

② 3岁时,幼儿的想象力开始得到进一步的发展,会开始创造性地使用物品,如将布娃娃当作照顾对象,自己扮演"妈妈"的角色,给布娃娃穿衣、喂饭、哄睡觉等。随着时间的推移,幼儿的想象力会变得更加丰富和深入,想象活动也更加复杂和精细,如开始构建复杂的场景和故事,或者创造出完全新的角色和情节。

问题探索2　婴幼儿认知发展的回应性照护

豆豆,24月龄,奶奶带她出去户外晒太阳,豆豆长得白白胖胖,很招人喜欢。小区里的爷爷奶奶喜欢抱抱豆豆,摸摸豆豆的小脑袋和小脸,豆豆很配合。但8月龄大的时候,别人一去抱她,她就"哇哇哇"嚎响大哭,反应剧烈,非常警惕地看着陌生人。

❓ 问题:

1. 豆豆8月龄时为什么害怕别人抱她,现在又为什么很配合?

2. 当婴幼儿出现类似豆豆的情况时,照护人应该如何回应?

学习支持

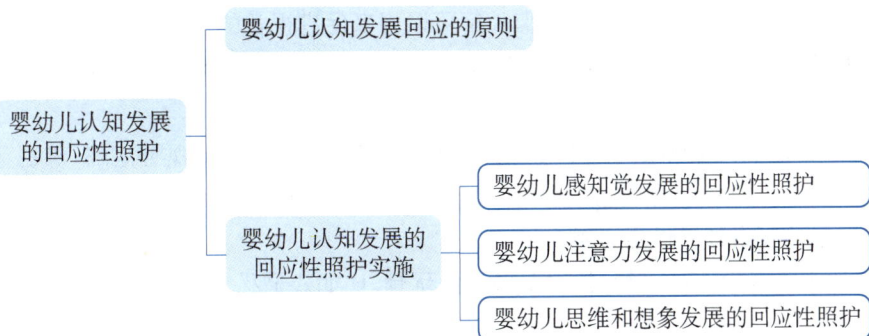

一、婴幼儿认知发展回应的原则

回应婴幼儿认知发展的意义在于为其提供一个支持性和促进性的环境,有助于婴幼儿在认知、情感、社会及身体等多个方面实现全面的发展。以下几点是照护者回应时需要遵循的四个原则。

1. 遵循发展规律

婴幼儿的认知发展遵循一定的阶段性,每个阶段都有特定的发展规律和特点,识别这些信号可以帮助照护者了解婴幼儿目前处在哪个发展阶段,以便为他们提供适合该阶段的刺激和学习环境。

2. 鼓励探索和尝试

鼓励婴幼儿尝试新事物、探索未知领域,即使他们可能会犯错误或失败。在婴幼儿的探索过程中,给予他们足够的支持和指导,以帮助他们建立正确的认知结构。

3. 早发现、早干预

婴幼儿的认知发展出现异常,如智力发育迟缓、孤独症等,往往会有相应的信号表现出来。识别这些信号可以及时发现问题并进行干预,避免问题恶化。

4. 提供丰富的刺激

婴幼儿的大脑发育需要多种刺激,包括视觉、听觉、触觉等。照护者在回应过程中需要提供颜色鲜艳、形状各异、质地不同的玩具和材料,以及有趣的游戏和活动,激发婴幼儿的感知和运动能力。

二、婴幼儿认知发展的回应性照护实施

(一)婴幼儿感知觉发展的回应性照护

1. 视觉发展

视觉是婴幼儿感知世界和学习新事物的主要方式之一。良好的视觉发展对婴幼儿的整体成长和学习能力有着深远的影响。清晰的视觉能力对于学习字母、数字、颜色、形状和其他重要的视觉符号至关重要。照护者应积极关注婴幼儿的视觉发育信号,给予积极的回应。

(1)视觉发展的信号

① 盯着物体看:睡醒后会盯着事物看、偶尔会注视发光的物体(比如灯泡)、在闪光灯下会眨眼、眼睛和头会同时移动。

② 眼睛运动增多:双眼开始可以跟踪明显的移动目标、照护者说话时会盯着照护者的脸看、开始能看自己的手、主动地看周围的事物。

③ 长时间注视:头部运动变少,眼睛运动的范围扩大、能够盯着自己周围的目标看一段时间、能够看和观察自己手中玩具的时间变长、对周围的人和事物越来越感兴趣,长时间地注视一个目标。

(2)视觉发展回应性照护指导

照护者遵循婴幼儿视觉发展规律,通过视觉输入来激活大脑的活动,在视觉发育的不同阶段采用不同方法培养视觉。

① 提供丰富的视觉刺激:新生儿对光线有反应,但此时眼睛发育并不完全,视觉结构、视神经尚未成熟。在这个阶段,照护者应多和婴幼儿进行对视,最佳距离为20厘米。新生儿喜欢注视复杂的形状、曲线和鲜明的对比色,具有这些特点的玩具或卡片都可以用来促进视觉的发展。

② 视觉训练:照护者应经常给婴幼儿看移动的物体,可以手持带有图案的卡片让婴幼儿追视,每次训练的时间不要超过半分钟。

③ 户外活动:婴幼儿学会双眼的集中和聚焦,照护者应扩大婴幼儿的视野范围,辨别室内的人以及房间中的物品;多带婴幼儿四处走动,增加室外活动,接触大自然,看看蓝天、白云、绿树、红花等,有意识地带婴幼儿去观察,培养探索外界世界兴趣。

④ 亲子游戏:亲子多玩一些球类、各种图形类的玩具,比如躲猫猫、指认物品等,帮助婴幼儿发展手与眼的精细协调能力。

⑤ 定期检查视力:定期带婴幼儿去眼科医院进行检查,及时发现并解决视力问题。

(3)视觉发展的训练方法

视觉训练通常伴随着其他感官刺激,如触觉、听觉和嗅觉,这样的多感官学习可以增强婴幼儿的感知能力,促进全面发展。

① 追踪游戏:用笔在纸上画出一系列的点或线条,让婴幼儿按照顺序连接,提高注意力集中和视觉追踪能力。

② 记忆卡片:使用一组配对的卡片,每张都有相同的图案或对象,但每张卡片的位置不同。婴幼儿需要翻开两张卡片,找到匹配的一对,提升记忆力和视觉识别。

③ 形状配对和拼图:使用带有不同形状的卡片,找到并匹配相同形状的配对。通过拼凑拼图,识别不同的形状、颜色,并练习空间定位和手眼协调能力。

④ 找不同:展示两幅相似的图片,让婴幼儿找出其中的差异;通过展示不同颜色的物品或图片进行辨色训练,可以帮助婴幼儿识别和区分不同的颜色。

⑤ 光影游戏:利用手影或灯光投射不同的形状,让婴幼儿猜测或模仿看到的影子,提高他们对形状和轮廓的感知,锻炼婴幼儿的想象力。

通过视觉训练,不仅能够提供视觉刺激,还能够促进婴幼儿的手眼协调、注意力集中和认知发展。通过这些有趣的活动,婴幼儿在玩乐中学习,同时提高了对周围世界的感知能力。对于视觉障碍的婴幼儿,视觉训练游戏也可以作为康复训练的一部分,帮助他们改善视觉功能。

2. 触觉发展

对婴幼儿开展触觉刺激是非常重要的,不仅促进触觉发展,也有助于整体发展和学习能力。

(1)触觉发展的信号

在日常照护中,照护者需细心观察婴幼儿的行为表现和反应,判断婴幼儿的触觉刺激是否满足生理和心理需求。

① 行为反应:婴幼儿对触摸有积极的反应,如微笑、咿呀学语或者手脚活动,那么说明触觉刺激可能已经足够。相反,或者反应迟钝,需要增加触觉刺激。

② 生理表现:婴幼儿身体健康,食欲良好,睡眠质量高,那么说明触觉刺激已经足够。反之,如有消化不良、睡眠不安等问题,需要增加触觉刺激。

③ 探索行为:婴幼儿喜欢触摸物体,或者在触摸物体时有明显的兴趣和好奇心,那么说明触觉刺激已经足够。反之,需要增加触觉刺激。

④ 社交互动:婴幼儿在社交互动中有积极的表现,如愿意与人亲近、喜欢被人抱抱,那么说明触觉刺激已经足够。反之,需要增加触觉刺激。

(2)触觉发展回应性照护指导

照护者可以通过以下几种方式刺激婴幼儿的触觉:

① 抚触:抚触是刺激婴幼儿触觉的最直接方式。照护者轻轻地抚摸婴幼儿的皮肤,尤其是脸颊、手、脚和肚子。

② 物体刺激:使用各种不同柔软度和质地的物品,如刷子、布料,轻轻地摩擦婴幼儿的四肢、背部,强化和增加触觉刺激的效果。

③ 环境刺激:让婴幼儿接触不同类型的环境,如让婴幼儿在棉被上来回翻滚,或者把毛毯当作披风将全身裹起来玩,让婴幼儿全身都能得到触觉刺激。

④ 自然接触:带婴幼儿接触大自然,让他摸摸泥土、石块、树干、树叶、小草、小动物的皮毛等等,区分不同的触感,提高触觉辨别能力。

⑤ 游戏:通过抓握、拍击、摇摆等游戏,可以刺激婴幼儿的触觉和运动能力的发展,如让婴幼儿抓握不同形状和材质的玩具,或者在水中玩耍,感受水的触感。

(3)触觉训练的方法

① 冷热水刺激:在安全范围内,让婴幼儿感受不同的水温带来的刺激,主要由手来感受,照护者先做

课外链接

互动游戏:
颜色分类

示范,并观察婴幼儿的表现。

② 梳头游戏:用梳子的尖端刺激婴幼儿的头皮,并顺其势梳头,也可以让婴幼儿自己来。

③ 麻布刷身游戏:用麻布以中等力度刷婴幼儿的手臂、前胸、后背、足部,可以边讲故事或唱歌,保持轻松氛围,以免婴幼儿紧张,也可用毛巾、海绵、软刷子等替代。

④ 抓痒游戏:让婴幼儿躺在床或沙发上,抓挠他的腋下、胸口,依婴幼儿的反应来控制用力的大小和刺激的强度。

⑤ 毛巾卷游戏:找一条略微粗糙的大毛巾,将婴幼儿整个卷起来,再轻轻滚动或下压,也可用双手轻轻抱紧婴幼儿身体的各部位,强化各部位的触觉感受。

⑥ 沙土游戏:将淘洗干净的细沙放在大盆里,让婴幼儿在里面玩耍,尤其要适当增加沙土与婴幼儿身体的接触面。沙土可由纸、树叶、米、豆等代替。此种游戏适合在沙滩上进行。

⑦ 垫上游戏:让婴幼儿在地毯上双手抱头,向左右两个方向滚动;让幼儿练习前滚翻和后滚翻;用带突起的柔软的小刺球在婴幼儿身上滚动或轻压。

3. 听觉发展

听觉发育状况是评估婴幼儿神经系统健康的一个重要指标。婴幼儿的听力发展是语言和认知发展的基础,通过倾听他人的声音、语调和情感表达,婴幼儿学习如何理解和响应他人的情绪,这对于建立健康的人际关系和社会行为模式至关重要。听觉发育的正常与否直接关联到婴幼儿的学习能力和教育成果,听力问题可能导致学习障碍,影响婴幼儿的学习表现。婴幼儿期的听觉评估可以帮助早期发现可能存在的听力障碍或其他相关疾病,如耳聋、中耳炎等。早期诊断和治疗可以减少对婴幼儿发展的负面影响,并提高生活质量。因此,照护者和教育工作者应当重视婴幼儿听觉能力的监测和评估,有助于及早识别婴幼儿潜在的健康问题。

(1)听觉发展的信号

① 辨别熟悉声音:部分婴幼儿可以辨别熟悉的家长声音,并可能因此停止哭闹。

② 声音定位:婴幼儿开始能够将目光转向声音来源,对音乐有注意力,并能注意到发声玩具。

③ 对声音的兴趣:对感兴趣的声音表现出兴奋,如随音乐摇摆。

④ 听觉言语发展:听觉中枢逐渐发育成熟,是听觉言语发育的关键年龄。婴幼儿开始说比较完整的句子,能理解日常对话。

⑤ 指令执行:从可以完成1个步骤的指令,逐渐发展可以完成2—3个步骤的指令。

⑥ 故事和儿歌理解:能聆听简单的故事、儿歌,并理解白天、黑夜及时间的概念。

(2)听觉发展的训练方法

① 声音寻宝游戏:在房间里隐藏一些小玩具或者物品,发出与它们相关的声音(如摇铃、音乐盒、小鼓),让婴幼儿根据听到的声音找到相应的物品;给婴幼儿不同的物品,让他们按照声音的类别(如金属声、塑料声、木质声)将它们分到不同的组里。

② 动物叫声猜猜乐:播放不同动物的叫声,让婴幼儿猜测是哪种动物发出的声音。这个游戏可以扩展到自然界的声音,如风声、雨声、水流声等。

③ 节奏拍手:播放音乐,让婴幼儿跟着节奏拍手或者用其他身体部位击打节拍。可以逐渐增加难度,引导婴幼儿模仿不同的节奏模式。

④ 声音记忆匹配:制造一些简单的声音,如揉纸、敲击桌面、吹泡泡等,让婴幼儿闭上眼睛猜是什么声音。

⑤ 唱儿歌讲故事:唱一些简单的儿歌,如《小星星》《拔萝卜》等。讲述一个故事,并在故事中加入各种声音效果,让婴幼儿根据听到的声音想象故事中的场景和情节。

这些游戏不仅有趣,而且可以帮助婴幼儿提高听觉识别和处理能力,同时也促进了他们的注意力集中和记忆力发展。

4. 嗅觉和味觉发展

(1)嗅觉和味觉发展的信号

在生命的早期阶段,婴幼儿的嗅觉和味觉就开始发展,以下是一些婴幼儿嗅觉和味觉发展的常见信号。

① 区分不同的味道：婴幼儿对甜味有天生的偏好，而对苦味则有天生的排斥反应。

② 对气味的反应：新生儿可以通过嗅觉来辨别母亲的体味，这有助于他们在众多的刺激中辨认出母亲。随着年龄的增长，婴幼儿开始能够辨别更多不同的气味。

③ 食物探索：婴幼儿通过嘴探索周围的世界，他们会尝试咬、舔和吞咽不同的物体，这是嗅觉和味觉发展的一个重要阶段。

④ 食物偏好的形成：婴幼儿会表现出对某些食物的偏好，这可能与食物的气味和味道有关。他们的食物偏好在成长过程中会逐渐形成和巩固。

⑤ 嗅觉的适应：婴幼儿的嗅觉比成人更为敏感，但随着年龄的增长，他们的嗅觉适应能力也会增强，能够更好地区分和适应不同的气味。

⑥ 味觉的辨别：婴幼儿能够辨别基本的味道，如甜、酸、咸和苦。随着年龄的增长，他们的味觉辨别能力会变得更加精细。

⑦ 对不愉快气味的回避：婴幼儿会对某些不愉快的气味表现出回避行为，这表明他们的嗅觉系统已经足够成熟，能够对潜在的有害物质做出反应。

（2）嗅觉和味觉的回应性照护指导

为了促进婴幼儿嗅觉和味觉的发展，照护者可以采取以下六种方法：

① 提供多样化的食物体验：让婴幼儿尝试不同种类的食物，包括各种蔬菜、水果、肉类和谷物。这样可以帮助他们区分不同的味道，并刺激味蕾的发展。在引入新食物时，注意观察婴幼儿是否有过敏反应，并在必要时咨询医生。

② 探索非食物物品的气味：在成人的监护下，让婴幼儿闻闻不同的物品，如花朵、水果、香料和天然材料等，以增强他们的嗅觉识别能力。

③ 游戏化学习：设置游戏活动，激发婴幼儿对气味的兴趣。

④ 描述和命名气味和味道：在婴幼儿尝试新食物或闻到新气味时，照护者描述并命名这些气味和味道，帮助婴幼儿学习语言和概念，并将它们与具体的感官体验联系起来。

⑤ 鼓励自我喂食：让婴幼儿自己尝试食物，并鼓励他们表达对不同食物的喜好和不喜欢，培养他们对食物的感知和选择能力。

⑥ 避免强迫和压力：不要强迫婴幼儿尝试他们不愿意尝试的食物，这可能会导致负面的食物体验和对新食物的抗拒。

（二）婴幼儿注意力发展的回应性照护

1. 注意力发展的信号

为了全面评估婴幼儿的注意力，最好结合定期的观察和记录，同时考虑婴幼儿的整体发展情况。照护者观察婴幼儿注意力应考虑以下几个方面。

（1）持续时间的专注力

注意婴幼儿在进行某项活动时能够保持专注的时间长度。一般而言，婴幼儿的注意力集中时间较短，但随着年龄的增长，注意力的时间会逐渐延长。

（2）选择性注意力

注意婴幼儿是否能在众多刺激中选择性地关注某一特定事物。如当房间里有多个声音时，婴幼儿能否专注于一个特定的声源。

（3）交替注意力

观察婴幼儿是否能够在不同类型的任务之间切换注意力，如从玩耍活动转换到安静的阅读时间。

（4）社会互动

在群体活动中，注意婴幼儿是否能够与他人互动，并在适当的时候分享；注意婴幼儿在日常生活中的表现，如用餐、穿衣、整理玩具等活动中的注意力水平；注意婴幼儿在面对压力或挑战时的注意力变化。

如果担心婴幼儿的注意力发展可能存在问题,应咨询儿科医生或儿童心理专家,进行更为详细的评估和必要的干预。

2. 注意力训练的方法

婴幼儿的注意力培养是一个循序渐进的过程,照护者可以采取一些策略,帮助婴幼儿改善注意力。

(1) 短时间专注

婴幼儿的注意力持续时间较短,照护者提供简短的活动,逐渐延长活动时间,以适应他们不断增长的注意力跨度。例如,准备一些日常用品的词组,由照护者念词语,看婴幼儿能否快速反应并找出对应的物品。

(2) 单一任务

在婴幼儿专注于某项活动时,应尽量避免分心的因素,如关闭电视或减少噪声,以便他们能更好地集中注意力。保持日常活动的一致性,选择吸引婴幼儿兴趣的活动,可以通过颜色、声音和动作来激发他们的注意力。例如,在传悄悄话的游戏中,照护者和婴幼儿轮流说一句话,然后让婴幼儿重复这句话,看看他能记住多少。

课外链接

培养婴幼儿自理能力的游戏

(3) 亲子互动游戏

与婴幼儿进行互动游戏,增强他们的参与感。在活动之间安排短暂的休息时间,可以帮助婴幼儿恢复注意力,避免疲劳导致的注意力下降。例如,照护者可引导婴幼儿听一段故事,然后回答与内容相关的问题,这要求婴幼儿在听的过程中集中注意力。

(4) 适应个体差异:每个婴幼儿的注意力发展速度不同,照护者应根据个别婴幼儿的特点和需要来调整活动和指导方法。

(三) 婴幼儿思维和想象发展的回应性照护

1. 思维和想象能力发展信号

照护者观察婴幼儿思维和想象的发展,可以关注以下五个方面:

(1) 语言能力

观察婴幼儿是否能够使用词汇来描述他们的想法和想象,以及他们是否能够理解他人的言语。

(2) 解决问题的能力

注意婴幼儿能否想办法解决问题,或找到替代方案。

(3) 想象力的展现

通过婴幼儿的游戏和创作活动(如绘画、故事创作)来观察是否出现能够反映婴幼儿模仿成人社会生活情节的想象活动,如装扮成大夫给"病人"看病或装扮成"妈妈"给"婴儿"穿衣服。

(4) 社交互动

观察婴幼儿在与同伴交往中的表现,他们是否能够理解他人的视角,是否能够在游戏中扮演不同的角色。

(5) 注意力和集中力

注意婴幼儿在特定任务上的专注程度,以及他们是否能够长时间保持注意力。

通过以上方面的观察,可以对婴幼儿的思维和想象发展水平有一个大致的了解,从而为他们提供适当的指导和支持。

2. 思维和想象发展的回应照护指导

(1) 提供丰富的环境刺激

给婴幼儿创造一个丰富多彩、安全的环境,让他们接触各种各样的物体和材料,如不同颜色、形状和质地的玩具、书籍和自然素材等,刺激婴幼儿的感官,激发好奇心和探索欲。

(2) 角色扮演游戏

引导婴幼儿参与角色扮演,如过家家、小医生看病、超市购物等。角色扮演能够帮助婴幼儿理解不同的社会角色,发挥想象力,发展同理心,并且锻炼语言和社交技巧。

（3）讲述和阅读故事

定期给婴幼儿讲述故事或一起阅读图画书,故事中的情节和角色能够激发想象力,促进语言能力的发展。

（4）提问和讨论

与婴幼儿进行互动式对话,通过提问来鼓励他们思考。如"为什么?""怎样做?"等问题,引导他们思考问题的原因和解决方案。在婴幼儿遇到困难时,鼓励他们自己思考并尝试解决问题。这种过程能够锻炼婴幼儿的逻辑思维和解决问题的能力。

（5）培养艺术素养

提供绘画、手工制作等艺术创作活动,让婴幼儿通过创作表达自己的想法和情感。艺术活动有助于发展审美能力和创造力,通过音乐和舞蹈活动,让婴幼儿体验不同的节奏、旋律和动作。

课外链接

过家家游戏

问题探索 3　婴幼儿认知发展回应中的常见问题

20月龄的小宝在爷爷陪伴下玩耍,他兴奋地展示一个水果玩具模型给爷爷看。爷爷看到小宝这么高兴,便想借此机会教小宝一些新知识。他微笑着问小宝:"小宝,这是什么水果呀? 你能告诉爷爷这是什么颜色吗?"然而,面对爷爷的提问,小宝却突然变得面无表情,他低头不语,似乎对这个问题感到有些困惑,最终回答错误。爷爷纠正后继续提问,但小宝似乎对此失去了兴趣,转头不再理睬爷爷。

❓ **问题：**

1. 小宝在玩耍时为何不直接回答爷爷的问题?

2. 爷爷在引导小宝识别水果颜色和种类时,应如何调整方式以促进小宝的认知发展?

3. 在这个案例中,小宝对爷爷的不理睬行为是否暗示了某种情绪或认知上的困扰? 照护者应如何应对?

学习支持

婴幼儿认知发展回应中常见问题
- 视觉发展异常
- 听觉发展异常
- 触觉发展异常
- 嗅觉失灵
- 注意力发展异常
- 感觉统合失调
- 反应迟钝

一、视觉发展异常

婴幼儿视觉发育异常会表现出一系列行为和表现,以下是一些常见的视觉发育问题及其可能的迹象:

1. 对光的反应

正常的婴幼儿会对强光做出眨眼或头部转动的反应,如婴幼儿对光线对光反应迟钝或不均匀、经常揉眼睛,可能表明视力问题。

2. 注视及追踪物体能力下降

正常情况下，婴幼儿会在与人互动时注视对方的脸，如果避免眼神接触，无法或者很少追踪周围的物体，这提示视觉异常。

3. 双眼协调和手眼协调

婴幼儿通常会用双眼同时看同一个物体，如婴幼儿的眼睛总是向内或向外偏离中心线，有可能是斜视，需要进一步医疗评估。随着年龄的增长，婴幼儿展示出用手抓取物体的能力，如这种协调性发展迟缓或不存在，可能暗示视觉处理问题。

4. 用眼方式改变

婴幼儿因为视觉不适而展现出烦躁、哭闹或睡眠模式改变的行为，发现婴幼儿倾向于只用一只眼睛看东西，可能表明另一只眼睛视力有问题。

5. 家族史

家族中有视力问题，如先天性白内障、青光眼或其他遗传性眼病，婴幼儿出现视觉问题的风险会增加。

如果观察到上述任何迹象，应尽快联系儿科医生或眼科专家对婴幼儿进行全面的视觉评估。早期发现和治疗视觉问题对于预防长期的视觉障碍和促进婴幼儿的健康发展至关重要。在某些情况下，需要进行特殊的视力测试，如屈光状态检查、视力筛查或更详细的眼科检查，以确诊具体的问题。

二、听觉发展异常

婴幼儿听觉异常会表现为一系列症状和行为，照护者需要仔细观察婴幼儿对声音的反应。

1. 对声音的反应

对突然的声音有无反应，比如转头或者眨眼等；能否关注声音的来源，比如转头或者寻找声音的方向；当周围人谈话或环境中有明显噪声时，婴幼儿有无反应。

2. 语言发展迟缓

由于听觉问题，婴幼儿可能难以分辨不同的声音，导致发音不准确；听力受损的婴幼儿可能在学习说话和理解语言方面比同龄孩子慢。

3. 耳朵感染频繁

反复的耳部感染可能导致暂时或长期的听力下降。

4. 注意力集中困难

由于听不清楚，婴幼儿在集中注意力跟随指令或参与对话时遇到困难。随着年龄的增长，在阅读、写作和数学等学科上遇到困难，尤其是那些需要良好听力理解的科目。

5. 社交交往困难

听力问题会影响婴幼儿与同伴的互动，经常要求别人重复说过的话或指令，会导致社交技能发展滞后。由于沟通障碍，婴幼儿还会表现出挫败感、焦虑或行为问题。

6. 音调或音量控制不当

婴幼儿在看电视或使用其他电子设备时，总是将音量调得很高，说话时音调过高或者音量过大，提示听力受损。

一旦发现婴幼儿听觉发育有异常，尽早诊断和治疗是非常重要的，因为听力问题如果不及时解决，会影响语言和认知发展。照护者的支持和教育对于应对听力问题至关重要。照护者可以参加相关的培训课程，学习如何与听力受损的婴幼儿交流和提供必要的支持。

三、触觉发展异常

婴幼儿触觉发展异常表现为以下六种情况：

1. 对触觉刺激的反应过度敏感或不敏感

表现为对轻触、拥抱或衣物摩擦等触觉刺激表现出不适或回避，或者相反，对明显的触觉刺激缺乏反应。

2. 饮食问题

对某些食物的质地或温度表现出厌恶,导致挑食或吞咽困难。

3. 睡眠障碍

由于触觉的不适,难以适应床上用品的质地或温度,从而影响睡眠质量。

4. 社交互动困难

婴幼儿在遇到不适触觉刺激时出现哭闹、焦虑或烦躁的情绪,在与他人进行身体接触时表现出抗拒,影响与同龄人和家庭成员的互动。

5. 运动协调问题

触觉是运动技能发展的一部分,触觉发展不良会影响婴幼儿的运动技能,如抓握、写字等。

6. 学习困难

触觉信息对于认知功能很重要,触觉发展不良会影响婴幼儿的学习能力和集中注意力。

如观察到婴幼儿有上述表现,建议咨询专业的儿科医生或儿童治疗师进行评估和干预。早期识别和适当的治疗可以帮助改善触觉处理问题,促进婴幼儿的整体发展。

四、嗅觉失灵

婴幼儿嗅觉失灵可能表现为以下五种情况:

1. 食欲减退

嗅觉对于味觉和食欲有很大影响。嗅觉失灵时,婴幼儿对食物不感兴趣,食欲下降。

2. 对气味不敏感

婴幼儿对通常会引起反应的气味,如花香、食物味无明显反应。

3. 吃错或吃坏东西

由于无法正确辨别食物的气味,会误食不新鲜或有害的食物。

4. 呼吸困难

嗅觉失灵有时伴随呼吸道问题,会导致呼吸时不适或呼吸困难。

5. 行为改变

由于嗅觉失灵,婴幼儿会表现出不同寻常的行为模式,如过度吮吸手指或玩具,或者在不寻常的物体上寻找安慰。嗅觉与情绪密切相关,嗅觉失灵会导致婴幼儿出现焦虑、烦躁或沮丧等情绪问题。

如照护者观察到婴幼儿有上述表现,应及时咨询儿科医生以进行评估和治疗。嗅觉失灵可由多种原因引起,包括上呼吸道感染、鼻塞、头部外伤、神经系统疾病等,因此需要专业医疗人员的诊断和指导。

五、注意力发展异常

婴幼儿注意力发展异常会对他们的多方面发展产生负面影响,包括认知、学习、社交和情感等方面。

1. 学习障碍

注意力是学习的重要基础,婴幼儿若注意力不集中,会影响新知识的吸收和理解,导致学习进度滞后,难以跟上同龄人的学习步伐。

2. 社交能力

注意力不集中的婴幼儿难以在社交场合中保持适当的互动,忽视他人的言行或无法理解社交规则,会影响友谊和社交关系的建立。

3. 行为问题

注意力缺陷可能伴随行为问题,如多动症或其他行为障碍。这些行为问题可能会影响婴幼儿在家庭、学校和社会环境中的适应。

4. 自我控制

注意力是自我控制的重要组成部分,缺乏注意力的婴幼儿在自控力方面表现较差,在婴幼儿需要等

课外链接

什么是
多动症?

待或遵守规则时表现出困难。

5. 自信心和自尊

注意力不集中的婴幼儿在学习和社交活动中遇到的挑战,难以集中精力寻找解决问题的方法,表现出冲动或逃避行为,感到挫败和自我怀疑,影响自信心和自尊心的建立。

对于注意力不足的婴幼儿,照护者可以给婴幼儿提供简短且清晰的指令,一次只做一件事,逐步增加指令的复杂度,通过简单的专注练习,如注视玩具、追踪移动的物体,或者玩需要集中注意力的拼图游戏来锻炼婴幼儿的注意力。

六、感觉统合失调

婴幼儿感觉统合失调是指婴幼儿在接收、处理和响应外界感觉信息(如触觉、视觉、听觉、前庭感觉等)时出现困难。这种状况会影响婴幼儿的日常生活和学习能力。感觉统合失调并不是一种独立的疾病,而是神经发育障碍的一部分,有时与其他发展性障碍(如孤独症、注意力缺陷多动障碍等)共存。感觉统合失调的症状包括以下四个方面。

1. 对触觉刺激过度敏感或不敏感

例如,对某些衣物材质感到不适,或是对疼痛反应迟钝。

2. 异常反应

对声音、光线、味道或气味表现为害怕或过度着迷。

3. 运动协调困难

在行走、跑步、跳跃等大运动技能或是在抓握、画画、写字等精细运动技能上表现出困难,缺乏控制平衡的能力,难以判断物体的大小、形状和位置等。

4. 整合困难

难以理解和处理来自身体内部的感觉信息,如饥饿、口渴、疲劳等。感觉统合失调的治疗需要耐心和持续的努力,专业治疗师可以通过特定的活动帮助婴幼儿改善感觉处理能力。这些活动包括触觉探索游戏、平衡和协调练习,以及精细动作训练。照护者在日常生活中提供稳定、一致和预测性的环境,可以帮助婴幼儿感到安全和有序。也可以通过日常互动和游戏活动,提供适当的感觉刺激,帮助婴幼儿学习如何处理感觉信息。婴幼儿的感觉统合失调会随着成长而改善,定期进行评估可以监测进展并调整治疗计划。

七、反应迟钝

婴幼儿反应迟钝是由多种因素引起的,包括生理、心理和环境因素。

1. 生理因素

(1)营养不良

婴幼儿缺乏必要的营养素,如铁、锌、维生素等,会影响他们的大脑发育和反应能力。

(2)睡眠不足

婴幼儿需要充足的睡眠来支持大脑发展。睡眠不足可能导致注意力不集中和反应迟缓。

(3)疾病

某些疾病,如感染、代谢紊乱或神经系统问题,会影响婴幼儿的认知和反应能力。

2. 心理因素

(1)发展迟缓

婴幼儿在某些发展领域(如语言、运动或社交)的进展比同龄儿慢,导致整体反应迟钝。

(2)情绪问题

情绪问题或压力过大也可能影响婴幼儿的行为反应。

3. 环境因素

(1)缺乏刺激

婴幼儿处于一个缺乏刺激的环境中,会不同程度影响认知和感官发展。

（2）过度保护

过度保护限制了婴幼儿探索和学习的机会,影响认知和反应能力。

对于疑似反应迟钝的婴幼儿,照护者应首先观察婴幼儿是否存在其他症状,并考虑咨询儿科医生进行全面的评估。医生会建议进行身体检查、实验室检测和发展评估,以确定潜在的原因并制定相应的干预措施。

课证融合

1＋X 幼儿照护职业技能考核案例

认知活动设计与实施

【题目】 西西在一所早教中心上班,今年晋升为主班。他所在的草莓班的年龄均是 19—24 月龄的幼儿。

【任务】 请根据幼儿认知特点,为幼儿设计认知活动并实施活动。

视频

认知活动
设计与实施

一、活动设计意图

根据《托育机构保育指导大纲》的要求,针对 19—24 月龄的幼儿,设计了一项以"圆"为主题的认知活动。通过看、摸、找、玩等多种方式,引导幼儿认识圆形,并理解其特点,旨在丰富幼儿的认知经验,提升他们的观察力、想象力和审美能力。

二、活动设计

1. 活动名称

《圆圆奇妙世界》。

2. 活动目标

① 认知目标:认识圆形,理解圆形的特点。

② 能力目标:能找出生活中像圆形的物体,提高归纳分类的能力。

③ 情感目标:激发幼儿对圆形的好奇心和探索欲,体验探索和发现的乐趣。

3. 活动重难点

① 重点:认识圆形,理解其特点。

② 难点:能在生活中找出类似的物体。

4. 活动准备

① 物品准备:海洋球、呼啦圈、绘本、瓶盖、卡纸圆片等圆形物品。

② 环境准备:确保活动场地干净整洁、安全无隐患,适合幼儿活动。

三、活动过程

1. 导入活动

通过播放轻松愉快的音乐,带领幼儿进行简单的热身活动,如拍手、跺脚等,以调动幼儿的积极性。

2. 游戏活动

① 看圆:展示不同大小和颜色的圆形物品,引导幼儿观察并说出它们的共同点——都是圆形的。

② 摸圆:让幼儿逐一触摸圆形物品,感受其光滑的轮廓,加深对圆形的感知。

③ 找圆:在教室中放置各种形状的物品,引导幼儿找出像圆形的物品,并说出它们的名称。

④ 玩圆:组织幼儿进行"大圆小圆"游戏,让幼儿在玩耍中加深对圆形的理解。

● 照护者说"大圆",幼儿则散开成大圆;

● 照护者说"小圆",幼儿则聚拢成小圆。

⑤ 放松:播放舒缓的音乐,引导幼儿进行简单的放松活动,如深呼吸、闭眼休息等。

四、活动延伸

① 家长与幼儿一起在家中寻找像圆形的物品,并进行简单的分类游戏,如将圆形的物品放在一起,其他形状的物品放在另一边。

② 引导家长与幼儿一起制作圆形的艺术品,如剪纸、画画等,以培养幼儿的创造力和审美能力。

五、活动评析

① 本次活动设计符合幼儿的身心发展规律,通过看、摸、找、玩等多种方式,引导幼儿全面认识圆形,提高了他们的观察力、想象力和审美能力。

② 活动过程中,幼儿积极参与,情绪高涨,表现出浓厚的好奇心和探索欲。教师能够及时关注幼儿的反应,给予适当的引导和支持,确保活动顺利进行。

③ 活动延伸部分的设计,不仅巩固了幼儿在活动中所学到的知识,还进一步促进了亲子互动,提高了家长的参与度和满意度。

课外链接

考点练习

考点练习

一、单选题

1. 幼儿正在听老师讲故事,这时候教室外电闪雷鸣、狂风大作,幼儿不由自主地探头去看、去听。这种注意形式是(　　)。

　A. 选择性注意

　B. 有意注意

　C. 有意后注意

　D. 无意注意

2. 我们看到苹果的形状和颜色,嗅到它的气味,摸到苹果表面很光滑,尝到它的味道,在意识中形成这个苹果的整体形象。这种现象属于(　　)。

　A. 感觉　　　　　　　　　　　　　　　B. 知觉

　C. 表象　　　　　　　　　　　　　　　D. 概念

3. 记忆包括三个基本环节,下列不属于记忆基本环节的是(　　)。

　A. 识记　　　　　　　　　　　　　　　B. 创造

　C. 保持　　　　　　　　　　　　　　　D. 再认和回忆

4. 关于幼儿空间知觉的发展,下列说法错误的是(　　)。

　A. 3 岁可以辨别上下方位

　B. 4 岁开始辨别前后方位

　C. 5 岁可以准确辨别左右

　D. 孩子一出生,就具备听觉定位能力

5. 婴幼儿出生时,最发达的感觉是(　　)。

　A. 触觉　　　　　　　　　　　　　　　B. 听觉

　C. 味觉　　　　　　　　　　　　　　　D. 视觉

赛项引领

视频

婴儿抚触

婴幼儿保教技能岗位大练兵——婴儿抚触

抚触是指照护者用双手对婴儿的皮肤进行有次序的、有手法技巧的科学抚摸,让大量温和的刺激通过皮肤感受器传到中枢神经系统,以产生积极的生理效应。抚触的好处有:能促进婴儿神经系统的发育,促进血液循环增强机体免疫力,增加胃肠蠕动,促进消化,减少便秘;平复婴幼儿烦躁的情绪,促进睡眠,促进亲子感情的建立。

一、抚触前准备

1. 环境准备

选择安静、清洁的房间,调节室温为 26—28℃,播放轻柔的音乐。

2. 用物准备

准备好婴儿用物,浴巾、换洗衣裤、尿布、润肤。

3. 照护者准备

操作者摘下手表、戒指等,洗净并温暖双手,涂以婴儿润肤油。

4. 婴儿准备

选择合适的体位,确保婴儿舒适。将新生儿平放于铺有消毒浴巾的抚触台上,脱去衣服和尿布。播放一些柔和的音乐(音量不宜大)帮助抚触者和婴儿放松。

二、抚触步骤(表8-3)

表8-3　婴儿抚触操作步骤

部位	步骤说明	注意事项
头部	1. 两手拇指指腹由眉心沿眉弓上缘向外滑动,止于太阳穴,依次向上做至发际 2. 两手拇指指腹由下颌中央向外上方滑动,止于耳前,划出一个微笑状 3. 四指并拢,用指腹从前额中央发际插入,向上、向后经枕骨粗隆至耳后,以中指轻轻按压后止于两侧耳垂	1. 每个动作重复3～5遍 2. 动作应轻柔,避免粗暴
胸部	食指、中指并拢,用两指腹或手掌外缘(小臂)由类肋缘下端中线部位经胸向对侧肩部中点滑动,两手交替进行	避免接触乳头。动作轻柔,注意婴儿的反应
手部	1. 捏挤扭转:将婴儿双手下垂,用一只手捏住其胳膊,从上臂到手腕部轻轻挤捏,然后用手指按摩手腕。同样方法按摩另一只手反复进行数次 2. 搓滚臂部:双手夹住小手臂,上下搓滚,并轻拈婴儿的手腕和小手 3. 在确保手部不受伤害的前提下,用拇指从手掌心按摩至手指	确保手部不受伤害。动作轻柔,避免手部受伤
腹部	腹部按摩的动作可加强婴儿排泄功能,有助排气缓解便秘。照护者双手指腹分别从右下腹—右上腹—左上腹—左下腹,顺时针方向触摸脐部周围	顺时针方向按摩。动作轻柔,避免压迫婴儿腹部
腿部	1. 捏挤扭转:按摩婴儿的大腿、膝部、小腿,从大腿至踝部轻轻挤捏。然后按摩脚踝及足部,反复进行数次 2. 搓滚腿部:双手夹住小腿,上下搓滚,并轻拈婴儿的脚踝和脚掌 3. 在确保脚踝不受伤害的前提下,用拇指从脚侧后跟按摩至脚趾	1. 确保脚踝不受伤害 2. 动作轻柔,避免腿部受伤
背部	舒缓背部肌肉。双手平放背部从颈部向下按摩,然后用指尖轻轻按摩脊柱两边的肌肉,再次从颈部向底部迂回运动	1. 动作轻柔,避免压迫脊柱 2. 注意婴儿的反应,确保舒适
注意事项	1. 确保在温暖、舒适和安静的环境中进行 2. 抚触前确保双手温暖并涂抹适合婴儿的润肤油 3. 留意婴儿的反应,如果婴儿表现出不适或烦躁,应停止抚触 4. 整套动作约在15—20分钟内结束	

三、抚触注意事项

① 注意室内温度和通风换气,避免室内空气污染。

② 注意室内照明,避免刺激性光源。

③ 防止噪声,避免影响婴儿的注意力。

④ 婴儿出牙时,记住面部抚触和亲吻可使婴儿脸颊肌肉放松。

⑤ 抚触不是一种机械运动,它应由照护者和婴儿协调完成。

婴幼儿保教技能岗位大练兵——手指操

婴幼儿手指操是一系列旨在促进手部精细动作发展的活动,这些活动对于婴幼儿的认知、协调和语言能力的发展都非常重要。做手指操可以增强记忆力、注意力、提高统合能力、增强节奏感,韵律感、增强想象力、创造力、形象思维和抽象思维能力;经常活动手指关节,可促进血液循环,提高关节灵活度,提高精细动作能力。

一、操作准备

1. 环境准备

可以在室内,也可以在室外进行。

2. 用物准备

根据手指操内容选音乐、儿歌,准备相应的道具。

3. 照护者准备

操作者摘下手表、戒指等,洗净并温暖双手。

4. 婴幼儿准备

婴幼儿情绪好、精神佳,能够配合完成手指操。

二、手指操

1.《手指变变变》

一个手指变呀变,变成毛毛虫爬呀爬;

两个手指变呀变,变成小兔跳呀跳;

三个手指变呀变,变成小猫喵喵喵;

四个手指变呀变,变成螃蟹爬呀爬;

五个手指变呀变,变成小鸟飞呀飞。

2.《一二三四五》

一根手指点点点;

两根手指敲敲敲;

三根手指捏捏捏;

四根手指挠挠挠;

五根手指拍拍拍;

一二三四五,五个兄弟爬上山;

叽里咕噜滚下来。

3.《手指变一变》

轱辘轱辘一;

轱辘轱辘二;

轱辘轱辘三;

轱辘轱辘四;

上上下下;

前前后后;

手指变一变。

三、注意事项

① 在婴幼儿手指发展的不同阶段,提供不同的手指游戏让婴幼儿进行练习,可以发展良好的感知觉和动作行为。

② 婴幼儿的手指操练习要与感知活动、语言活动等有机结合,使单调的训练变成有趣的游戏。

③ 婴幼儿的手指操内容要和实际生活相联系。照护者可以将婴幼儿日常生活中一些常见活动设计成可以接受的手指活动,使婴幼儿对活动更感兴趣。

④ 婴幼儿手指操可以和模仿操整合起来,促使婴幼儿动作得到全面发展。

视频
手指操 1

视频
手指操 2

任务九　婴幼儿情绪与社会性发展的回应性照护

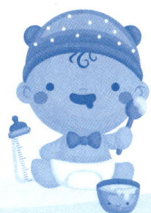

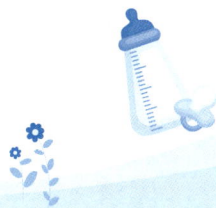

果果 32 月龄了,她非常喜欢上早教机构,老师对她也很好,但是最近老师反映:"果果什么都好,就是不能说她,刚说一句,还没批评呢,她就立刻哇哇大哭! 自尊心这么强,以后怎么办呢?"

乐乐现在 36 月龄,喜欢玩情景游戏、踢球、跑步,跟爸爸妈妈比赛,看谁更快,想当第一,喜欢"赢",但是如果输了,她会很委屈,请问这种情况正常吗? 应如何回应?

欢欢 30 月龄了,遇到挫折时特别容易发脾气,比如在搭城堡的时候,有一块积木总是搭不好,妈妈在一旁提醒她,但是欢欢每次都特别生气,妈妈认为遇到挫折很正常,找到方法就可以了,人生不可能总是一帆风顺的!

问题:

1. 案例中果果的自尊心很强,稍微受到一点"批评"就大哭,这反映了婴幼儿时期怎样的情绪与社会性特点?

2. 婴幼儿的照护人应如何引导婴幼儿正确看待输赢,培养其挫折承受力?

3. 案例中欢欢在搭城堡时遇到挫折容易发脾气,这说明了婴幼儿在情绪调节上的什么特点? 照护人应如何帮助婴幼儿学习有效的情绪调节策略,如深呼吸、暂停等?

4. 0—36 月龄婴幼儿情绪与社会性发展中的常见问题与回应措施有哪些? 学完本任务,请将内容填写在表 9‑1 中。

表 9‑1　婴幼儿情绪与社会性发展的常见问题及回应措施

月龄	婴幼儿表现	婴幼儿需求信号	回应措施

岗位学习

学习导图

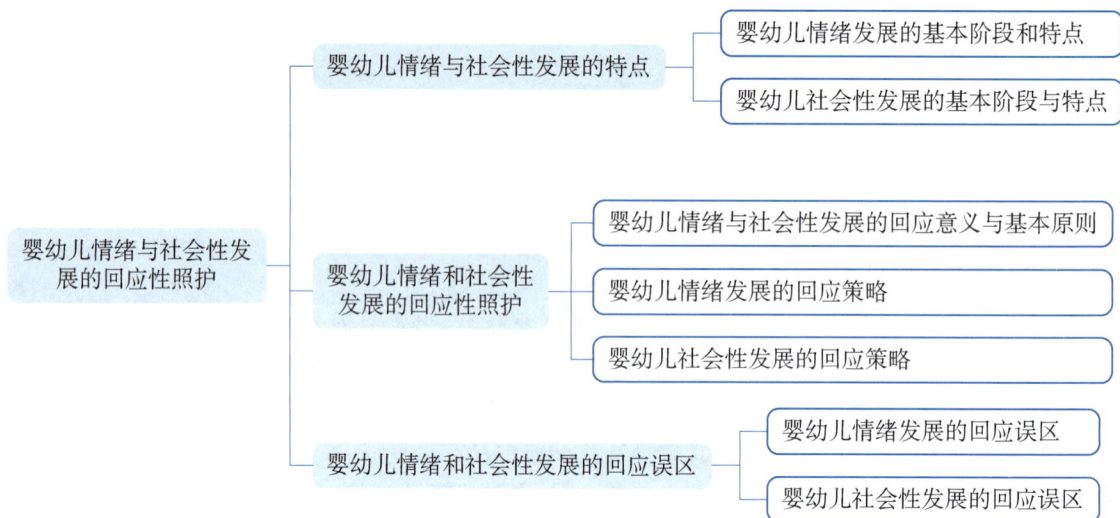

婴幼儿情绪与社会性发展的特点
- 婴幼儿情绪发展的基本阶段和特点
- 婴幼儿社会性发展的基本阶段与特点

婴幼儿情绪与社会性发展的回应性照护

婴幼儿情绪和社会性发展的回应性照护
- 婴幼儿情绪与社会性发展的回应意义与基本原则
- 婴幼儿情绪发展的回应策略
- 婴幼儿社会性发展的回应策略

婴幼儿情绪和社会性发展的回应误区
- 婴幼儿情绪发展的回应误区
- 婴幼儿社会性发展的回应误区

学习目标

▶**知识目标**

1. 掌握婴幼儿情绪和社会性发展的特点。
2. 掌握婴幼儿情绪和社会性发展的具体内容。
3. 明确婴幼儿情绪和社会性发展回应照护要点。

▶**能力目标**

1. 熟练掌握回应婴幼儿消极情绪的方法。
2. 掌握回应婴幼儿亲社会行为、同伴交往的方法。

▶**素养目标**

1. 坚定规范从教的职业操守。
2. 树立健康的从业心态。

思政融合

用心回应 亲近社会

　　从小培养婴幼儿的亲社会行为,对其未来成长和社会价值至关重要。亲社会行为,如分享、合作、尊重他人等,有助于婴幼儿建立良好的人际关系,形成积极的自我认知。这些行为不仅促进婴幼儿的情感与社交技能发展,还为其未来成为有责任感、有爱心的社会成员奠定基础。在多元化社会中,亲社会行为能增进理解与包容,构建和谐社会。因此,早期培养婴幼儿的亲社会行为,是投资于其个人成长与社会和谐发展的重要举措。

课程内容

问题探索 1　**婴幼儿情绪与社会性发展的特点**

宝宝经常哭闹,玩玩具哭、吃饭哭、被小朋友打哭,别人说小朋友是天使,怎么我家的小宝宝总是哭呢?我们应该如何引导他们不哭呢?

❓ 问题:

1. 作为照护者,应如何回应婴幼儿哭闹这一现象呢?
2. 6月龄的婴幼儿总是离不开妈妈的怀抱,这该怎么办?
3. 婴幼儿总是会打同伴,应该怎么引导呢?
4. 婴幼儿性格太内向,不喜欢跟其他小朋友玩应该怎么办?

学习支持

```
                                         ┌─ 婴幼儿情绪发展的特点
                  ┌─ 婴幼儿情绪发展的基本阶段和特点 ─┼─ 婴幼儿情绪发展基本阶段
                  │                      └─ 婴幼儿的气质类型及发展
婴幼儿情绪与社会性发 ─┤
展的特点            │                      ┌─ 婴幼儿亲子关系的发展
                  │                      ├─ 婴幼儿同伴关系的发展
                  └─ 婴幼儿社会性发展的基本阶段与特点 ─┼─ 婴幼儿自我意识的发展
                                         └─ 婴幼儿社会性行为的发展
```

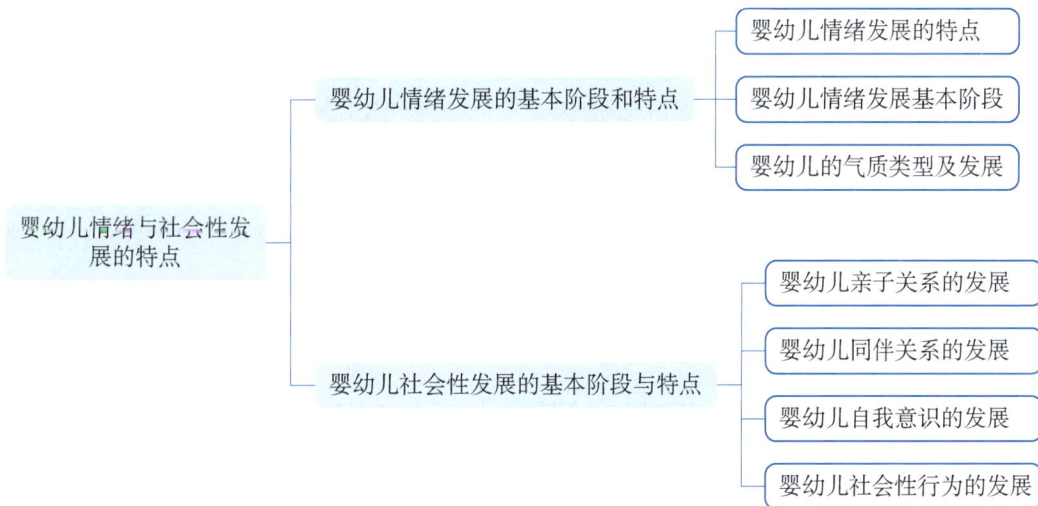

一、婴幼儿情绪发展的基本阶段和特点

婴幼儿情绪发展是指个体从出生到幼儿期,情绪体验、情绪表达和情绪调节能力逐渐成熟和复杂化的过程。情感则是人根据其社会性需求是否得到满足所产生的不同态度体验,为人类所有,具有稳定性和深刻性。情绪是情感的外在表现,而情感是情绪的本质内容。

(一)婴幼儿情绪发展的特点

1. 情绪的易冲动性

婴幼儿常处于激动状态,不能自制,年龄越小,这种冲动越明显,随着年龄的增长,她们逐渐学会接受成人的语言指导,调整自己的情绪。

2. 情绪的不稳定性

婴幼儿的情绪不稳定,容易变化,表现为两种对立的情绪在短时间内相互转换,如笑着笑着哭了,哭着哭着笑了。随着年龄增长,情绪的稳定性逐渐加强,易受照护者和环境的影响,因此,情绪稳定的照护者对婴幼儿的成长至关重要。

3. 情绪的外露性

婴幼儿期孩子的情绪完全表露在外面,不会隐藏自己的情绪,用大笑表达自己的喜悦,用哭表达自己的难过,随着年龄的增长,才会出现一定的控制力。

(二)婴幼儿情绪发展基本阶段

婴幼儿情绪发展是一个逐渐成熟和复杂化的过程,从原始的情绪反应开始,经历情绪的泛化阶段和分化阶段,最终形成多样化的情绪表达。同时,婴幼儿的气质类型在出生时就有所体现,对情绪发展有着重要影响。了解婴幼儿的情绪发展特点和气质类型,有助于父母和照护者更好地理解和满足婴幼儿的需求,促进他们的健康成长。

1. 原始的情绪反应

情绪是与生俱来的,新生儿或哭或安静或四肢抖动等行为,都可以称为原始的情绪反应。原始情绪反应主要与生理需要是否得到满足相关。身体内部或外部的不舒适的刺激,如饥饿或尿布潮湿等刺激,会引起婴幼儿哭闹等不愉快情绪。当直接引起情绪反应的刺激消失后,这种情绪反应也就停止了,代之以新的情绪反应。例如,换上干净尿布之后,婴幼儿立即停止哭声,情绪也变得愉快。原始情绪反应是婴幼儿与生俱来的,是本能的反应。

婴幼儿的情绪主要可以分为积极情绪(如高兴)和消极情绪(如痛苦、恐惧、愤怒)。基本情绪在个体生活中的显现有一定时间顺序,这一顺序不但服从于婴幼儿的生理成熟和适应的需要,而且它们的发生既有一般的规律性,又有个体差异。婴幼儿基本情绪发生的具体时间可参考表9-2所示。

表9-2　婴幼儿基本情绪发生时间表

情绪类别	最早出现时间	最早出现的诱因	经常出现时间	经常出现的诱因
痛苦	出生1—2天	机体生理刺激	出生1—2天	机体生理刺激
厌恶	出生1—2天	不良气味刺激	出生1—2天	不良气味刺激
微笑	出生1—2天	睡眠中机体节律反应或被触及面颊	5周—4月龄	与照护者产生积极的互动
兴趣	出生4—7天	适宜光、声性刺激	3—5周	适宜光、声刺激或运动物体
高兴	3—6周	高频语声和人的面孔刺激	2.5—3月龄	人的面孔刺激或者面对面玩耍
愤怒	4—8周	持续性刺激	4—6月龄	持续痛刺激以及身体活动持续受限制
悲伤	8—12周	持续性刺激	5—7月龄	与熟人分离
恐惧	3—4月龄	直接的声音或感觉刺激	7—9月龄	陌生人或新异物体
惊奇	6—9月龄	新异刺激突然出现	12—15月龄	新异刺激突然出现
害羞	8—9月龄	熟悉环境中陌生人接近	12—15月龄	熟悉环境中陌生人接近

2. 情绪的泛化阶段(0—1岁)

在生命的早期,婴幼儿的情绪反应较为笼统,主要由生理需求引起。例如,新生儿会表现出痛苦、厌恶、快乐等基本情绪。随着成长,大约4月龄时,婴儿开始出现更复杂的情绪,如社会性微笑等。到了4—6月龄,社会性需求引起的悲伤、愤怒、恐惧等情绪也开始出现。

3. 情绪的分化阶段(1—5岁)

随着婴幼儿年龄的增长,情绪开始逐渐分化,变得更加多样化和复杂化。3岁左右,幼儿开始产生同情、尊重、爱等多种高级情感。

(三)婴幼儿的气质类型及发展

气质即平时所说的"性情""脾气",是个体心理活动的较稳定的动力特征,气质使人的全部心理活动都带有一种个人的、独特的特点,并在日常生活中表现出来。理论上一般把气质分为胆汁质、多血质、黏液质和抑郁质四种类型。

1. 胆汁质

胆汁质表现为精力旺盛、脾气急躁、性格外向、情绪易激动、控制力较差,情绪外漏。如在搭七巧板的婴幼儿,如果没有搭成功,他会发火推倒玩具。

2. 多血质

多血质表现为活泼好动、反应敏捷、喜欢与人交往、善于适应环境变化,情绪表现明显,但容易改变。

3. 黏液质

黏液质表现为安静稳定、反应缓慢、沉默寡言、注意稳定且不容易转移。

4. 抑郁质

抑郁质表现为行为孤僻、反应迟缓,善于觉察别人不易觉察的细节,情绪反应深刻、持久,不善于表现,具有内倾性。

二、婴幼儿社会性发展的基本阶段与特点

社会性是作为社会成员的个体为适应社会生活所表现出的心理和行为特征,社会性发展是指婴幼儿从一个自然人,逐渐掌握社会的道德行为规范与社会行为技能,成为一个社会人,逐步进入社会的过程。对婴幼儿来说,社会性发展的内容主要包括亲子关系、同伴关系的建立,社会行为的发展,自我意识的形成与发展等。

(一) 婴幼儿亲子关系的发展

早期亲子关系是以后婴幼儿同他人建立关系的基础,会直接影响婴幼儿个性品质的形成。在亲子关系领域广为熟知的理论是父母教养关系理论以及依恋关系理论。

1. 父母教养关系理论

这个理论主要探讨了父母在抚养和教育孩子过程中所采用的不同方式,以及这些方式对孩子心理发展和社会适应的影响。根据这个理论,父母的教养方式可以分为民主型、专制型和放任型三种主要类型。

(1) 民主型

民主型指照护者对婴幼儿是慈祥的、诚恳的,善于与婴幼儿交流,支持婴幼儿的正当要求,尊重婴幼儿的需求,支持婴幼儿的兴趣;同时对婴幼儿有一定的控制,对婴幼儿提出明确而合理的要求,在生活中注意引导婴幼儿的自主性和独立性,与婴幼儿关系融洽,听取婴幼儿的意愿,婴幼儿具有较好的独立性、主动性、自信心强、具有探索性和自我控制能力。

(2) 专制型

专制型指照护者给婴幼儿的温暖、慈祥、关怀较少,对婴幼儿过多地干预和制止,经常态度粗暴、专制,替婴幼儿做决定,不尊重婴幼儿的意愿,不支持婴幼儿的兴趣爱好。这类家庭培养的婴幼儿容易出现极端现象,一种是非常顺从照护者的意愿,缺乏生气和主动性,情绪不安,甚至带有神经质,喜欢独来独往,不在别人面前表达自己的想法;另一种是变得自我中心和胆大妄为,在照护者面前和背后言行不一致。

(3) 放任型

放任型一种是指照护者过于宠溺婴幼儿,满足婴幼儿的一切要求,以婴幼儿为中心;另一种是消极的、不关心、不信任、与婴幼儿缺乏交流,忽视婴幼儿的要求;这类家庭培养的婴幼儿,主要有好吃懒做、生活不能自理、缺乏主动性、自私自利、没有礼貌、以自我为中心、害怕困难等不好的行为习惯和品质。

这三种亲子关系类型对婴幼儿的成长有着深远的影响。民主型亲子关系被认为是最理想的,能够促进婴幼儿个性的良好发展;而专制型和放任型则可能导致婴幼儿出现各种心理问题和社会适应困难。

2. 依恋关系理论

依恋是指个体与特定他人之间形成的强烈的情感联系和依赖关系。在心理学中,依恋主要指的是婴

幼儿与其主要照护人（如母亲）之间形成的特殊情感纽带。

（1）依恋的形成阶段

第一阶段（0—3月龄）：无差别社会反应阶段。婴儿对人的反应几乎都是一样的。

第二阶段（4—6月龄）：有差别社会反应阶段。婴儿会区分照护者和其他人。

第三阶段（7月龄—36月龄）：特殊情感联结阶段。婴幼儿从6—7月龄开始对照护者产生依恋，当依恋对象离开时，会出现哭喊的反应；当依恋对象回来时会变得高兴。

（2）依恋的类型

1. 安全型

婴幼儿与照护者在一起时，能安逸地玩弄玩具，对陌生人的反应比较积极，并不总是依偎在照护者身边，当照护者离开时，探索性行为会有影响，当照护者回来时会立即寻求与照护者的接触，但很快恢复平静，继续玩游戏。

2. 回避型

照护者在场或不在场对这类婴幼儿影响不大，照护者离开无特别紧张表现，照护者回来，不予理会，这类婴幼儿并未形成对成人的依恋，也称为"无依恋的婴幼儿"。

3. 反抗型

婴幼儿遇到照护者要离开时，总显得非常警惕，如果照护者要离开他，就会表现得极度反抗，见到照护者回来时寻求与照护者的接触，但同时又反抗与照护者的接触，要求照护者抱他，但又挣扎着下来。

（二）婴幼儿同伴关系的发展

同伴关系是婴幼儿在早期生活中，除亲子关系以外又一重要的社会关系，虽然0—3岁的婴幼儿还未完全进入与同龄伙伴互动的阶段，但他们已经开始表现出对同伴的兴趣。

1. 2岁前同伴交往的发展阶段

（1）物体中心阶段（0—6月龄）

这时婴儿之间虽有交往，但都把大部分注意力用在玩具或者物体身上，因此应为这一月龄段的婴儿提供2个及以上的玩教具，防止因为争抢玩教具而打架。

（2）简单相互作用阶段（7—24月龄）

婴幼儿对同伴的行为能做出反应，并常支配其他婴幼儿的行为。

（3）发展伙伴关系阶段（25—36月龄）

出现了复杂的社会性互动行为，如"追赶者""逃跑者"。

婴幼儿早期的社会性交往是积极的，但到1岁左右会出现攻击性、冲突性行为，如推搡、揪头发、抓脸等。这段时期照护者应时刻注意婴幼儿的行为，及时制止，防止产生不好的结果。

2. 同伴交往的类型

（1）受欢迎型

这类婴幼儿喜欢与人交往，在交往中积极主动，表现出友好积极的交往行为，受到同伴的喜爱和接纳。

（2）被拒绝型

喜欢交往，在交往中积极活跃，但攻击行为较多，常被其他婴幼儿排斥、拒绝。

（3）被忽视型

不喜欢交往，常常独自一人活动，比较内向、胆子小，容易被同伴忽视和冷落。

（4）一般型

在同伴交往中行为表现一般，既不特别主动、友好，也不是特别不主动和友好，有的婴幼儿喜欢他们有的却不喜欢。

（三）婴幼儿自我意识的发展

自我认知是婴幼儿社会性发展的重要方面之一。在这个阶段，婴幼儿开始意识到自己是一个独立的个体,并且能够区分自己与他人。他们通过照镜子、观察自己的身体动作等方式来探索自我,并逐渐形成自我认识。同时,他们也开始学习控制自己的行为,例如,延迟满足、抑制不合适的行为等。

1. 生理自我阶段

出生后的第一年。婴儿开始认识到自己的身体,并逐渐形成对自我的基本认知。他们通过触摸、观察和探索自己的身体,了解自己的存在,并学会区分自己与外部世界。

2. 自我识别阶段

在 18 月龄到 24 月龄之间,幼儿开始能够通过镜子测试来识别自己。他们能够区分镜子中的自己与他人,这标志着他们开始拥有一定的自我意识和自我识别能力。

3. 社会自我阶段

在 2 岁到 6 岁之间,幼儿进入社会自我阶段。在这个阶段,他们开始意识到自己在社会中的角色和身份,并通过与他人的互动和交流来建立自我认知。

(四) 婴幼儿社会性行为的发展

随着年龄的增长,婴幼儿开始表现出一些基本的社会性行为,如分享、合作、谦让等。虽然这些行为还不完全成熟,但它们是婴幼儿社会性发展的重要基础。通过模仿和学习,婴幼儿逐渐学会如何与他人建立良好的关系,并发展出积极的社会行为。

1. 亲社会行为

亲社会行为又叫积极的社会行为,是指一个人打算帮助别人,做有益于他人的事的行为和倾向。亲社会行为是人与人之间形成的良好关系的重要基础,是婴幼儿道德发展的核心问题。1—2 岁左右,幼儿与同伴的交往增多,开始表现出合作、分享、帮助等亲社会行为。并通过与同伴的交往学习如何建立友谊、处理冲突和解决问题,进一步发展亲社会行为。

2. 攻击性行为

攻击性行为是一种不受欢迎但经常发生的行为,婴幼儿 1 岁左右开始出现工具性攻击行为,到 2 岁左右表现出明显的冲突,如殴打、抓咬、推搡。

在整个 0—3 岁婴幼儿社会行为发展阶段中,父母和照顾者的角色至关重要。他们不仅为婴幼儿提供安全、稳定和充满爱的环境,还通过日常互动和反馈促进婴幼儿社会行为的发展。此外,这个阶段的婴幼儿通过模仿和学习来掌握社交技能,因此为他们提供积极的榜样和丰富的社交环境也是非常重要的。

课外链接

0 岁～6 岁
儿童发育行
为评估量表

问题探索 2　婴幼儿情绪和社会性发展的回应性照护

25 月龄的华华在家看着电视,下班回家的妈妈看到后生气地将电视关闭,要求华华和她出去找小朋友玩耍,但是华华不愿意,大哭了起来。一旁的奶奶忙上前去哄他,并说道:"小宝不哭,奶奶给你看这个动画片。"原来华华一直是奶奶带着,平时不喜欢外出找其他小伙伴玩耍,因为奶奶喜欢跟着电视运动、喜欢玩抖音,华华也跟着奶奶养成看电视和手机的习惯,不爱说话,不爱出门,妈妈担心华华以后变得忧郁了怎么办。如何才能让华华主动找其他小朋友玩呢?

？ 问题:

1. 如何帮助华华克服对电视和手机的依赖?

2. 结合华华的年龄,如何培养华华的社会交往能力?

3. 如何引导华华克服不愿外出的情绪?

学习支持

```
                                              ┌─ 婴幼儿情绪与社会性发展的回应意义
              ┌─ 婴幼儿情绪与社会性发展的回应意义 ─┤
              │   与基本原则                      └─ 婴幼儿情绪与社会性发展的回应原则
              │
              │                                   ┌─ 观察和识别婴幼儿的情绪
婴幼儿情绪和社会性发 ─┼─ 婴幼儿情绪发展的回应策略 ─┤
展的回应性照护         │                           └─ 回应婴幼儿情绪发展的基本步骤
              │
              │                                   ┌─ 亲子关系的回应性照护
              │                                   ├─ 同伴关系的回应性照护
              └─ 婴幼儿社会性发展的回应策略 ─────────┤
                                                  ├─ 师幼关系的回应性照护
                                                  └─ 社会性行为的回应性照护
```

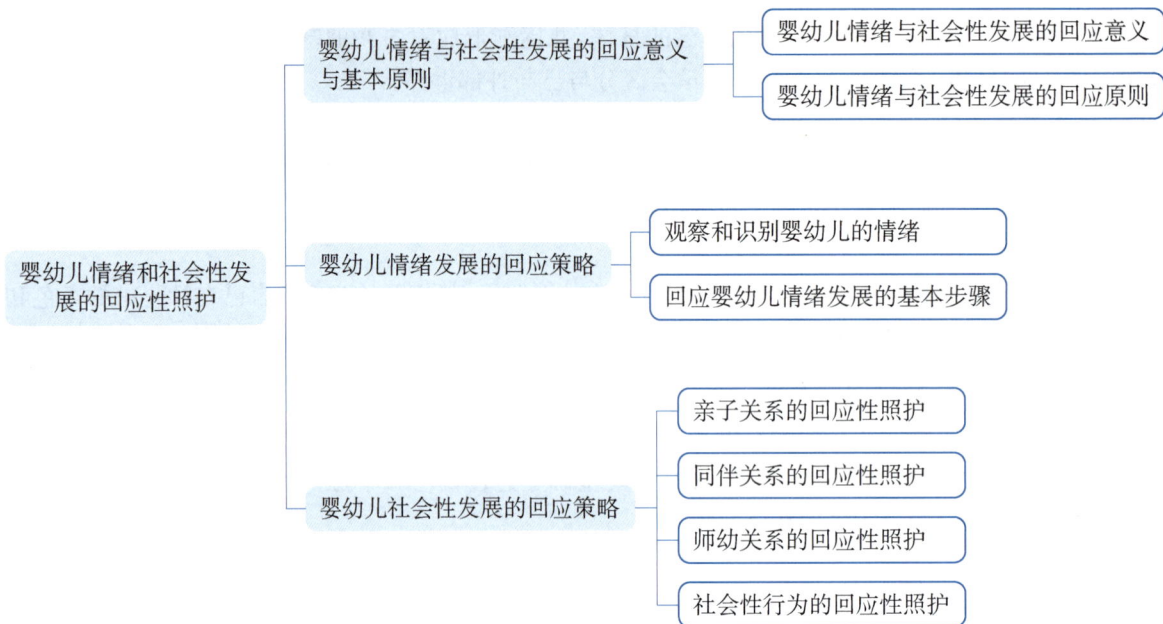

一、婴幼儿情绪与社会性发展的回应意义与基本原则

(一) 婴幼儿情绪与社会性发展的回应意义

回应性照护对于促进婴幼儿情绪和社会性发展的意义主要体现在以下两个方面。

1. 促进婴幼儿情绪发展的意义

(1) 建立安全感

回应性照护强调照护者敏感地观察并理解婴幼儿的需求,及时给予恰当的回应。这种积极的互动能够建立婴幼儿的安全感,使其感到被关爱和满足,减少焦虑和恐惧等负面情绪。

(2) 促进情绪表达

婴幼儿通过动作、声音、表情等方式表达自己的情绪,回应性照护要求照护者能够准确识别并理解这些情绪表达,从而帮助婴幼儿更好地理解和表达自己的情感,促进情绪认知的发展。

(3) 培养情绪调节能力

在婴幼儿情绪发展的回应性照护中,照护者不仅要满足婴幼儿的需求,还要通过适当的引导和教育,帮助婴幼儿学会调节自己的情绪,如通过安抚、分散注意力等方式减轻负面情绪的影响,为婴幼儿未来的情绪调节能力奠定基础。

2. 促进婴幼儿社会性发展的意义

(1) 建立亲子关系

回应性照护通过敏感地回应婴幼儿的需求,加强与婴幼儿之间的情感联系,有助于建立稳固的亲子关系。这种关系为婴幼儿提供了情感支持和安全感,是其社会性发展的基础。

(2) 促进社交互动

在回应性照护的环境中,婴幼儿有机会与照护者进行频繁的社交互动,学习如何与他人建立联系、分享和合作。这种互动经验为婴幼儿提供了宝贵的社交学习机会,有助于其社交技能的发展。

(3) 培养社会行为规范

回应性照护不仅关注婴幼儿的生理和心理需求,还注重在互动中传递社会行为规范。照护者通过自身的行为和言语示范,帮助婴幼儿理解并遵守社会规则,为其未来的社会行为奠定基础。

（4）增强自我认知

在回应性照护的过程中，婴幼儿通过照护者的反馈和评价，逐渐了解自己的行为和情感，形成初步的自我意识。这种自我认知有助于婴幼儿理解自己在社会中的角色和地位，为其社会性发展奠定基础。

总体来说，回应性照护通过满足婴幼儿的生理和心理需求，建立稳固的亲子关系，促进社交互动和传递社会行为规范，有助于婴幼儿情绪和社会性的全面发展。这种照护方式对于培养健康、快乐、有能力的婴幼儿具有重要意义。

（二）婴幼儿情绪与社会性发展的回应原则

1. 从照护者做起

首先，照护者应情绪稳定，对情绪有良好的自控能力，遇到困难要想办法克服，遭遇挫折能积极乐观面对，成功时不自满，失败时不沮丧，有愉快的情绪、开朗的性格、积极阳光的心态。在家庭中营造一个自由、宽松、平和的家庭氛围，让婴幼儿乐于在这个环境中交往。其次，照护者要拥有良好的情绪理解能力，了解婴幼儿情绪的特征和辨认婴幼儿的各种表情。最后，照护者通过理解气质类型来照护婴幼儿会使照护效果更好，照护者要保持敏感的关注，在照护不同气质类型的婴幼儿时，需要灵活处理提前做好应对变化的准备，方法多样，积极引导他们纾解情绪。

2. 积极回应

给予婴幼儿充足的表达空间，不匆忙打断他们的表达，专心倾听他们的情感表达。将观察到的信息反馈给婴幼儿，让他们感到被理解，激发他们继续表达的勇气。在回应时，可以使用语言和身体动作，确保婴幼儿感受到被关注和理解。

照护者除了要耐心聆听婴幼儿表达外，在生活中要以鼓励为主，当婴幼儿做完一件事后表扬说："你太棒了，做得真好！""你真厉害"，婴幼儿的行为得到了强化，以后做事会越来越自信和积极。但同时，鼓励和表扬应该具体，也要实事求是，让婴幼儿知道具体哪个行为好，使表扬具体化。

3. 尊重与引导原则

尊重婴幼儿的各种情绪表达，包括好的和不好的情绪。情绪是婴幼儿需求是否得到满足的一种表达，照护人应理解并尊重这种表达方式。且照护人应以开放的心态倾听，理解婴幼儿的感受。

在尊重的基础上进行情绪管理引导，遵循"三不"的原则：不否定婴幼儿的情绪，不否定产生情绪的原因，不忽视婴幼儿的情绪。在引导过程中，帮助婴幼儿理解自己的情绪，并学会适当地表达和管理情绪。

4. 互动原则

照护者应充分尊重婴幼儿，将他们视为值得尊重的人和正处于快速发展过程中的个体，而不是一无所能、任人摆布的被动照护接受者。

照护者应尝试了解婴幼儿真正想做什么，充分信任他们的能力，并在他们做好接受帮助的准备时，提供基于他们需求点的必要帮助。

照护者应积极回应婴幼儿的需求，无论是通过语言还是身体动作，都要表达出已经关注到他们的需求。

5. 一致性原则

照护者之间的回应应保持一致性，避免给婴幼儿带来混乱或不确定感。

在与婴幼儿交流时，照护者应保持一致的态度和期望，帮助他们形成稳定的社会行为模式。

6. 尊重婴幼儿的互动权

当婴幼儿到处走或者爬时，他们在不断探索周围的世界，正在和周围的环境、同伴交往，照护者会基于安全、时间等因素，组织婴幼儿的行动，若过于约束他们的活动，则影响婴幼儿交往能力的发展。照护者应给婴幼儿营造一种温暖的、支持性的环境和气氛，帮助婴幼儿发展更好的同伴关系，在活动和游戏中，有意识地为婴幼儿创造同伴交往机会，加强同伴间的交往。

视频

今天心情糟透了

二、婴幼儿情绪发展的回应策略

在婴幼儿成长的过程中,情绪的发展和应对是他们社交和情感发展的重要部分。因此正确地识别和观察婴幼儿的情绪是情绪发展回应性照护的基础。

(一) 观察和识别婴幼儿的情绪

0—3 岁是大脑发育的关键期,美国生物学家麦克里恩认为,0—3 岁的婴幼儿上层脑发育不完善,即言语、思维、判断等各种高级认知机能有待完善,因此他们只能用本能反应和应激反应来面对问题。以下内容是婴幼儿发展过程中常见的情绪反应。

1. 哭的信号识别及回应

婴幼儿出生时伴随着哭声,哭代表不愉快的情绪,用哭表示他们的需求。正确识别哭的信号有助于照护人及时回应婴幼儿的需求。随着婴幼儿年龄的增长,哭的现象逐渐减少,主要由于婴幼儿开始适应社会,也开始学会用动作和语言来表达自己的需求和不愉快的情绪。

(1) 饥饿

当婴幼儿饥饿时,啼哭还伴随着闭眼、嚎叫、双脚紧蹬,出生第一个月时,有一半啼哭是由于饥饿引起的。照护者应在婴幼儿哭时先用语言和眼神安抚婴幼儿,随后将食物递给他,当婴幼儿吃饱了就不哭了。

(2) 疼痛哭

事前没有呜咽,也没有缓慢地哭泣,因为疼痛突然高声大哭,拉直了嗓门连哭数秒,接着平静地呼气,由此引发一连串的哭叫声,并可能伴随发热、呕吐、面色苍白、腹部包块等异常情况,照护者应着重观察和处理,如果没有缓解,应立刻带婴幼儿就医。

(3) 胀气

如果婴幼儿经常在吃奶以后哭闹不止,可能是因为胀气引起的哭闹。婴幼儿平时吃奶后正常,但偶尔肚子里有气体会让他觉得难受。如果怀疑婴幼儿胀气,可以让婴幼儿躺下,照护者抓住他的腿,然后轻轻地让婴幼儿的双脚做骑自行车的动作。还可以顺时针方向按摩婴幼儿腹部,增加肠胃蠕动能帮助婴幼儿缓解胀气。

(4) 排便

当婴幼儿排便时,纸尿裤只会让他们难受,如果发现他眉头紧锁、身体扭动、双腿蹬被,很可能伴随着哭声,这时候就在提示照护人:"我需要换尿布了。"婴幼儿的屁股非常细嫩敏感,脏尿布会让婴幼儿不舒服,也可能使婴幼儿患上尿布疹,照护者应及时更换尿不湿,并保持屁股的干燥。

(5) 肠绞痛

当婴幼儿突然大声哭叫,哭时面部渐红,口周围苍白,腹部胀而紧张,双腿向上蜷起,双手紧握拳头,哄抱喂奶也不能缓解,可能是发生了肠绞痛,此症状一般从婴幼儿 6 周开始,4 月龄后消失。产生的原因有很多,例如,婴幼儿吸乳或哭闹时吞入大量空气,形成气泡在肠内移动。喂奶过饱使胃过度扩张引起不适。牛奶过敏诱发肠绞痛。

当肠绞痛发生时,将婴幼儿竖抱伏于肩上,轻拍背部排出胃内过多的空气,用家里的储奶袋装 40 度左右的温水,放在婴幼儿的小肚子上。也可尝试做排气操或采用飞机抱的方式。多让婴幼儿趴在照护者的身上,让婴幼儿感受照护者的呼吸和心跳,给他们足够的安全感。

(6) 面对困境

当婴幼儿的玩具坏了、丢了,自己被欺负了,受到不公平待遇,被其他婴幼儿咬了,或当照护者离开时,都可能诱发婴幼儿的哭泣行为。照护者应及时捕捉到这些事件的信号,及时帮助婴幼儿排遣不愉快的情绪。

2. 恐惧的信号识别及回应

(1) 恐惧是婴幼儿基本的情绪反应

最初的恐惧是由听觉、触觉、机体觉引起的,如尖锐刺耳的高声、皮肤受伤等。在这个月龄段,照护者应保证环境的舒适性和安全性,不随意摇摆婴幼儿的身体。

（2）怕生

在心理学上称为"陌生人焦虑"，即见到陌生人会不舒服，感到害怕，3—4月龄时，婴幼儿开始出现视觉偏好的行为，这是婴幼儿怕生的基础。5—7月龄时出现怕生现象，这是心理发展的标志，说明婴幼儿能区分人与人之间的差异，但是如果这样的情况一直存在，以后婴幼儿的性格会发展为害羞、不愿与人交往。照护者应从以下4个方面进行照护。

① 提前预防：在婴幼儿还小时，有意带他们接触不同的人，让其他人参与到照护中，通过与其他人接触，帮助婴幼儿接触不同的社会环境。

② 逐步扩大交往范围：多带婴幼儿和其他婴幼儿玩耍，锻炼他们的社交技能，培养婴幼儿的安全感。

③ 不强迫婴幼儿与陌生人交往：不要一直勉强婴幼儿和陌生人接近，这样只会进一步加深婴幼儿的排外心理，照护者可先以轻松愉快的语气向婴幼儿介绍陌生人，帮助婴幼儿消除顾虑，多待一段时间后婴幼儿怕生的心理会得到缓解甚至消除。

④ 培养婴幼儿安全感，切忌用语言威胁婴幼儿，如"如果你再吵闹，我就走了，你永远见不到我""我不再喜欢你，我要喜欢那个小宝宝去"。

3. 焦虑的信号识别及回应

（1）焦虑和恐惧

焦虑是我们对预期或者想象的危险所做的反应。焦虑和恐惧两种情绪是相关联的，焦虑是预期，恐惧是反应。早期婴幼儿由于不能满足自己的身体需求，他们的需求需要成人满足，婴幼儿常见的焦虑有：饥饿、疲劳、渴望吮吸、渴望触碰、想要拥抱、分离焦虑和依恋等，此时照护者可以在喂奶、更换尿不湿、洗澡、吃饭、入睡的时候相互对望、语言缓慢、微笑、说话和拥抱婴幼儿，让婴幼儿感受到自己的需求信号得到满足。相反，如果婴幼儿的需求信号长期得不到关注，他们会对照护者能否提供身体或情感支持滋生出长期焦虑。

案例分析

生气的马里奥

马里奥和妈妈狠狠地吵了一架，妈妈向他大喊，让他回自己的房间，他拒绝了，妈妈抓住他的手臂，把他带回他的房间，并且关上门，马里奥尖叫，妈妈坐在紧闭的门外面，带着愤怒、无助和内疚的心情在颤抖，在他们的情绪平静下来后，他们安静地讨论刚刚发生的事情，妈妈为和马里奥发脾气而道歉，马里奥问："当你对我生气的时候，你仍然爱我吗？"妈妈的回答是的，也问："当你生气的时候，你仍然爱我吗？"马里奥沉默了1分钟，然后说："啊，我不知道。"马里奥停顿了一会，补充道："晚一点我就会爱了。"

问题：

1. 婴幼儿在经历亲子冲突时，通常会有哪些情绪反应？父母应该如何应对这些反应？
2. 妈妈在冲突后感到愤怒、无助和内疚，这对马里奥有何影响？
3. 马里奥在和妈妈发生冲突后，他的情绪是如何变化的？他是否表现出了情绪调节的迹象？

（2）分离焦虑

分离焦虑是婴幼儿在成长过程中常见的一种情感现象，主要表现为对与依恋对象（通常是父母或主要照护者）分离的恐惧和不安。一般情况下，随着婴儿脑功能的完善和记忆能力的发展，婴儿在7—8月龄会出现分离焦虑，并在12月龄时间达到顶峰。等幼儿进入幼儿园之后，也会在小班阶段面临一段时间的分离焦虑。为了缓解婴幼儿的分离焦虑，照护者可以采取一系列的策略和措施。

① 增加和同龄人相处的机会：在婴幼儿与同龄人交流的过程中，照护者应适时地表扬和鼓励他们的表现。这不仅可以增强婴幼儿的自信心和自尊心，还可以让他们感受到自己的成长和进步。当婴幼儿表现出对父母的依恋减少时，照护者应及时给予肯定，让他们知道自己正在逐渐适应分离。

② 逐渐延长分离时间：从短暂的分离开始，逐渐增加分离的时间长度，让婴幼儿逐渐适应没有父母陪

伴的时光。

③ 建立安全的环境：在婴幼儿所处的环境中，提供足够的玩具和游戏设施，让他们感到安全和舒适。同时，照护者也要保持关注和陪伴，确保婴幼儿在需要时能够得到及时的照顾。

④ 培养独立自主的能力：在日常生活中，鼓励婴幼儿独立完成一些力所能及的事情，如穿衣、洗手等。这不仅可以提高他们的自理能力，还可以让他们感受到自己的成长和进步。

⑤ 给予情感支持：在婴幼儿感到焦虑或不安时，照护者应给予他们足够的情感支持，如拥抱、亲吻等。这可以让婴幼儿感受到父母的爱和关怀，从而减轻分离带来的焦虑感。

案例分析

焦虑的晓晓

晓晓刚满 18 月龄，第一次去早教中心，妈妈和晓晓一起活动，在新环境中晓晓慢慢感到舒适。因为有妈妈的陪伴，在开始的 20 分钟，晓晓黏着妈妈，后面逐渐放手去探索玩具，接着跑向妈妈紧紧抱着她，又去玩玩具，晓晓就一直这样重复着这个动作。

❓ 问题：

1. 晓晓为什么反复去找妈妈？

2. 如何缓解晓晓的情况？

（二）回应婴幼儿情绪发展的基本步骤

1. 帮助婴幼儿认识情绪

当婴幼儿有情绪的时候，照护者要先学会观察婴幼儿当下产生的是什么情绪反应，分辨产生情绪的原因，然后帮助婴幼儿命名当下的情绪。如跟婴幼儿说："你脸红、挥拳头，这是生气了。"帮助婴幼儿了解自己这种情绪反应是生气。慢慢地，婴幼儿会明白，原来这样的状态是生气了。

2. 理解和接纳婴幼儿的情绪

不管婴幼儿做了什么，表现出什么情绪，行为可能有错，但是情绪是没有对错之分的，我们在理解接纳婴幼儿的情绪同时让婴幼儿感受到被爱，让他们意识到："不管我做什么，我都是被爱的"，要做到这个过程，需要照护者温暖而坚定。温暖是理解和接纳婴幼儿的情绪，坚定是执行规定的态度要坚定。在这个过程中婴幼儿感觉到被理解被看见被爱，同时也知道规则是必须遵守的。

3. 引导婴幼儿学习恰当的情绪表达

情绪没有好坏之分，不过表达情绪的行为却有好坏之分。我们要引导婴幼儿遵循 3 个原则：不伤害他人，不伤害自己，不损坏财物。

可以引导婴幼儿把情绪说出来，例如，引导他们说出"我很生气"；可以引导婴幼儿把情绪画出来，例如，引导婴幼儿拿着画笔在纸上涂鸦；可以带着婴幼儿行动起来，觉得生气的时候可以拍打枕头。总之，不回避、不压抑情绪，引导婴幼儿在 3 个原则下用合适的方式来表达情绪，让情绪流动起来。

案例分析

画出来的情绪

3 岁的东东和乐乐正在区角里搭积木，东东把乐乐搭好的城堡踢到了，乐乐非常生气，推了东东一把，哭着找老师告状。

老师：乐乐，刚刚东东把你的积木推倒了，你是不是很生气？

乐乐：我很生气，那是我搭好的城堡，我答应了瑶瑶等会我们要在这个城堡里面玩耍。

老师：乐乐，你生气的时候，你的身体会像一个轻飘飘的气球还是像石头呢？

乐乐：像一块石头！重重的！

老师：你觉得这个石头是什么颜色的？

乐乐：是蓝色的，我讨厌蓝色。

老师：那我们把这个石头画出来吧！你画的时候会轻轻地画还是重重地画呢？

乐乐：重重地画，石头砸到人是很疼的。

❓ 问题：

1. 乐乐的情绪反应和表达方式是否代表了一般3岁幼儿的特点？还是存在个体差异？

2. 老师在引导乐乐表达情绪时使用了哪些方法？这些方法对乐乐是否有帮助？

4. 做情绪情感反应的榜样

婴幼儿主要是通过观察和模仿来学习外面的世界。照护人稳定的情绪不仅能够给婴幼儿带来安全稳定的感觉，还能让婴幼儿在感同身受，在潜移默化中学习正确应对情绪情感的方式。

三、婴幼儿社会性发展的回应策略

婴幼儿社会性行为是指婴幼儿在与他人互动和交往中所表现出的行为方式，是婴幼儿社会化过程的产物，在托育机构中，主要表现为亲子关系、同伴关系、师幼关系、自我意识及社会行为。社会性发展对婴幼儿的健康成长有重要意义，是婴幼儿健全发展的重要组成部分，也是婴幼儿成长发展的关键因素。因此，促进婴幼儿社会性发展是早期教育的重要内容。

（一）亲子关系的回应性照护

家庭是最小的社会单位，是婴幼儿社会化的重要场所，父母是婴幼儿第一任教师，家庭的亲子关系、父母的教养方式、家庭氛围等都会影响婴幼儿的身心健康发展。亲子交往是婴幼儿依恋关系的重要体现，常见的家庭亲子活动有日常生活活动、亲子游戏、绘本故事、亲子交流等活动，在活动中增加照护者与婴幼儿之间的亲子关系。在亲子活动中，以婴幼儿为主，父母是活动的引导者、组织者、观察者、合作者。父母要尊重婴幼儿的发展需要，给予他们足够的空间和安全感，不过多干涉婴幼儿的内在发展，在蒙台梭利的《有吸收力的心灵》中，她认为婴幼儿的发展有内在的法则和秩序，具有吸收力的心灵。因此照护者需要为婴幼儿提供有准备的环境，让婴幼儿在环境中成长。父母要倾听婴幼儿的想法，积极回应他们的情绪，多与婴幼儿肢体接触，实施鼓励教育，在活动中对婴幼儿的积极行为进行肯定和表扬，让婴幼儿感受到父母的爱，在爱中快乐成长。

（二）同伴关系的回应性照护

婴幼儿的社交圈子随着年龄的增长在不断扩大，他们欣喜见到小伙伴，喜欢跟他们一起玩耍。2岁以后的婴幼儿喜欢角色游戏，他们乐于扮演不同的角色，如爸爸、妈妈、医生、消防员、警察等，在游戏中找到不同角色带来的快乐。但是在这个过程中，婴幼儿的同伴交往也会存在以下问题：

1. 以自我为中心

婴幼儿在同伴交往中常表现出以自我为中心的行为，只考虑自己的兴趣和需要，不考虑他人的感受和需求。他们可能会固执己见，很少关心他人，与他人不能和睦相处。此外，独生子女在家庭中的特殊地位也可能加剧这种以自我为中心的行为。

2. 存在"暴力"行为

婴幼儿在探索世界的过程中，可能会因为缺乏社交技能和经验而采取攻击性行为。一些婴幼儿可能会表现出"暴力"行为，如骂人、踢人、推人等。这些行为不仅会对其他幼儿造成不良影响，还会阻碍其自身的身心发展。

3. 缺乏分享和合作精神

婴幼儿在同伴交往中可能缺乏分享和合作的精神，他们可能不愿意分享玩具或合作完成任务。在交往过程中,需要照护人的帮助和引导。

为解决婴幼儿同伴交往中的问题,照护者可以从以下三个方面促进婴幼儿同伴关系的发展。

(1) 营造宽松环境,为婴幼儿提供交往机会

照护者要多带婴幼儿户外活动,与更多的同龄小朋友玩耍,同时给婴幼儿营造温暖、有支持性的环境和氛围,帮助他们参与到同伴游戏中,这样可以帮助婴幼儿发展同伴关系,促进同伴之间的交往。

(2) 引导婴幼儿积极与同伴交往

体验交流的快乐愉快的交往经验可以提高婴幼儿的自信心,当在交往中受挫或者其他婴幼儿不愿意和他玩时,照护者及时鼓励婴幼儿,当出现攻击性行为时照护者及时制止,强调这一动作的错误,并做出正确的指导,帮助他们学会处理同伴关系。

(3) 开展正面的引导和示范

照护者通过自身的行为示范,向婴幼儿展示如何与他人互动、分享、合作等,帮助他们学习正确的社交行为。并通过组织各种社交活动,如角色扮演、分享游戏等,帮助婴幼儿学习和发展各种社交技能,如沟通、协商、合作等。这些技能对于婴幼儿未来的学习和生活都具有重要意义。

视频

绘本故事——
我想和你
交朋友

案例分析

角色游戏

2岁半西西和3岁的欢欢正在游戏角玩娃娃家的游戏,他们一个扮演警察,一个扮演公交车司机。

欢欢打电话给警察:"喂,警察,我的钱包被偷了。"

西西:"你在哪里啊?"

欢欢:"我在公交车上。"

西西:"我来救你啦! 你什么东西丢了呀?"(西西用积木开着警车,嘴里嘟嘟嘟嘟地就来了。)

欢欢:说我的钱包丢了,那是我妈妈给我买的。

西西:"是这个吗?"(西西从空袋里面拉出一个蓝色的小袋子。)

欢欢:"就是这个!"

这时,两个小朋友都想要这个蓝色袋子,他们都说是自己的,并开始相互争抢。西西的妈妈看到后,连忙把他们拉开,防止有小孩受伤。

❓ 问题:

1. 在案例中,当西西和欢欢发生冲突时,妈妈及时介入并制止了他们的扭打。照护人在婴幼儿同伴游戏中应扮演怎样的角色? 是否应该全程参与、引导还是只在必要时介入?

2. 照护人应如何通过观察和引导,促进婴幼儿在同伴游戏中社会性能力的发展?

(三) 师幼关系的回应性照护

师幼关系是指教师和婴幼儿在日常照护过程中形成的较稳定的人际关系。对于0—3岁婴幼儿来说,教师回应的重点在于创设与婴幼儿互动的机会,让婴幼儿在日常活动和游戏中对教师产生信任感,愿意与教师互动。

(四) 社会性行为的回应性照护

1. 亲社会行为的回应性照护

亲社会行为是指一个人帮助或者打算帮助他人,做有益于他人的事的行为和倾向,婴幼儿的亲社会行为主要有同情、关心、分享、合作、谦让、帮助等,它是婴幼人道德发展的核心问题。

(1) 学会分享

照护者可准备婴幼儿喜欢吃的零食,在外出活动的时候引导他分享给其他小朋友,感受分享后的

快乐。在生活中照护者也可以引导婴幼儿分享东西给周围的人,在分享行为发生的时候进行鼓励和强化。

(2)学会帮助别人

照护者在日常生活中可引导婴幼儿做力所能及的帮助别人的事情,如做家务、拿东西、扔垃圾等,在行为发生后对其表示感谢,让婴幼儿感受积极的体验,从而强化行为的发生。

(3)学会同情和关心别人

当其他小朋友难过哭泣时,照护者可引导婴幼儿学会关心别人。帮助婴幼儿想象如果自己是那个难过的小朋友,会希望得到什么样的关心和安慰,进而教会他们如何去安抚别人的情绪,表达出自己的同情和关心。

(4)学会合作

照护者可以与婴幼儿共同参与一些有趣的游戏活动,如搭积木、玩沙、串珠、涂色等,以及在日常生活活动中一起择菜、打扫卫生。通过这些活动,婴幼儿能够亲身体验到合作的乐趣,从而鼓励他们更加积极地与同伴进行交往,学会相互协作。

2. 攻击性行为的回应性照护

攻击性行为是一种不受欢迎但经常发生的行为,在2—3岁阶段,攻击性行为的表现形式可能包括暴怒发作、吵闹、扔东西、咬人、抓人等,逐渐发展为违抗或拒绝服从成人的命令,以及推拉或动手打其他小孩。

需要注意的是,此时的攻击性行为多是无意的,往往源于婴幼儿大运动的发展和不会通过语言有效表达自我。例如,他们可能因为想要某个玩具而直接抢夺,或者因为不知道如何表达不满而动手打人。产生攻击性行为的原因主要有以下四个方面。

① 父母在日常生活中惩罚的行为较多。

② 手机或电视上的攻击性榜样增加了婴幼儿的攻击行为。

③ 在婴幼儿出现攻击性行为时照护者没有及时制止,强化了婴幼儿的攻击行为。

④ 照护者在处理问题时,没有公平公正的态度,婴幼儿受到挫折后产生了攻击行为。

在回应婴幼儿攻击性行为时,照护者可以通过以下四种方式来帮助婴幼儿减少攻击性行为。

(1)保持冷静,不过度反应。

当婴幼儿出现攻击性行为时,照护者要先保持冷静,不要过度反应或严厉斥责。因为婴幼儿往往无法理解和接受过于强烈的情绪反应,这可能会让他们感到困惑或害怕,进而加重他们的焦虑情绪。相反,保持冷静和镇定,用平和的语气和态度来应对,有助于婴幼儿放松下来,减少攻击性行为的发生。

(2)通过绘本故事预防或矫正攻击性行为。

照护人通过图画和语言描述攻击性行为发生时其他小朋友痛苦的心情,引导婴幼儿学会移情,理解受害者心情产生的原因,让其在心理和行为上杜绝攻击行为的发生。

(3)提供替代物或玩具。

当婴幼儿出现攻击性行为时,家长和照护者可以尝试提供替代物或玩具来满足他们的动作发展需求。例如,当婴幼儿想要抢夺其他小朋友的玩具时,家长和照护者可以提供一个类似的玩具来吸引他们的注意力,从而避免攻击性行为的发生。同时,家长和照护者还可以鼓励婴幼儿用语言表达自己的需求和感受,教他们学会用语言来解决问题。

(4)建立明确的规则和界限。

在引导婴幼儿减少攻击性行为的过程中,建立明确的规则和界限也是非常重要的。家长和照护者需要告诉婴幼儿哪些行为是可以接受的,哪些行为是不可以接受的,并让他们明白这些规则和界限的重要性。当婴幼儿违反规则时,家长和照护者需要给予适当的惩罚和纠正,让他们明白自己的行为是错误的,并学会改正。

问题探索 **3**　婴幼儿情绪和社会性发展的回应误区

安琪,女,18月龄,外出玩耍时,看到一个小姐姐(5岁左右)手里拿着一个红色的芭比娃娃,她站在旁边看姐姐如何玩芭比娃娃,然后自己走到小姐姐前面伸手要拿芭比娃娃,小姐姐用手臂把她挡了回来,安琪继续上前抢夺玩具,和小姐姐推搡了起来。忽然,安琪在小姐姐手背上咬了一口,然后自己大哭起来,小姐姐也委屈地跑开了。安琪妈妈看见后,骂了安琪:"你怎么可以随意咬别人呢? 谁教你那么没有礼貌的,以后再也不带你出来玩了!"并伸手打了安琪的嘴巴,安琪哭得更凶了,旁边的小朋友都来看着安琪哭。

❓ 问题:

1. 请你评价一下安琪妈妈的做法?
2. 如果你是照护者,应如何正确回应安琪的行为呢?

学习支持

```
                                          ┌─ 过分斥责婴幼儿的情绪反应
                                          │
                                          ├─ 以打压教育为主,导致婴幼儿长期
                                          │  处于负面情绪中
                                          │
                         婴幼儿情绪发展的回应误区 ─┼─ 忽略婴幼儿的情绪分享,导致情绪
                                          │  发展受阻
                                          │
                                          ├─ 误将情绪问题与行为问题等同
                                          │
                                          ├─ 过分关注或溺爱
                                          │
                                          └─ 缺乏情绪教育的机会
 婴幼儿情绪和社会
 性发展的回应误区 ─┤
                                          ┌─ 认为所有婴幼儿都乐于交往
                                          │
                         婴幼儿社会性发展的回应误区 ─┼─ 用言语强化婴幼儿的社交行为
                                          │
                                          ├─ 忽视婴幼儿社会性发展的个体差异
                                          │
                                          └─ 对婴幼儿攻击性行为的错误回应
```

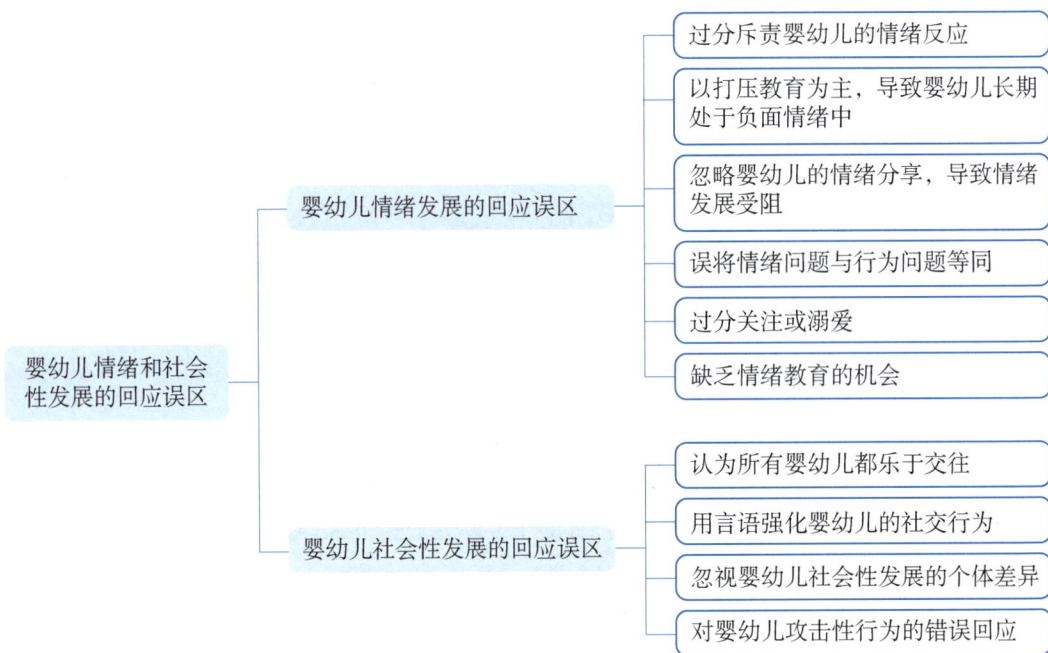

一、婴幼儿情绪发展的回应误区

3岁以前婴幼儿的情绪主要与生理需求有关,随着年龄的增加,情绪过程也越来越分化,情绪的产生与感知觉、记忆、想象、思维、自我意识等都有关系,他们能够自我调节情绪。在婴幼儿回应照护中,情绪照护的回应误区主要表现为对婴幼儿情绪发展特点的不理解或忽视。这些误区可能阻碍婴幼儿的情绪表达、使他们长期处于负面情绪中,并忽略他们的情绪发展。因此,照护者需要更加关注和理解婴幼儿的情绪变化和发展特点,以更加科学、健康的方式回应他们的情绪需求。

(一) 过分斥责婴幼儿的情绪反应

婴幼儿在3岁以前,其情绪表达与生理需求紧密相关,情绪变化快速且直接。他们可能在一个瞬间从大哭转变为大笑,这种"破涕为笑"的现象是情绪不稳定性的体现。然而,当照护者过分斥责婴幼儿的情绪反应时,如在他们哭泣时严厉斥责或批评,可能会使他们产生恐惧心理,害怕表达自己的真实情感,

长期下来,婴幼儿可能会变得胆小、内向,不知道如何以健康的方式表达自己的情绪。

(二) 以打压教育为主,导致婴幼儿长期处于负面情绪中

中国式父母中常存在一种打压式的教育方式,通过贬低婴幼儿的能力或价值来试图激励他们进步。例如,常用"你不行!"或"太笨啦!"等词语来评价婴幼儿。然而,这种方式往往适得其反,婴幼儿的情绪可能因此受到打击,变得消极、沮丧,失去对活动的热情和探索的意愿。他们可能逐渐变得退缩不前,害怕尝试新事物,因为他们担心再次受到负面评价。

(三) 忽略婴幼儿的情绪分享,导致情绪发展受阻

婴幼儿喜欢与照护者分享他们的所见所闻和感受,这是他们情绪发展的重要方式。然而,当照护者由于忙碌或其他原因忽略婴幼儿的情绪分享时,可能会对他们的情绪发展产生负面影响。婴幼儿会感到被忽视或不被理解,他们的情绪表达可能会变得混乱或极端。长期下来,他们可能会出现逆反心理,故意做出错误行为以引起成人的注意,这进一步加剧了情绪发展的障碍。

(四) 误将情绪问题与行为问题等同

一些照护者可能会错误地将婴幼儿的情绪问题(如哭泣、焦虑等)视为行为问题,认为孩子是在故意捣乱或不守规矩。他们可能会采取惩罚或斥责的方式来应对,而不是理解和支持孩子。这种做法可能导致婴幼儿更加困惑和不安,阻碍他们情绪的正常发展,甚至可能引发更多的问题行为。

(五) 过分关注或溺爱

有些照护者可能过分关注婴幼儿的需求和情绪,无论婴幼儿提出什么要求都尽量满足,即使是不合理的要求。他们可能认为这是一种爱的表现,但实际上这可能会阻碍婴幼儿的自我成长和独立性发展。过度溺爱的婴幼儿可能会变得依赖性强,缺乏自我解决问题的能力,无法适应未来的社会和生活环境。

(六) 缺乏情绪教育的机会

一些照护者可能缺乏情绪教育的意识和能力,没有为婴幼儿提供足够的情绪学习机会。他们可能更关注婴幼儿的生理需求和身体健康,而忽略了情绪教育的重要性。缺乏情绪教育的婴幼儿可能无法有效地识别和表达自己的情绪,缺乏情绪调节的能力,容易在面对挫折和困难时产生消极情绪。

二、婴幼儿社会性发展的回应误区

婴幼儿从出生就开始从一个自然人到社会人的转化,0—3岁婴幼儿社会性发展的好坏直接影响到婴幼儿以后的发展。在回应婴幼儿社会性发展的过程中,当婴幼儿无法正确对待攻击性行为时,他们的行为会得到强化,对他们的性格会产生非常大的影响。

在婴幼儿回应照护中,社会性发展照护的回应误区主要表现为对婴幼儿社会性发展特点和个体差异的忽视,以及对婴幼儿交往行为的错误引导和强化。为了促进婴幼儿的社会性健康发展,照护者需要充分了解婴幼儿的个性和需求,尊重他们的个体差异,用适当的方式来引导和支持他们的社交行为。

(一) 认为所有婴幼儿都乐于交往

婴幼儿的社会性发展受到多种因素的影响,包括性格、教养环境等,导致他们在同伴交往上表现出不同的类型和倾向。然而,一些照护者可能错误地认为所有婴幼儿都乐于与同龄人交往,因此会过度强调婴幼儿的社交行为,甚至用言语来督促他们与某个特定的小朋友玩耍。这种"一刀切"的做法忽视了婴幼儿的个体差异,可能导致他们在社交上产生不必要的压力,甚至对社交活动产生抵触情绪。

(二) 用言语强化婴幼儿的社交行为

在婴幼儿早期,同伴交往大多围绕着玩具产生,游戏过程中即使是不愿交往的婴幼儿也能与同伴进行一定的配合和协作。然而,一些照护者可能错误地用言语来强化婴幼儿的社交行为,如"你快和这个小姐姐玩吧!"或"你不能和他打架哦,打架以后他们不跟你玩的"。这些言语暗示可能会让婴幼儿感到压力,认为自己必须按照照护者的期望去与同伴交往,从而限制了他们自然、真实的社交体验。

（三）忽视婴幼儿社会性发展的个体差异

每个婴幼儿都是独特的个体,他们的社会性发展速度和方式各不相同。然而,一些照护者可能忽视了这种个体差异,用统一的标准来要求所有婴幼儿,如期望所有婴幼儿都能在短时间内适应新的社交环境或掌握某种社交技能。这种做法不仅可能导致婴幼儿的社交能力得不到充分发展,还可能让他们产生挫败感和焦虑情绪。

（四）对婴幼儿攻击性行为的错误回应

婴幼儿在成长过程中可能会表现出攻击性行为,如打人、抢玩具等。一些照护者可能对这些行为过于敏感或严厉,用惩罚或斥责的方式来回应。然而,这种做法可能无法真正解决问题,反而可能强化婴幼儿的攻击性行为。正确的做法应该是先了解婴幼儿攻击性行为背后的原因(如缺乏安全感、模仿他人等),然后采取适当的措施来引导他们学会正确的社交方式。

课外链接

托育机构保育指导大纲(试行)

课证融合

1＋X幼儿照护职业技能考核

【题目】西西在一所托育机构上班,今年晋升为主班老师,他所在的葡萄班的年龄均是31—36月龄段的幼儿,这周的教研会议已经确定了本周的教学主题为《我们身边的人》。

【任务】请根据主题《我们身边的人》设计社会领域活动并实施活动。

一、活动名称

《男孩女孩不一样》。

二、活动对象

葡萄班31—36月龄段的幼儿。

三、活动目标

- 认知目标:初步了解男孩和女孩的基本外貌特征,并能正确识别自己的性别。
- 能力目标:根据性别选择合适的衣物;表达"我是男生/女生"的自我意识。
- 情感目标:喜爱自己,乐于参与集体活动,体验活动的乐趣。

四、活动准备

1. 物资准备

① 男孩、女孩卡通头像卡片各若干;男生衣物(小西装、球衣、球鞋等);女生衣物(裙子、发卡、小皮鞋等)。

② 舞会音乐及舞蹈视频。

2. 环境准备

确保活动场地干净整洁、宽敞明亮,布置成舞会的氛围。

五、活动流程

1. 活动导入(5分钟)

① 带领幼儿相互介绍,问候。

② 播放欢快的音乐,进行简单的舞蹈热身,激发幼儿的活动兴趣。

2. 主体活动(20分钟)

(1) 舞会情境介绍(2分钟)

告诉幼儿今天是一个特别的舞会,王子和公主们都要来参加,请大家按自己的性别选择喜欢的服装。

(2) 性别认知游戏(5分钟)

① 出示男孩、女孩卡通头像卡片,让幼儿选择符合自己性别的卡片。

② 带领幼儿观察卡片,简单描述男孩和女孩的外貌特征。

（3）服装选择与搭配（8分钟）

① 带领幼儿来到服装区，让幼儿根据性别挑选服装。

② 教师巡回指导，帮助幼儿正确选择并搭配衣物。

③ 鼓励幼儿表达"我是男生/女生，我要穿……"等句子。

（4）舞会展示（2分钟）

播放舞会音乐，让幼儿穿上自己挑选的服装，在舞池中自由舞动，体验活动的快乐。

（5）活动结束（3分钟）

① 邀请幼儿围成一圈，分享自己选择的服装和感受。

② 教师对活动进行总结，肯定幼儿的表现，强调男孩和女孩的不同之处。

③ 鼓励幼儿在日常生活中继续观察和认识男孩和女孩的不同。

六、活动评价

1. 观察评估

① 观察幼儿在选择服装和表达自我时的积极性。

② 观察幼儿是否能正确区分和表达自己的性别。

2. 家长反馈

① 通过与家长沟通，了解幼儿在家中是否对性别有更深入的认识。

② 鼓励家长在家中继续与幼儿进行类似的性别认知游戏，加深幼儿对性别的理解。

3. 教师自评

① 评估活动目标的达成情况。

② 反思活动中的不足和需要改进的地方。

考点练习

课外链接

考点练习

一、单选题

1. 婴幼儿（　　），积极寻求与照护者接近，对照护者产生依恋。当依恋对象离开时，会表现出不安和大哭。

　　A. 12个月　　　　　　　B. 5个月　　　　　　　C. 6个月　　　　　　　D. 8个月

2. 当照护者离开时，表现得极为痛苦，而当照护者回到身边时，又拒绝同照护者接触，这属于依恋类型中的（　　）。

　　A. 回避型　　　　　　　B. 安全型　　　　　　　C. 反抗型　　　　　　　D. 消极型

3. 果果上托育机构，当和妈妈分开时哭起来，妈妈离开后他便恢复平静，跟其他小朋友一起玩耍，晚上妈妈来接他时，他快乐地投入到妈妈的怀里，果果的这种依恋行为表现属于（　　）依恋。

　　A. 回避型　　　　　　　B. 安全型　　　　　　　C. 反抗型　　　　　　　D. 矛盾型

4. 婴幼儿在与同伴交往过程中表现出友善、合作、分享等行为属于（　　）。

　　A. 亲社会行为　　　　　B. 反社会行为　　　　　C. 攻击性行为　　　　　D. 友善行为

5. 电视上有殴打的镜头，婴幼儿看了以后，容易增加他之后的攻击性行为，在上述这种情况下，影响婴幼儿攻击性行为的因素是（　　）。

　　A. 挫折　　　　　　　　B. 惩罚　　　　　　　　C. 强化　　　　　　　　D. 榜样

二、解答题

1. 8月龄的乐乐时时刻刻离不开妈妈，她的活动都要去妈妈参加，不能其他人抱她，如果看不到妈妈她会大哭，而当妈妈出现时，就会破涕为笑。

乐乐为什么会出现这个样的行为？

2. 乐乐和妈妈在玩沙区玩耍，他有很多的挖沙工具，这吸引了不少小朋友过来观望，想要参与进来，但是乐乐总是拒绝这样的行为，他不准小朋友摸他的玩具，不准他们玩他面前的沙，不管妈妈怎么劝说都没有效果。

乐乐为什么会出现这种行为？作为照护者应该怎么做呢？

赛项引领

与家长沟通婴幼儿在园表现及情绪状态

请根据以下案例中友友的表现，观察、倾听、记录婴幼儿的情绪反应和教师回应过程（表9-3），并通过短信、电话或者接园时和家长面谈等方式和家长交流，帮助家长了解婴幼儿在园的表现以及情绪的发展状态。

表9-3　婴幼儿情绪观察记录表

幼儿姓名：友友　　　　　　　　　　　　　　　幼儿月龄：20月龄
记录时间：2024年4月11日11:00　　　　　　　记录人姓名：×××

情景	婴幼儿情绪状态	产生情绪原因分析	回应方式	婴幼儿对成人回应后的反应	结果
友友在玩玩具，不小心被椅子绊倒	哭声很大、摔的声音大	因意外摔伤，心里害怕同时腿受伤，疼痛	教师跑过去询问："老师看到你不小心摔伤了，很难过，哪里疼呢？我帮你看看。"	友友哭声减弱，配合教师检查伤口，并告诉教师自己是如何摔倒的，情绪有所缓解	及时回应，给情绪命名，友友很快恢复

一、解决办法

1. 第一步：问候与自我介绍

礼貌地向家长问好，并简要介绍自己的身份（如：教师姓名、幼儿园名称、负责事项等）。

2. 事件描述

① 清晰地描述在园中发生的事件，包括时间、地点、涉及的婴幼儿以及具体的情况。

② 强调事件的重要性和对婴幼儿的影响（如：摔倒、受伤、情绪反应等）。

3. 第三步：教师回应与措施

① 详细描述教师在事件发生后采取的回应方式和措施，包括对婴幼儿的安抚、伤口处理、情绪支持等。

② 强调回应的及时性和有效性，以及教师对婴幼儿安全的关注。

4. 第四步：描述婴幼儿的反应

① 讲述婴幼儿在教师回应后的反应，包括情绪变化、行为表现等。

② 强调婴幼儿对教师的信任和配合，以及他们的成长和适应能力。

5. 第五步：后续建议与注意事项

① 根据事件性质，给出家长在家中可以采取的后续建议或注意事项（如再次检查伤口、观察孩子情绪等）。

② 强调家园共育的重要性，鼓励家长与幼儿园保持密切沟通。

6. 第六步：结束语

① 表达对家长的感谢和尊重，以及对婴幼儿成长和安全的关注。

② 留下联系方式，以便家长有任何疑问或需要时能够及时沟通。

二、请根据以上的基本解决办法，自行撰写短信沟通、电话沟通，以及面谈沟通的具体话术。也可采用情境对话的方式来模拟以上场景。

图书在版编目(CIP)数据

婴幼儿回应性照护/聂红仙,李宛霓,邓婷主编.
上海:复旦大学出版社,2024.12.-- ISBN 978-7-309
-17578-3

Ⅰ.R174

中国国家版本馆 CIP 数据核字第 2024TU8366 号

婴幼儿回应性照护

聂红仙　李宛霓　邓　婷　主编
责任编辑/颜萍萍

复旦大学出版社有限公司出版发行
上海市国权路 579 号　邮编:200433
网址:fupnet@ fudanpress.com　http://www.fudanpress.com
门市零售:86-21-65102580　　团体订购:86-21-65104505
出版部电话:86-21-65642845
上海丽佳制版印刷有限公司

开本 890 毫米×1240 毫米　1/16　印张 11.75　字数 364 千字
2024 年 12 月第 1 版第 1 次印刷

ISBN 978-7-309-17578-3/G · 2618
定价:49.00 元